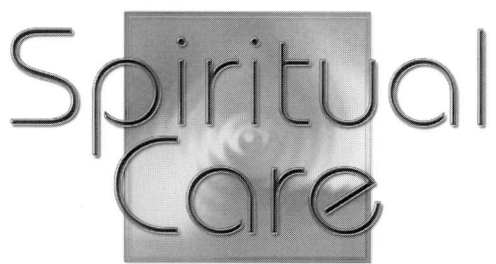

Nursing Theory, Research, and Practice
Elizabeth Johnston Taylor, PhD, RN

スピリチュアルケア

看護のための理論・研究・実践

著=エリザベス・ジョンストン・テイラー

監訳=江本　愛子　三育学院短期大学名誉教授
　　　江本　　新　三育学院短期大学非常勤講師

訳=本郷久美子　三育学院大学教授
　　小田　正枝　国際医療福祉大学福岡看護学部教授
　　福嶌知恵子　日本ナース・クリスチャン・フェローシップ(JNCF)会長
　　安ヶ平伸枝　聖路加看護大学助教
　　Rutsuko kinjo Chung　前・三育学院短期大学助手
　　今野　玲子　三育学院短期大学准教授
　　満田　　香　前・三育学院短期大学助教
　　永田　英子　東京衛生病院チャプレン
　　（翻訳順）

医学書院

● 著者

Elizabeth Johnston Taylor, PhD, RN
Associate Professor
School of Nursing
Loma Linda University
Loma Linda, CA

Authorized translation edition of the original English language edition "Spiritual Care : Nursing Theory, Research, and Practice" by Elizabeth Johnston Taylor

Copyright ©2002 by Pearson Education, Inc, publishing as Prentice Hall
All rights reserved. No part of this book may be reproduced or transmitted in any form or by any means, electronic or mechanical, including photocopying, recording or by any information storage retrieval system, without permission from Pearson Education, Inc.

©First Japanese edition 2008 by Igaku-Shoin, Ltd, Tokyo

Printed and bound in Japan

スピリチュアルケア
看護のための理論・研究・実践

発　行　2008年1月1日　第1版第1刷
　　　　2021年11月1日　第1版第6刷

著　者　エリザベス・ジョンストン・テイラー
監　訳　江本愛子・江本　新

発行者　株式会社　医学書院
　　　　代表取締役　金原　俊
　　　　〒113-8719　東京都文京区本郷1-28-23
　　　　電話　03-3817-5600（社内案内）

印刷・製本　双文社印刷

本書の複製権・翻訳権・上映権・譲渡権・貸与権・公衆送信権（送信可能化権を含む）は株式会社医学書院が保有します．

ISBN978-4-260-00536-4

本書を無断で複製する行為（複写，スキャン，デジタルデータ化など）は，「私的使用のための複製」など著作権法上の限られた例外を除き禁じられています．大学，病院，診療所，企業などにおいて，業務上使用する目的（診療，研究活動を含む）で上記の行為を行うことは，その使用範囲が内部的であっても，私的使用には該当せず，違法です．また私的使用に該当する場合であっても，代行業者等の第三者に依頼して上記の行為を行うことは違法となります．

JCOPY　〈出版者著作権管理機構　委託出版物〉
本書の無断複製は著作権法上での例外を除き禁じられています．複製される場合は，そのつど事前に，出版者著作権管理機構（電話 03-5244-5088，FAX 03-5244-5089，info@jcopy.or.jp）の許諾を得てください．

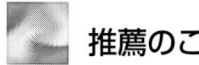 **推薦のことば**

　看護の理論と実践と研究法についての多年の経歴をもつロマリンダ大学の教職にあるエリザベス・ジョンストン・テイラー博士は，同大学がアドベンチスト派のキリスト教主義の背景をもつ大学であるだけに，スピリチュアルケアを重視する環境のなかで教職活動をされてきたものと思う．こうした環境のなかで，スピリチュアリティの本質を探究しながら，この面を重視した看護ケアがいかに実践され，研究されるべきかを著者は理論的に探求し本書をまとめられた．

　スピリチュアリティという概念をWHOの健康憲章のなかに取り入れるべきだと提言したのは，オックスフォードの独立型ホスピスのSobell Houseの所長をされWHOのコンサルタントでもあるロバート・トワイクロス博士である．彼はシシリー・ソンダース医師と共にホスピス運動の世界的先駆者であり，1958年に設定されたWHOの健康の憲章のなかに，「身体的，精神的，社会的なwell-being〈安寧〉に加えてspiritualという霊的側面を付加すべき」ことを1998年の理事会に提言した．しかし，日本を含め，2, 3の国の賛同が得られなかったため，これはそのまま凍結されて，今日に至っている．

　彼はホスピスケアのなかでは死の近い患者を霊的な環境のなかに置くことの重要性を説かれたのである．彼は，何かの宗教的信仰のある人のほかに，一定の宗教をもたない患者でも人間の本性のなかには隠れて存在する深い魂が秘められていると考えたからである．

　著者は，欧米の宗教に限らず，仏教を含む世界の五大宗教の信条，儀式，慣習をもよく研究されている．その結果として，いろいろな宗教をもつ患者，またこれという特殊な宗教をもたない人でも，その心の根底に存在するあるものを引き出し，看護の実践のなかにスピリチュアルケアを行うアートについての研究の成果を書かれたのである．

日本人にとっての宗教は，仏教が圧倒的に多数であり，キリスト教信者は国民のわずか1%に過ぎない．本当の宗教的信仰をもつものの数は日本では非常に少ないといわれているが，しかし，根源的な魂の存在を体感している人々の数は決して少なくないであろう．

　聖職者が入院中の病者に霊的な指導をする訓練が，英米の病院では行われている．これは pastoral care といわれるが，その方法論には看護者によるスピリチュアルケアに合一されるものがあるように思う．

　日本人が何らかの病気にかかったり，または死が近づいたりしたとき，ナースは看護の専門職としてきめ細かいケアが要請される．人間の心の底に存在するスピリチュアリティを大切にして，スピリチュアルな面からどうすれば個別的，または即応的なケアがなされるかの実践のアートとこれを研究するための理論が本書には丁寧に説明されている．その意味で看護の教官や研究者にはもちろんのこと，一般の臨床ナースにも本書が広く読まれることを期待したい．

　その翻訳には難解な箇所があったと思うが，これをわかりやすく翻訳する上で監修された江本愛子氏と江本新氏のご努力に感謝し，また，このような書を出版に導かれた医学書院の七尾清・石井伸和の両氏にも敬意を表したい．

聖路加国際病院名誉院長
聖路加看護大学名誉学長
日野原重明

日本語版へのメッセージ

　最良の看護ケアは癒しです．癒しは体と心のケアだけでなく，まさにその人の存在の内核にあるもの，つまりスピリットのケアを必要とします．何世紀も前にプラトンは，次のように記しています．

　「頭部のない目，あるいは体部のない頭に治療を試みるべきではないように，魂（心）を見ずして肉体を治療すべきではありません．なぜなら，全体が健康でなければ部分は決して健康ではないからです．したがって，頭も体も健康であるためには，まず魂（心）の癒しから始めなければなりません」（プラトンの対話編「カルミデス―克己節制について」より）．

　人間が人の魂を癒すというような考えは毛頭受け入れられるものではありませんが，私はナースとして，病いにある人の魂やスピリットを心からケアしたいと思っています．このスピリチュアルな次元のケアを追い求める自らの遍歴のなかで学んできたことを，読者の方々と共有できることは大きな喜びです．他者の心の支えになろうとするとき，自分も同じものをいただいていることを私は知りました．たとえ疲れきっているときでも，身も心もエネルギーと生気をいただき，平安のうちに何かが変わったことを自覚するのです．これは私だけでなく，きっと読者の皆様の経験ともなることでしょう．

　この本が，ご自分や他者のスピリチュアルヘルス（心の健康）を願うあなたのお助けになることを願っております．

Elizabeth Johnston Taylor

Elizabeth Johnston Taylor, PhD, RN

監訳者まえがき

　本書は，エリザベス・ジョンストン・テイラー博士による *Spiritual Care : Nursing Theory, Research, and Practice* の訳書です．著者自身が本書の序文で述べているように，西洋とユダヤ=キリスト教の文化背景をもちながら，人々の多様なスピリチュアルの体験をことのほか大切にしつつ，スピリチュアルの問題を丁寧に提示しています．世界の5大宗教の信条，儀式，慣習との関係を扱った原書の第10章は詳細すぎるため割愛することになりました．

　1998年，WHOの執行理事会において「スピリチュアルな健康― Spiritual well-being」を加える憲章改定案が用意されて以来，わが国でもこのテーマへの関心が一挙に高まってきました．文部科学省委託事業の1つに，「医療現場のなかでの宗教および霊性（スピリチュアリティ）をいかに実用的に概念化できるか」について，アメリカ合衆国（以下「アメリカ」）における現状分析の研究報告もみられます．また，キリスト教系や仏教系などの聖職者，学者，実践家の間でスピリチュアルケアに関する学会，研修会，講演会などが行われ多面的に議論が深められてきました．

　もとより，アメリカにおけるヘルスケア環境は日本のそれとは異なり，本書の内容はそうした文化背景の視点から理解されなければならないでしょう．とはいえ，著者は，スピリチュアリティは1人ひとりに付与された天賦の特質であり，スピリチュアルケアは宗教や文化を越えた普遍的なもの，そして人間の根源的な次元にかかわるものであるという立場をとっています．

　『スピリチュアルケア―看護のための理論・研究・実践』と題した本書は，著名な看護理論家のみならず関連学際の顕著な学説の要点を幅広く取り込みながら，この種の概念や問題を深く掘り下げており，スピリチュアルヘルスに関心をもつ人，これからヘルスケアに携わろうとする人々にとっても，貴重な文献となるに違いありません．

本書の特色は，スピリチュアルケアにかかわる理論だけでなく，倫理的配慮を含め実践に役立つ方法論について事例やストーリーを交えてわかりやすく提示していることです．章ごとに要点がまとめられ，章末は「看護実践への示唆」，「要点整理」，「考察課題」で締めくくられています．

　翻訳に着手してから思いのほか月日を要したにもかかわらず，関心を寄せていただいた医学書院の常務取締役七尾清氏，特に，忍耐をもって支え1つ1つに適切なアドバイスをいただいた看護出版部3課の石井伸和氏，本書の内容にふさわしい仕上げをしてくださった制作部3課の森本成氏に心から感謝申し上げます．

2007年11月

江本　愛子
江本　新

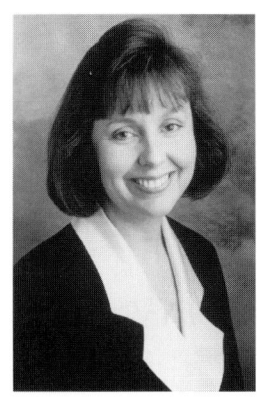

□ 著者略歴

Elizabeth Johnston Taylor, PhD, RN
学位：1984 年　看護学士（アンドリウス大学）
　　　1987 年　看護学修士（ペンシルバニア大学）
　　　1992 年　看護学博士（ペンシルバニア大学）
特別研究　1988 年　臨床パストラルエデュケーション（サウスベンド記念病院）
　　　　　1992 ～ 1993 年　臨床パストラルエデュケーション（ロマリンダ大学メディカルセンター）
　　　　　1993 ～ 1995 年　特別研究員（カリフォルニア大学ロサンゼルス校）
臨床専門分野：腫瘍看護
職位：現在，ロマリンダ大学看護学部准教授．国内および国際的に講演やコンサルテーションを展開している．
近刊図書：2007 年 8 月 "What Do I Say?　Talking with Patients about Spirituality"（DVD つき），Templeton Foundation Press
その他：共同執筆多数．

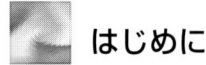 **はじめに**

　人の健康状態を考える上で，スピリチュアルケアが，一般社会や専門職の間で欠かすことのできない，きわめて重要な要素となりつつある．国・地方の諸機関の規制により，看護ケアのなかにスピリチュアルな側面をとり入れるようにとのナースへの要請がますます強まっている．というのは，すべての人が本来もって生まれた特性であるスピリチュアリティは，人が生きて行く上で不可欠な側面である以上，クライエントを全人的に看護するのであれば，その人のスピリットをケアするのもまた当然だからである．

　看護関係の著書は，スピリチュアリティの問題を主として理論的・概念的に語りかけているので，スピリチュアルケアの提供において看護の実践面を支えるには不向きであるし，事実，看護の知識との間にギャップが生じてきた．

　そこで，本書の意図は，スピリチュアルケアを行う際に必要な，実際面で役に立つ手引書を提供することによって，そのギャップをいくらかでも埋めようとすることにおいた．とは言え，看護実践が理論と研究に裏打ちされなければならないことは言うまでもない．また，本書で紹介した看護実践面でのいくつかの提案は，看護だけでなく関係学際における理論と研究に基づいていることを明記しておきたい．

　スピリチュアリティは，非常に意味深いものであり，また多くの場合，個人の私的な側面にかかわる性質のものであるから，クライエントのスピリチュアルニーズに呼応するためには豊かな感受性が求められる．スピリチュアルな問題に関するナースの役割を考えてみると，解決しなければならないいくつかの大切な疑問が浮かび上がってくる．クライエントへの共感的傾聴や共にいる経験には豊かな専門性を要するが，ナースはそれ以上にどんな役割を演じたらよいのだろうか．

　本書では，すべてのナースが感受性を豊かに備え，効果的でしかもそのク

ライエントにふさわしいスピリチュアルケアが提供できるように努力すべきであるとの立場を強く主張している．第5章に示したアセスメントへの2段階の取り組み方は，それを効果的に導いてくれよう．最初の簡単なアセスメント（第1段階）でスピリチュアルニーズが明らかになった場合は，さらに詳しいアセスメントを行う（第2段階）．いずれの時点においても，ナースはクライエントがスピリチュアルケアを求めているのかどうか，あるいはチャプレンを求めているのか，それともスピリチュアルケアの専門家を必要としているのかなどを判断することになる．紹介が是認された場合でも，クライエントは，共にいることと共感的傾聴という最も基本的なスピリチュアルケアを提供してくれるナースから恩恵を受けることは言うまでもない．

アセスメントを行うことによって，その人のスピリチュアルニーズの徴候が明らかになることがあるし，一方，ウェルビーイングを高める良い機会であることがわかるであろう．本書で示したスピリチュアルケアのさまざまな介入をとり入れることによって，クライエントはその看護ケアから大いに利するところがあると考える．さらに，クライエントのニーズに応えるためにナースが選択できるスピリチュアルケアの介入方法を示した．効果的なスピリチュアルケアを選択する能力というものは，ほかの看護の実践方法と格別異なるわけではなく，実践することによって向上する．

宗教はスピリチュアリティを体験するための1つの架け橋となることが多い．多くのナースたちが自らの宗教的な志向性を口にすることがあるが，これはクライエントのスピリチュアルニーズをよく知り，それに対する感受性を高める上で必要なことである．場合によってはナースの宗教的背景が偏見を生み，効果的なケアを妨げることもある．ナース自身の信念がその看護ケアに影響を与えるのは明らかで，ナースはそのことをよく認識し，またそれを育て保つことによって効果的なスピリチュアルケアをさらに高めることができるようになること，また，スピリチュアルヘルスを高めるような活動に従事することによって測り知れない恩恵を自分のものとすることができるようになる．本書は，このような立場を大切にしている．

科学の研究がその状況や条件に影響されるように，本書のアプローチも著

者自身の世界観に影響されることは言うまでもない．著者は，西洋文化，ユダヤ＝キリスト教の宗教的文化背景を背負いつつ，多様なスピリチュアルの体験をことのほか大事にしたいとの思いから，このスピリチュアリティの問題を提示しようと努めてきた．さらに，入手可能な研究文献や看護関係文献の多くは，ほとんど同様の枠組みに基づいたものである．しかし多様性を受容しそれに対する感受性を研ぎ澄ますことで，本書のなかで生じた限界やその他の偏見を克服するのに役立つことと思う．

西暦年代に関する宗教・文化に対する感受性の表れとして，"Before the Common Era (B.C.E.)"あるいは"Common Era (C.E.)"の呼称の仕方がある．キリスト教文化圏で用いられている"anno Domini (A.D.；キリスト紀元「西暦」年)"が一般的であるが，本書では以上のような理由で共通紀元のB.C.EとC.E.を用いている．

☐ 本書の構成

本書は3部構成となっている．第Ⅰ部は，看護におけるスピリチュアリティの問題を探求し，それによって第Ⅱ部への土台となるように構成されている．第Ⅱ部は，スピリチュアルケア提供を支援するための看護実践とその方略を扱っている．第Ⅲ部では，クライエントのスピリチュアルヘルスを高めるための具体的な介入方法を示した．

本書の特色は，スピリチュアルケアの学習が容易になるように，随所に工夫が施されていることである．表はケーススタディや看護計画などの具体例と，知識のまとめや概念を例示しており，ストーリーと並行して学習が広がるように工夫されている．研究の概要の表は研究の要約と実践への適用をまとめている．クライエントまたはナースのストーリーの表は，スピリチュアルケアの原則の応用例である．各章は「要点整理」と「考察課題」で締めくくってあるが，それは各章の内容の復習や自己認識を深める助けとするためである．章末の文献で太字で表している文献は，さらなる知識を求める読者にとって特に参考となるものである．

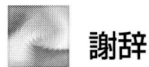 謝辞

　ヘルスケアが提供される場面では，スピリチュアルケアをどのようにとらえて考えたらよいのか，多くの人が著者に少なからず影響を与えてくださった．本書の準備に際しては，友人たちから特段の助けをいただいた．心から感謝申し上げたい．ここに述べる多くの人たちから受けた温かい支援に対して，言葉では尽くせない感謝と幸せが心にしみている．

　Patti Cleary は，卓越した編集コンサルタントで，その執筆の専門能力と創造的な構想力は本書の内容構成に顕著な影響を与えてくれた．彼女の実際的な指導とすばらしい編集力が著者に多くのことを教え，その結果としてこの本が世に出る喜びを味わうことになった．

　牧会の働きの専門家である Marsha Fowler(MS, MDiv, PhD, FAAN)と Wil Alexander(MTh, PhD)，また，著者にとってスピリチュアルの指導者である Ann Morris，センターポイント・パイレーツ校(カリフォルニア州サンタバーバラ市)の講師の方々，そのほかスピリットをケアする際にどのように愛情をもって接したらよいのかを教えてくださった方々．そして著者が指導しているクラス「健康のスピリチュアルな側面」を履修している学生たち，調査研究の情報提供者の方々，看護ケアを受けてくださった方々は本書のトピックを追求していくなかで励ましを与えてくださり，また，個人的な人生のストーリーを通して多くを教えてくれた．

　本書の内容に関する専門家の Richard Rice(MDiv, PhD；第 7 章)，チャプレンの Larry Vande Creek(DMin)，David Girardin(MDiv, RN；第 8 章)，Robert Johnston(MDiv, PhD)と Siroj Sorajjakool(PhD；原書第 10 章．訳注：日本版では割愛した)，加えて当該の各章について批評と激励を惜しまなかったナースの批評家の方々．

　博士課程前期および後期の指導教員である Ruth McCorkle(PhD, FAAN)，

Geraldine Padilla(PhD)の両名からは，理論と研究について専門的にご指導いただいた．

ロマリンダ大学看護学部学部長のHelen Emori King(PhD, RN)の惜しみないサポートなしには本書の企画が全うされることはなかった．

プレンティスホール出版社の看護書籍編集部の編集長Nancy Anselment氏には，本書の必要性を認め熱意をもって作業していただいたおかげで出版の機会を得ることができた．

●校閲者

　以下の校閲者の方々からは，本書執筆中に貴重なご意見をいただくことができた．この専門家の方々には，細部にわたりお世話になり関心を寄せてくださったことに対し，心より感謝を申し上げたい．

Norma E. Anderson RN-C, Ph.D.
Saint Louis University School of Nursing
Community Health
St. Louis, Missouri

Kathleen Blais Ed.D., RN
Florida International University
School of Nursing
North Miami, Florida

Barbara Mathews Blanton MSN, RN
Texas Woman's University
College of Nursing
Dallas, Texas

Janet Brown
California State University
School of Nursing
Chico, California

Lynn Keegan, RN, Ph.D., HNC, FAAN
Director, Holistic Nursing Consultants
Temple, Texas and Port Angeles, Washington

Rachel E. Spector, Ph.D., RN, CTN, FAAN
Boston College
Community Health
Chestnut Hill, Massachusetts

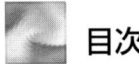 目次

推薦のことば ……………………………………………………………… iii
日本語版へのメッセージ ………………………………………………… v
監訳者まえがき …………………………………………………………… vii
著者略歴 …………………………………………………………………… ix
はじめに …………………………………………………………………… xi
謝辞 ………………………………………………………………………… xv
校閲者 ……………………………………………………………………… xvii

第Ⅰ部　看護におけるスピリチュアリティを探し求めて …………… 1

第1章　スピリチュアリティとは ……………………………………… 2
1. スピリチュアリティの定義 …………………………………………… 3
2. 関連概念：相違点と関連性 …………………………………………… 10
　a. 宗教　　b. 心理的側面　　c. 文化　　d. 道徳と倫理
3. スピリチュアリティの表出 …………………………………………… 14
4. スピリチュアリティの発達 …………………………………………… 20
5. スピリチュアルケア：看護実践への示唆 …………………………… 23
　　要点整理 ……………………………………………………………… 26
　　考察課題 ……………………………………………………………… 27
　　文献 …………………………………………………………………… 28

第2章　スピリチュアルケア提供の基礎 ……………………………… 31
1. 看護におけるスピリチュアリティの歴史 …………………………… 32
2. スピリチュアルケアの理論的基礎 …………………………………… 38

a. 看護ケアの真髄としての全人的ケア
　　　b. 看護におけるスピリチュアルな要素
　　　c. 看護学以外の学問分野における裏づけとなる理論
　3. スピリチュアルケアに関する専門職法規制 …………………………… 43
　　　a. JCAHO（医療施設認定合同委員会）の基準　　b. 看護職法規制
　4. スピリチュアルケアの経験的・実証的裏づけ ………………………… 45
　　　a. スピリチュアルな対処方略
　　　b. スピリチュアリティとQOL（生命・生活の質）　　c. 経済的利点
　　　d. スピリチュアルケアに対するクライエントの期待
　5. 看護実践への示唆 ………………………………………………………… 52
　　　要点整理 ……………………………………………………………… 57
　　　考察課題 ……………………………………………………………… 58
　　　文献 …………………………………………………………………… 59

第3章　スピリチュアルな側面の自己認識とクライエントケア ……… 62

　1. スピリチュアルな側面の自己認識：理論・研究・実践 ………………… 64
　　　a. 理論　　b. 経験的研究
　　　c. 自己認識を深めるためのガイドライン
　2. 看護実践への示唆 ………………………………………………………… 71
　　　a. スピリチュアルな信念の共有　　b. 危険因子
　　　c.「看護師さん，あなたは何を信じていますか」
　　　d. 自己開示のガイドライン
　　　要点整理……………………………………………………………… 82
　　　考察課題……………………………………………………………… 82
　　　文献…………………………………………………………………… 83

第Ⅱ部　心のケアー実践への適用 ……………………………… 87

第4章　心の癒しを支えるコミュニケーション ……………… 88
1. コミュニケーションの形式 ……………………………………… 89
   a. 言語的コミュニケーション：聴くことと話すこと
   b. 非言語的コミュニケーション
   c. クライエントのメッセージへの応答
2.「共にいること」………………………………………………… 100
   a.「共にいること」の特性　　b.「共にいる」ことの成果
   c.「共にいること」のガイドライン
3. 看護実践への示唆 ……………………………………………… 108
   a.「共にいること」を伝える　　b. 思いやりのある態度の効果
   c. 時間の制約
   要点整理 …………………………………………………………… 112
   考察課題 …………………………………………………………… 113
   文献 ………………………………………………………………… 114

第5章　スピリチュアルアセスメント ………………………… 116
1. スピリチュアルアセスメント・モデル ……………………… 117
   a. 看護モデル　　b. その他のモデル
   c. スピリチュアルアセスメント・モデルの概要
2. スピリチュアルアセスメントに関する研究 ………………… 129
3. スピリチュアルアセスメントの実施 ………………………… 130
   a. スピリチュアルアセスメントのガイドライン
   b. 重点的スピリチュアルアセスメント　　c. アセスメント方略
   d. 家族・地域のアセスメント　　e. 年齢に応じたアセスメント方略
   f. コミュニケーションの課題
   g. スピリチュアルアセスメントの障壁の克服

要点整理 …………………………………………………………… 148
考察課題 …………………………………………………………… 149
文献 ………………………………………………………………… 149

第6章　スピリチュアルニーズの看護ケア …………………… 151
1. スピリチュアルニーズの診断 ………………………………… 152
　a. 霊的苦悩　　b. 霊的安寧促進準備状態
　c. 霊的苦悩リスク状態　　d. 研究と考察
2. スピリチュアルケアの計画 …………………………………… 161
3. スピリチュアルケアの看護介入 ……………………………… 164
4. スピリチュアルケアの有効性の評価 ………………………… 165
5. スピリチュアルケアの記録 …………………………………… 166
　要点整理 ………………………………………………………… 169
　考察課題 ………………………………………………………… 170
　文献 ……………………………………………………………… 171

第7章　人生の意味探しへのスピリチュアルサポート ……… 173
1. 苦しみの意味 …………………………………………………… 174
2. 問いつつ意味を探す …………………………………………… 175
　a. 意味探しの過程　　b. 問いかけのタイプ　　c. 自己開示の壁
3. 意味づけのアプローチ ………………………………………… 179
　a. 認知行動的アプローチ　　b. 宗教的アプローチ
4. 看護実践への示唆 ……………………………………………… 185
　a.「共にいること」　　b. 活気づける　　c. 自己開示を促す
　d. 適切な対応　　e. 意味づけを支えるための方略
　f. 苦しみへの心理的適応
　要点整理 ………………………………………………………… 192
　考察課題 ………………………………………………………… 193
　文献 ……………………………………………………………… 193

第8章　看護の役割―スピリチュアルケア・スペシャリストとの協働
....195
1. スピリチュアルケアのジェネラリストとしてのナース ………196
2. スピリチュアルケア・スペシャリスト ………………………197
　　a. チャプレン（病院付き牧師）　　b. 聖職者　　c. 教区ナース
　　d. スピリチュアルメンター（助言者）　　e. 民間療法師
　　f. 友人と家族
3. 看護実践への示唆 …………………………………………207
　　a. スピリチュアルケア・スペシャリストとの協働　　b. 紹介の基準
　　c. 協働を促進するためのガイドライン
　　要点整理………………………………………………213
　　考察課題………………………………………………214
　　文献……………………………………………………215

第Ⅲ部　スピリチュアルヘルスを助長する ……………… 217

第9章　スピリチュアルヘルスをサポートする儀式 …………218
1. 儀式の構成要素 ……………………………………………219
2. 儀式の機能 …………………………………………………220
3. 祈りの儀式 …………………………………………………221
　　a. 祈りの型　　　b. 祈りの効果
4. 瞑想 …………………………………………………………227
5. 看護実践への示唆 …………………………………………228
　　a. クライエントの儀式をサポートする　　b. 儀式を編み出す
　　c. クライエントと共に祈る　　d. 瞑想を容易にする
　　e. イメージ（心像）を用い意味深い儀式とする
　　要点整理………………………………………………242
　　考察課題………………………………………………243
　　文献……………………………………………………244

第10章　スピリチュアリティを育む ……………………………………247
1. 自然界：心をひきつけるスピリット …………………………………248
　　a. 自然界に備わる癒しの効果　　b. 看護実践への示唆
2. ストーリーテリング：スピリットに耳を傾ける ……………………253
　　a. ストーリーテリングのもたらす癒しの効果　　b. 看護実践への示唆
3. 日記：スピリットを映し出す …………………………………………258
　　a. 日記を綴ることの癒しの効果　　b. 看護実践への示唆
4. 芸術：スピリットを表現する …………………………………………260
　　a. 芸術がスピリットを育む　　b. 看護実践への示唆
5. 夢の働き：スピリットへの窓 …………………………………………264
　　a. 夢とは何か　　b. 看護実践への示唆
　　総括…………………………………………………………………268
　　要点整理……………………………………………………………271
　　考察課題……………………………………………………………272
　　文献…………………………………………………………………273

　　索引…………………………………………………………………275

Spiritual Care

第Ⅰ部
看護における スピリチュアリティを 探し求めて

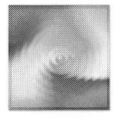

第1章
スピリチュアリティとは

1. スピリチュアリティの定義
2. 関連概念：相違点と関連性
    a. 宗教
    b. 心理的側面
    c. 文化
    d. 道徳と倫理
3. スピリチュアリティの表出
4. スピリチュアリティの発達
5. スピリチュアルケア：看護実践への示唆
要点整理
考察課題

　スピリチュアリティの全体像はつかみにくく，スピリチュアリティの体験はきわめて個人的なものである．それは，初めて口にする珍しい果物の味を友人に説明するようなものである．果物の味は「すごく酸っぱい」とか，「甘くておいしい」とか，「ナッツの風味がする」，「硬い」，「コクがある」，「しっとりしている」，「舌ざわりがいい」などと説明する．しかし実際にその果物を食べた相手は，あなたとはまるで違った味を感じるかもしれない．

　これと同じように，スピリチュアリティは説明しにくい面があり，スピリチュアルな経験をしたと確信しても，そのスピリチュアルな経験をほかの人に思うように説明できないこともある．

どのような概念(ここでは、スピリチュアリティという概念であるが)であっても、それについて話し合うときには、皆がある程度のイメージを共有していれば討論がうまくいく．

この章では，まず共通の土壌をつくるために，スピリチュアリティのさまざまな解釈のありようを調べ，同時に関連概念との相違点を考えてみよう．さらにこの章では，スピリチュアリティがクライエントの言動にどのように表れるのか，それをナースがどのように観察し解釈するのかを検討してみよう．

1. スピリチュアリティの定義

ナースの日常業務の会話のなかで，"スピリット"(spirit)という言葉はどのように使われているだろうか．クライエントの様子を見て，あの患者さんは「元気だ」とか，「上機嫌だ」，あるいは「不屈の精神がある」などと表現する．また別の人について，あの患者さんは「まるで魂が抜けてしまっているようだ」とか，「生きる意欲がない」，「意気消沈している」などと表現する．

一般に，概念を分析するには，まず辞書の定義を調べる．『オックスフォード英語大辞典』では，"スピリチュアリティ"(spirituality)と"スピリチュアルネス"(spiritualness)は同意語とされている．しかし複数の辞書には，スピリチュアリティの定義として以下のような多様な意味が記されている．

・神聖な

・聖職者の(宗教団体に関した)

・非物質的(無形の，肉体をもたない)

・道徳的(感情や魂の状態)

・聖なる，神聖な

・純粋な本質の

・知的な，より高い知的才能

・高度に洗練された思いや感情

・快活で機知や才気に富んでいる

・霊または超自然的存在

"スピリチュアリティ"(spirituality)の語源は"息"に関する言葉,例えば"呼吸"(respiration),"吸気"(inspiration),"呼気"(expiration)の語源と同じである.以上の説明から,スピリチュアリティとは,人間の活力と行動や思考になくてはならない基本的要素であることがわかる.

これまで多くのナースがスピリチュアリティの定義を提起してきたが,そのなかでいくつかのテーマが明るみに出てきた.Dysonら(1977)は,意味や希望,関係性・結合性,信念・信仰体系はもちろんのこと,ナースの目によくとまる表情や動作,言葉なども,スピリチュアリティにおける共通のテーマであると述べた.Dysonらは,このようなスピリチュアリティの表出は,クライエントが自分自身や他者,神と向き合うときにみられるというナースの提言に注目した.同様にReed(1992)も,スピリチュアリティとはイントラパーソナル(自己内部の)やインターパーソナル(対人の),また,トランスパーソナル(自己を超越した存在との)な関係性であると述べている.

これらの定義をまとめてみると,スピリチュアリティという概念があてはまらない人はおらず,それは人間が本来もっている普遍的な特性を指していることがわかる.スピリチュアルな特性は誰にもあり,それは人間のすべての部分を統合し,行動を起こさせ,気力を出させ,生活のあらゆる状況に影響を与えている.ではこのテーマが,看護におけるスピリチュアリティの定義にどのように反映されているだろうか.表1-1に,過去30年間の主な看護文献から示したので,参照してほしい.

看護学におけるスピリチュアリティに関する議論は,全体論や人道主義の哲学の影響を受けて,時代とともに発展してきた(Emblen, 1992).1970年代以前は,ナースがスピリチュアリティを論じる際には"宗教"という用語を用いる傾向があった.しかし,社会の世俗化が進むにつれて,宗教とスピリチュアリティは区別すべきであるということに気づいた.今日,ナースが興味をもつのは,スピリチュアリティを取り巻くより広範な概念についてである.ナースが関心を寄せているもう1つの言葉は,"神"という言葉である(Dyson et al., 1997).

表1-1　看護におけるスピリチュアリティの定義

Vaillot(1970)
　　　　スピリチュアリティとは「人に活力を与えるエネルギーの質，つまり私たちに影響を及ぼす根本原理である．スピリチュアリティは，必ずしも宗教を意味するとは限らないが，心理学的意味も含んでいる．しかし，生物学や物理学などのように法則が可変的なものとは全く異なる」(p.30)．

Colliton(1981)
　　　　スピリチュアリティとは「生活原理である．それは意思，感情，道徳・倫理，知性，身体面など人間の全存在にわたり，超越的な価値観という能力を生み出す」(p.492)．

Amenta(1986)
　　　　「スピリチュアリティとは，自己すなわち自分そのもの，人格の真髄，内なる神，人間性を超越した存在者と心を通わせるものである．それは究極の悟り，意味，価値，目的，美，尊厳，関係性，統合性などへの各人の希求である」(p.117)．

Stoll(1989)
　　　　スピリチュアリティには垂直的次元と水平的次元がある．「垂直的次元は神，超越者，至高価値とのつながりを言い，水平的次元は自分自身の信念や価値観，ライフスタイル，生活の質，また自己，他者，あるいは自然との相互作用による神との関係という至高なる体験の反映およびその具現である」(p.7)．

Reed(1992)
　　　　「スピリチュアリティとは，自己を超越した諸次元とのつながりを実感することにより，人生に意味を与える性向のことである．それは個人の価値を低めるものではなく，人に活力を付与する．この多面的関係性とは，イントラパーソナルな関係(自己内部との結合性)，インターパーソナルな関係(他者や自然環境との結合性)，およびトランスパーソナルな関係(人間の目には見えない存在，神，人間をはるかに越えた権能力との結合性)の体験であろう」(p.350)．

(つづく)

　例えば，Stoll(1989)は，"その人の定義"と但し書きをつけて"神"という言葉を紹介している．一方，"神"という言葉を避けて"より高い力"，"至高なる者"，"絶対者"，"究極他者"などの言葉を用いる研究者もいる．また，"神性"に代わるものとして"至高価値"という言葉で表現している研究者もいる．

　次に，概念について考えてみよう．概念とは，ある現象の心的イメージを

表1-1　看護におけるスピリチュアリティの定義(つづき)

Fowler(Fowler & Peterson からの引用，1997)
　「スピリチュアリティとは，その人にとっての究極的な意味や信念，価値をもって生きる生き方である．それは，調和・統合された人生のありようであり，真摯に生きるとき，人は成長と成熟の過程を経験する．スピリチュアリティは，人生の物語全体を生き生きと調和・統合させ，人の中核であるアイデンティティを深くとどめ，さらに，他者や超越者を含む社会との関係における主要な土台を構築する．それはまた，回りの世界を心に映すレンズでもある．また，スピリチュアリティは地域社会の基盤でもある．地域社会への共同参加は，人々が共有するスピリチュアリティを通して経験されるからである．このことは宗教の範疇で経験されることもあるし，そうではないこともある」(p.47).

Narayanasamy(1999)
　スピリチュアリティは，「人類という生物を構成している一部分であるという認識に深く根ざしている．したがってスピリチュアリティは本来すべての人に顕在するものであり，超越者たる神や究極の実在，あるいは人が至高価値と尊ぶものとの関係から引き出された，心の内なる平和や力として表出される．スピリチュアリティは愛，信仰，希望，信頼，畏敬，インスピレーションなどの感情を呼び覚まし，自己の存在意義を見いださせるのである」(pp.274-275).

Dossey & Guzzetta(2000)
　スピリチュアリティとは「人を1つに統合する力，すなわち人の生活全体に行きわたる生命の本質である．それは人の生き方や考え方，行動に表れる．自己や他者，自然，そして神・生命力・絶対者・超越者との相互結合性である」(p.7).

説明する言葉または一連の言葉である(Fawcett & Downs, 1992, p.16)．看護系の文献のなかでスピリチュアリティの多様な様相について述べている概念には次のようなものがある．

インスピリティング(Inspiriting)："調和のとれた相互結合性による神秘性の表れであり，その人の内なる力から湧き出るもの"と定義されてきた(Burkhardt, 1989, p.72).

Burkhardtは，この言葉をJourard(1964)から借用している．Jourardは，人生の出来事はその人の気力を湧き出させる(inspiriting)か，それとも気力を

挫く(dispiriting)かのどちらかであると述べている．また，人生の出来事への対処のしかた，つまり，困難に直面する気力がある(uplifted)か，あるいは気力をなくして落胆している(disheartened)かのいずれかによって，その人の精神力を知ることができると述べている．

スピリチュアル・クオリティ・オブ・ライフ(Spiritual quality of life)：これはスピリチュアリティを，生活の質あるいはウェルビーイングの一側面であると考える研究者らが用いている言葉である．例えば McMillan の「ホスピス・いのちの質指標」(Hospice quality of life index)」(McMillian & Weitzner, 2000)は，生きることの意味と神との関係を調べ，スピリチュアルな生活の質を測定する用具である．

また，「シティ・オブ・ホープ・クオリティ・オブ・ライフモデル」(The City of hope quality-of-life model)」(Ferrell et al., 1996)は，強い信仰，希望，信心，内なる力は霊的安寧の要素であると述べている．

スピリチュアルウェルビーイング(Spiritual well-being)：これはスピリチュアルな調和のとれた状態，あるいは霊的安寧であり，看護系文献で頻繁にみられる概念である(例えば Hood Morris, 1996 ; Reed, 1992)．

多くの看護学研究者が活用している Poloutzian と Ellison の「スピリチュアルウェルビーイング・スケール」(Ellison, 1983)は実存的なもの，つまり人生の意味にかかわる問題と宗教的ウェルビーイングの下位尺度から構成されている．Hood Morris(1996)は，スピリチュアリティに関する先行研究と理論的な論議を検討した結果，スピリチュアルウェルビーイングの重要な特性とは，調和のとれた相互結合性，新たなものに挑戦するエネルギー，そして自分よりも偉大な力に対する信仰心であると述べている．

スピリチュアルな不均衡(Spiritual disequilibrium)：この言葉は Dombeck (1996)の造語である．これはクライエントがそれまで大切にしてきた確信が崩れた結果生じる内なる心の混乱状態を表している．例えば，生命の危険にさらされるような病名が診断され，これまで確信してきた自己価値や神の愛と公平さを疑うときにこのスピリチュアルな不均衡が経験される．

スピリチュアルニード，問題，心配：この言葉は看護系文献のなかでスピ

リチュアルケアに言及する場合によく使われている（例えば，Highfield & Cason, 1983 : Amenta, 1986）．Stoll(1983)は，スピリチュアルニードとは，自分と神との関係を確立し，またそれを持続するのに必要な要因と定義した(p.577)．

霊的苦悩(Spiritual distress)：この言葉は，スピリチュアリティを表す看護診断用語として用いられている．Kimら(1991)は，スピリチュアルな(魂の，精神的)苦悩とは「生活原理の崩壊」であると定義づけ，生活原理は，その人の全存在にかかわり，生物・心理社会的特質を統合し，なお人間性を超越させるものであると説明している(p.63)．これに対してHood Morris(1996)は，スピリチュアルな苦悩は，スピリチュアルウェルビーイングと同様にその成長に貢献することができると主張している．

スピリチュアルペイン，スピリチュアルな疎外，スピリチュアルな不安・罪悪感・怒り・喪失・絶望：これらの用語は「スピリチュアルな(霊的)統合の変調」に関する看護診断として，O'Brien(1999)が明らかにしたものである．このなかでも最も多く用いられるスピリチュアルペインを，O'Brienは次のように定義している．すなわち「スピリチュアルペインとは，物質界からの超越を希求するその人の，痛みや苦悩の認識である．それは，自分の信頼する神を見失い断絶された思い，神と人の前に自分は罪深く無能であるという思い，底知れぬ孤独感などの，さまざまな感情から生じる深い痛みの意識として表出される(p.71)．

スピリチュアルの視座：スピリチュアリティに関する概念分析を行った研究チームは，スピリチュアルなものの見方とは，自らの信念を基盤とした統合的・創造的エネルギーであり，自己を超越した大いなる力ある存在に対する信念と相互結合感であると定義づけた(Hasse, Britt, Coward, Leidy, & Penn, 1992, p.143)．

このような概念間の類似性や関連性について述べた看護文献はまだ見当たらない．「スピリチュアルなものの見方とは，精神力(inspiritedness)と類似しているのか」，「スピリチュアルウェルビーイングはスピリチュアルな生活の質と同じなのか」，また，「スピリチュアルな苦悩や痛みは，スピリチュアル

表1-2　研究の概要:「結合(connection)―看護におけるスピリチュアリティに関する調査」(Goldberg, 1998)

　目的:スピリチュアリティの概念の新しい側面を見いだし,スピリチュアリティとその関連概念間の類似点や相違点を探求することにより,看護ケアに関するスピリチュアリティの概念を明らかにする.
　方法:Walker と Avant の概念合成法を用いる(概念合成法とは,広範な文献検討により関連概念間の相違点や矛盾点を見いだし,古い概念に新しい側面を見いだす手法である).次に,上記の作業により抽出された内容をカテゴリー化し,それらの概念に一貫したラベルをつける.
　主な結果:看護系文献のなかで確認されたスピリチュアリティに関する主な現象は,意味,共にいること(presencing),共感と同情,希望を与える,愛,宗教や超越性,タッチや癒しであった.結合(connection)は,上記のすべての現象を言い表している.Goldberg は調査の結果,臨床ナースはスピリチュアルケアの内容について狭い見方をしている一方で,クライエントとの「結合性・関係」には多くの面があり得ると認めたことを示唆している.スピリチュアルケアは,看護のいかなる側面とも切り離せない.なぜなら,スピリット(精神)が身体的行動の動因であるからである.
　考察:質の高い看護ケアには,すぐれた人間関係のスキルと,スピリチュアルケアを提供できる十分な時間と資質が必要である.

ニード(問題)を表す連続体上の最も否定的な末端なのだろうか」(連続体が,例えば出産の喜びなどの肯定的なニードにまでわたると仮定して).

　これまで,スピリチュアリティとその関連概念について系統的な分析を行ってきたナースが何人かいる(Burkhardt, 1989 ; Emblen, 1992 ; Goldberg, 1998 ; Haase et al., 1992 ; Hood Morris, 1996 ; Mansen, 1993).スピリチュアリティの概念分析に用いられた研究方法は内容分析法である.内容分析法では,まずあらゆる用例の定義や概念の意味を調べ,概念の先行要因と結果要因を確認し,関連概念や反対概念の比較を通してその概念に磨きをかけ,それを識別する.**表1-2**に内容分析の例を示す.

　スピリチュアリティを論じる言葉はいろいろあるが,近年,ナースは分析手法を用いてスピリチュアリティの概念化の作業を大きく前進させている.確かにこの手法は,スピリチュアリティの本質についての論議をさらに洗練し明確化していくに違いない.ところが,研究者のなかにはスピリチュアリティの定義を統一するのは適当でないと主張する人もいる.その理由として,この概念に含まれる神秘性や形而上学的な特質を不問にはできないことをあ

げている(McSherry & Draper, 1998).とは言え Emblen(1992)は,スピリチュアリティについて共通の理解をもつことによって相互の意思疎通が図られ,そのことがスピリチュアルケアの質の向上につながると結論づけている.

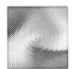 2. 関連概念:相違点と関連性

ナースがしばしばとりあげる問題は,スピリチュアリティが人間性のほかの側面とどう異なるのか,なかでもスピリチュアリティは信仰心とどのように違うのかということである.ナースが理解しようとしているのは,スピリチュアルの特質を心理的な部分や情緒的な部分とどう区別したらよいのか,また,倫理と文化,スピリチュアリティがどのように関係しているのかということである.そこで,スピリチュアリティと関連はあるものの,スピリチュアリティとは区別される概念を概観することにする.そうすれば,スピリチュアリティとスピリチュアルケアの性質が明らかになるであろう.

a. 宗教

宗教辞典によると,宗教とは「人間を越えた存在,つまり,普通の人間にはできないことができる存在への信仰体系とその実践」であると定義されている(Smith, 1995, p.893).Pegament(1999)は,これとはかなり異なり,宗教とは「聖なる者とのかかわりのなかでの人生の意味の探求」(p.32)であると定義している.彼によれば,その人の宗教が体系づけられたものであるかどうかに関係なく,宗教は,信じる者に対してある特有な世界観を提供し,人生の究極の意味についての疑問に答えるものであるという.

宗教はまた,自己や他者,自然,神(神々)との調和ある生き方について助言を与える.これは,特定の宗教の信仰体系(例えば神話,教理,伝説,経典など)のなかに提示されており,儀式や宗教行事,礼拝参加などの行為に見ることができる.

このような宗教の定義からわかることは,宗教はスピリチュアリティに比べ狭い概念であるということである.前にも述べたように,スピリチュアリ

ティは自己内部や対人，トランスパーソナルな存在との結合性を通して人生の意味を探求しようとする人間存在の一部分である(Reed, 1992)．つまり，人は意味深い生き方を探し求め，平安を得るために心のなかで自然や究極他者との調和を求める．

　宗教は，スピリチュアリティへの架け橋となることができる．なぜなら，宗教は人生の意味を実感できるようなものの見方や感じ方や行動のあり方を鼓舞し，人々が人生の意味深さを経験できるように助けてくれるからである．また，宗教行為は，しばしば同じような志向を仲間と共にする場となり，自らのスピリチュアリティを表現する様式でもある．しかし，スピリチュアリティの表現は必ずしも宗教的行為に限られたことではない．大切なことは，人がどのようなスピリチュアリティの表現をしようとも，人間はみなスピリチュアルな存在であるということである．自分には宗教心はないと思う人ですら，すべての人がそうするように，人生の意味を探し求めているからである．

　このように，スピリチュアリティは人間が本来もっているもので，宗教よりも広い意味をもっており，すべての人とは言えないまでも多くの人々がそれを経験する．

b. 心理的側面

　身体的側面と心理社会的側面，スピリチュアル的側面は全人格のなかで重なり合いつつ1つに統合されているため，人間のスピリチュアル的側面だけを心理的側面から切り離そうとするのは，抽象的でしかも人為的な区分と言わざるを得ない．とは言え，アセスメントと治療の目的のためには，この2つを分けてみることは有用である(Highfield & Cason, 1983 ; Mansen, 1993)．この違いを理解していれば，スピリチュアルニーズを間違って心理社会的ニーズと判断するのを避けることができる．Spilkaら(1983)は，この2つの側面の違いを次のように述べている．すなわち，心理的側面は身近で直接かかわる人間関係の問題であり(例えば悲嘆，喪失，心の痛み，身体的痛み)，一方，スピリチュアル的側面は，人生の究極の意味や価値，至高なるものと

の関係性を意味している(p.99).

　StallwoodとStoll(1975)は，このような側面の相互作用をわかりやすく例示している．まず，電球を人間にたとえれば，電球のガラスやアルミニウムなど目に見える部分は人間の身体的側面になる．次に，電球から出る光や熱などは心理的側面にたとえられる．最後に，電球にエネルギーを与え最終的にその機能と価値をもたらす電流をスピリチュアル的側面にたとえることができる．

　Stoll(1989)は，人としてのスピリチュアル的側面は，神や至高の価値とのつながりを実感し意識させ得ると仮定し，身体的・心理社会的側面とは区別している．ある人が経験する味覚や視覚，聴覚，嗅覚，触覚などの身体的側面は，他者も同じように経験する．一方，感情や知性，意思，道徳心などは人格やアイデンティティに寄与するものであり，心理社会的側面を構成する．

　Stollの身体的側面と心理社会的側面，スピリチュアル的側面は次のように要約することができる．

・身体的側面は回りの世界の意識である．
・心理社会的側面は自己意識と自己同一性である．
・スピリチュアル的側面は神の存在意識や神性，至高の価値との関係性である．

c. 文化

　文化と民族性はあたかも同一であるかのようにみられることが多いが，広義の**文化**の定義では，文化とは特定の集団によって共有され築き上げられた多様な生活様式や思考様式であるとされている(Leininger, 1988 ; Martsolf, 1977)．ある特定の文化では価値観や規範，生活様式，規則，言語，信念などを共有している．信念は，スピリチュアリティについての感覚や，その人の帰属文化から生まれる．したがって，スピリチュアリティと文化は互いに重なり合っていて，切り離すことができない．Martsolf(1997)は，スピリチュアリティと文化の関係には次のような3つの場合があるとしている．

　1) スピリチュアリティがすべて文化によって決められる．

2）スピリチュアリティが文化に関係なく，人生経験によって決められる．
3）スピリチュアリティが，文化とその文化の規範とは相入れない個人的経験の両方の影響を受ける．

　宗教はスピリチュアリティを表現するもの，あるいはその架け橋であるが，1つの集団のなかで共有されることが多いので，特有の文化を生み出す．その例が，ペンシルバニア州とインディアナ州に多く居住するアーミッシュの人々にみられる．彼らは同じ宗教をもつ生活共同体を作り上げ，質素を旨とし，農業を営み，科学技術を敬遠し簡素な衣服を着る．アーミッシュの人々は，スピリチュアリティと宗教と文化が一体となった例である．

　クライエントの病気に対するスピリチュアルの反応と文化との関係を明らかにするために，異文化間のスピリチュアリティと宗教性の特質についての研究が行われた．また，別の看護研究では，病気に対するクライエントの適応という視点から，文化や民族性が及ぼす影響について研究が行われている．その結果，病気の意味をどう解釈し，それにどう対処するかということに，宗教心やスピリチュアルな信念が顕著な役割を演じることを明らかにした．例えば，がんを患いながら生活しているラテン系アメリカ人やアフリカ系アメリカ人の間では，信念や信仰が健康問題に関連した生活の質（HRQOL：Health-Related Quality of Life）に影響を及ぼすことが観察された（Juarez, Ferrell, & Borneman, 1998；Wan et al. 1999）．

　また別の研究では，主な少数民族を対象に，病気（特にがん）をもつ人が，スピリチュアルな行為を含めどのような補完療法を使用しているかを調査した．そのなかで，ラテン系アメリカ人やアフリカ系アメリカ人は，アジア系アメリカ人とヨーロッパ系アメリカ人に比べて，祈りや瞑想，スピリチュアルな治療的行為を用いる頻度が高いことを報告している（Cushman, Wade, Factor-Litvak, Kronenberg & Firester, 1999；Higgins & Learn, 1999；Lee, Lin, Wrensch, Adler, & Eisenberg, 2000；Potts, 1996）．同様に，このラテン系アメリカ人やアフリカ系アメリカ人の多くは，スピリチュアリティを健康な生活の大切な部分としており，病気のときにはスピリチュアルな助けを求めることが明らかになった．Moadalら（1999）が，がん患者の間でスピリチュアル

ニーズが高いことを予測する最適な因子は民族性であることを見いだしたのは興味深い．

d. 道徳と倫理

　倫理は，何が「正しく」何が「誤り」であるかを判断するための指針であり，それは，「すべきこと（義務）」と「（当然）しなければならないこと」とにかかわる．一方，道徳は倫理的行為つまり正義と高潔な行動を助長するために社会が創り出した規則である．

　スピリチュアリティが，人生の意味や至高の価値を見いだす個人にとってのニーズであると定義づけられることを考えると，道徳や倫理は確かにスピリチュアリティと関係があるといえる．人生の出来事に意味を与え価値を見いだす行為は，倫理や道徳的意思決定には決して欠かせないものである．しかも，人生に価値を与え意味を見いだすこの行為こそスピリチュアリティと深くかかわり，なおそれを反映するものである．

　人が倫理上のこと（例えば「この状況では何が正しく，自分は何をすべきか」）を問う場合，当然のことながらもう1つのスピリチュアルな問いかけ（例えば「自分にとって真実の拠りどころとは何だろう」）が生じる．

　表1-3に掲げるナースのストーリーは，スピリチュアル的側面や宗教的側面，心理社会的・情緒的側面，文化的側面，倫理的側面などの多面的な相互関係性を説明している．

3. スピリチュアリティの表出

　これまで検討してきたスピリチュアリティの定義は，抽象的で広い概念であった．しかし，スピリチュアルなウェルビーイングや苦悩は実際にどのように外に表れるのであろうか．ナースはそれをどのようにして見極めるのであろうか．ここで，スピリチュアリティが実際にどのように表出されるかを例示しておくと，読者にとって有益であろう（スピリチュアリティのさまざまな側面については第5章を参照）．

表1-3　あるナースのストーリー：人間の多面的相互関係性

〔背景〕
　ジョイ・タムは，アメリカの大都市に住む20歳の中国系アメリカ人看護学生である．彼女が自らのスピリチュアリティについて以下の記述を書いたのは，両親と一緒にアメリカの大都市に住んで7年近く経ったころである．

　私の家族の宗教と文化は，私のスピリチュアリティに大きな影響を与えています．私はアジアの文化のなかで育ったため，多くのアジア系の特徴を受け継いでいます．例えば，私はとても恥ずかしがりやで，物静かで，家族中心的なところがあります．私の宗教やスピリチュアリティは，育ててくれた母から強い影響を受けていると思います．母は仏教を信仰していて，恋愛（例えば，結婚前に純潔を守ることや見合い結婚の大切さ）についてある信念をもっています．確かに純潔は重要だと思いますが，結婚はお膳立てされるものではないと私は考えています．結婚は愛し合っている2人の間のことであると，私は考えています．
　私が子どものころから，母は，私と弟が危害から守られるように，そして良い教育を受けられるように仏様に祈るように教えてきました．幼かったころの記憶は，母が私たちをお寺に連れて行ってくれたことと，自宅で仏様にお香をたいていたことです．その当時，私はお香をたくことが何を意味するのかわかりませんでした．母がそうするように言ったので，そのとおりにしただけです．私の関心は，お祈りの後，仏様にお供えしたおいしい果物と中国のクッキーを食べることだけでした．しかし今は，お香をたくことの意味がわかります．お香をたいて，仏様のご加護やお願いごとをするために祈るのです．
　私は母から道徳を守るように教えられてきました．それは，正直で嘘をつかないこと，不正を働かないことです．これは仏教の教えです．私は仏教の教えのすべてとはいえませんが，精神的にはその多くを大切にしています．例えば，菜食主義者でなければならないとか，喫煙や飲酒をしてはならないとは思っていません．でも，仏様の存在を心から信じる者は誰でも助けが与えられると信じています．
　大人になった今，私は仏教の礼拝への参加や献身が十分ではないと思っています．毎日の仕事に追われ，お祈りをしなくなりました．でも，今でも確かに仏様を信仰していますし，中国の祝日にはお焼香をします．仏様の存在を心から信じる限り，仏様はその人の祈りを聴いてくださると信じています．
　道徳を守るということは，私の人生に意味を与えてくれています．これこそが，人の生きる道であると信じています．人が年をとり，人生を振り返ったときに悔いがないと思える人生を送るべきだと考えています．仏様の教えに反するようなことをするのは，悪いことであり，悔やまれることです．以上のようなわけで，宗教やスピリチュアリティは私を前向きにしてくれたと思っています．道徳的な生き方ができるように導いてくれるのです．
　私のスピリチュアリティは日々成長してきました．例えば，かつては母に言われてただ祈っていましたが，今では自分が信じるから祈るようになりました．3年前，ある出来事から激しい怒りと抑うつを経験し自殺しようとさえしました．そのとき，私は毎日心を込めて仏様に祈り，そしてついに望みがかなったという経験があります．この経験を通して，自分の苦しみが仏様の心を動かしたのだと思いました．それ以来，心から仏

（つづく）

表1-3　あるナースのストーリー：人間の多面的相互関係性(つづき)

様を信仰しています．願いがついにかなったときに心に変化が起こったのです．今振り返ってみると，あれは状況を受け入れ，学び，成長するために必要な人生のステップであったと思います．今では，人生の困難に直面したとき，ただそれを過渡期と考え，その経験が私を強くしてくれるということを忘れないようにしています．

〔分析〕
　ジョイの記述は，スピリチュアリティがその人の宗教や文化体験と関係し，心理社会的状況，倫理，道徳性にどのような影響を与えるかを物語っている．
　仏教の宗教哲学は，超越的存在者に対する彼女の考え方に影響を与え(つまり，仏様は力に満ち，彼女のニーズに敏感に気配りできる存在とみなす)，いかに苦しみに耐えるか(例えば，彼女は落胆したときも祈る)，また日々どのように生き，他者と関係をもつか(例えば，結婚まで純潔を守る)に影響を与えている．
　ジョイの宗教は，彼女の道徳観と倫理観にも影響を与えている．彼女の仏教信仰は，何が正しく何が間違っているのか，また，自分の価値観を決める助けになっており，彼女を道徳的な生き方へと導いている．
　またその道徳的な生き方が，彼女に生きがいを与えるとも述べている(このことは，スピリチュアルなウェルビーイングの要素であると多くの人が考えている)．
　ジョイのアジア系文化背景は，彼女の宗教的な信念と密接に結びついており，その礼拝行為は文化的な影響を受けている(例えば，彼女は中国の祝日に祈ることを教えられている)．心理社会的・情緒的な葛藤がジョイを自殺に追い込みそうになったとき，彼女はスピリチュアルな力の源に祈り求めるようになった．彼女ははっきりとは指摘していないが，祈りや内なる意識，あるべき道徳的な生活態度に自分は生きているのだという思いが彼女の心理社会的意識や情緒的安寧に寄与しているようにも思われる．

　スピリチュアリティはいくつかの異なったレベルで表出されるという研究者もいる(Koenig & Pritchett, 1998 ; Nolan & Crawford, 1997 ; Reed, 1992)．スピリチュアリティは，次のような関係のなかに表れる．

・その人と自己との関係
・その人と他者との関係
・その人と超越的な(はるかに越えた，より高い，究極の，あるいは至高の)存在との関係
・集団と集団の関係，または集団内の関係

　人のスピリチュアルニーズが高まってくると，そのスピリチュアリティの側面が周りの人にも察知できるようになる．スピリチュアルニーズは，悲惨な経験の結果起こることがある．しかし，生理的・感情的なストレス体験のすべてが否定的経験であるとは限らない．また，肯定的な出来事に対する反

応である快ストレスも，スピリチュアルニーズのきっかけとなることがある．

スピリチュアルニーズは，例えば確かな目的を見つけたい，希望が欲しい，喜びや悲しみを表したい，艱難(かんなん)を乗り越えたい，感謝したいなど，実に多様である．礼拝を通して究極他者とつながりをもちたいという願望も，個人のスピリチュアルニーズである．個人レベルの人間関係におけるスピリチュアルニーズには，許し許され，愛し愛されたいというニーズがある．Nolan と Crawford(1997)は，集団にもスピリチュアルニーズがあるという．例えば集団には，社会に積極的に貢献し，その働きが尊いものであることを深く体験したいというニーズがある．

このように，クライエントの間によくみられるスピリチュアリティの表出のしかたを知っていることが，スピリチュアルケアを提供する上で必要不可欠である．実際，誰もがスピリチュアルな次元をもっており，すべてのクライエントはナースに何らかの方法でスピリチュアリティを表すであろう．ナースが，クライエントのスピリチュアルな側面の表出に気づかず，理解しないために，このような様相に対応できないことがある(Highfield & Cason, 1983 ; McSherry, 1998)．**表 1-4** は，スピリチュアルニーズがさまざまなレベルで，宗教的な意味合いをもたない言葉で表現された例を示している．

Taylor ら(1994)は，がん看護専門ナースを対象に，クライエントの外に表れるスピリチュアルニーズのとらえ方を調査した．その結果，このナースたちは広範な指標をもっていることが明らかになった．報告された行動の半分以上は，スピリチュアルニーズを明白に表すものではなかった．明白な指標(例えば，神や信仰について語ること，生きる意味の探求，絶望や罪悪感の表出)を明らかにしたが，その一方で，特定しにくいスピリチュアルニーズの指標(例えば，不安，怒り，泣く)も指摘していた．このようなスピリチュアルニーズに関する指標は，"霊的苦悩"という看護診断の診断指標に類似している(第6章を参照)．しかし，スピリチュアルな特質はもちろん，人間の多様性や複雑さを考えれば，完全なリストなどあり得ないであろう．

ナースは，どれがスピリチュアルニーズであると見分けたらよいのか，それを理解することは有益である．しかし，それ以上に大切なのは，クライエ

表1-4　スピリチュアリティの表出：一般的なスピリチュアルニーズ

スピリチュアルニーズのカテゴリー	スピリチュアルニーズの例	言葉や行動の例
自分に関連したニーズ	人生の意味と目的	「人生の目的は何だろうと，ときどき思う」
	人のためになること	「私はもう無用な人間だという気がする」
	将来の見通し	「これ以上この世に貢献できることは，私にはもう何もない」
	希望	「この問題を乗り越えられそうもなく，絶望的だ」
	人生の節目のサポート	「私を助けてくれる友人や愛する人々がいることは，どんなに大切なことかを，しみじみ感じている」
	依存度が高くなることに対する適応	「年をとったとき，家族に面倒をかけたくない」
	人生の艱難を乗り越えること	「たくさんの難題のなかに，1つでもいいから希望の光を見いだしたいものだ」
	個人の尊厳	「スタッフが私のプライバシーをもう少し尊重してくれたらいいのに」
	感情の表現	「だれが私の言うことなんか聴いてくれるものか！」
	感謝	「感謝の気持ちをもつと，気分が良くなる」
	死の受容と死への準備	「死ぬのが怖い」
	人々との交流	「毎週のサポートグループに参加できなくて寂しい」
	人を愛し，人に仕える	「私と同じように乳がんと闘っている人たちを助けたい」
	告白し，許しを得る	「父にしたことをどんなに申し訳なく思っているか，父に話せたらいいのに」
	過去との密接なつながり	「祖母に祈ると，気分が良くなる」（または，スクラップブックを作る，自分の家系をたどる，思い出話をする，など）
他者と関連するニーズ	人を許す	「ひどく裏切られた気がする．怒りが煮えくり返っている」
	愛する者の喪失に対処する	「最愛の人がいなくなってとても寂しい．彼（彼女）なしには生きていけない」

（つづく）

表 1-4 （つづき）

超越した存在と関連するニーズ	神，または宇宙の究極の力の存在を確信する	「世界を導く力が存在するなんてことを，どうして確信できるの」
	神は愛であることを確信する	「私の身に起こった悪い出来事を思うと，神は愛なのか，神は私を愛しているのか，わからなくなる」
	神の実在を経験する	「神さまを友達のように，もっと身近に感じられたらいいのに」
	神に仕え，礼拝する	「ユダヤ教の会堂に行き，ミツヴァー（旧約聖書に記されている戒律）を守って，神に愛のお返しをしたい」
	神の霊感によって書かれたとみなされる聖書などから学ぶ	「私は毎日聖書を読むのが楽しい．世の中のことが理解できるようになるから」
グループ間やグループ内でのニーズ	地域社会の発展に貢献する	「学校に募金をするビジネスクラブ」
	積極的な変化に貢献する集団の力を認識する	「自分1人では，世の中を良くするなんてとてもできない．集団ならば世界を変えるためにたくさんのことができる」
	義務と責任を理解する	奉仕団体は，その展望と使命を地域社会のニーズに合うように修正する
	尊敬され，価値を認められる	不当な扱いを受けている社会文化的なグループ（例：貧困者，障害者，ラテン系アメリカ人，ハイチ人）が，良い扱いを求めて，その圧力に対して一致団結する
	グループの個々のメンバーの成長	宗教団体が，そのメンバーのスピリチュアルな成長を助ける
	いつ，何を，公平にやりとりするかを心得る	自然保護クラブが自然環境の保全に努める．あるいは，祈りのグループが地域社会と指導者のために祈る

Koenig, H., & Pritchett, J.（1998）. Religion and psychotherapy. In H. Koenig（Ed.）, *Handbook of religion and mental health*（Chapter22）. San Diego, CA ; Academic Press ; and Nolan, P., & Crawford, P.（1997）. Towards a rhetoric of spirituality in mental health care. *Journal of Advanced Nursing, 26*, 289-294. より

ントが自らのスピリチュアルニーズをどのようにみているかを理解することであろう．これまでクライエントが特定したスピリチュアルニーズについて調査した看護研究には，EmblenとHalstead（1993），Hermann（2001），Fitchettら（1997）の研究がある．Fitchettらは，精神科，内科・外科の101名の入院

患者が最も多く報告したスピリチュアルニーズは，次の5つであったと述べている．

・ケアとサポートを受けること
・神の存在を体験すること
・祈る機会をもつこと
・人生の目的と生きる意味をもつこと
・チャプレン(病院付き牧師)の訪問を受け，共に祈ってもらうこと

　これらのクライエントの3/4以上が，入院中に少なくとも3つのスピリチュアルニーズを意識していたとの報告は注目に値する．このほかの研究により追加されたスピリチュアルニーズを以下にあげる．

・スピリチュアルな事柄について話せる．
・平和と安らぎを感じる．
・自然を体験する．
・笑い，楽しいことを考える．
・つらい気持ちを晴らす．
・人がうれしそうに笑うのを見る．
・友人や家族，子どもと一緒に過ごす．
・感動的な読み物，音楽，思索を楽しむ．

4. スピリチュアリティの発達

　人は，身体的・知的・道徳的な面と同じように，スピリチュアルな面においても発達する．スピリチュアリティの成熟過程には直線的な発達段階があることを明らかにした神学者が何人かいる．そのなかでも，Fowler(1981)の信仰の発達段階が頻繁に引用されるので，ここで検討してみよう．**信仰**(faith)という言葉は，一般的には宗教的な信仰を意味する．しかしFowlerは，信仰とはこの世の自分は何者なのか，人生の意味とは何かを追い求め，それを見いだすよう導くもので，それはあまねく人々にみられる現象であることを認めた．Fowlerは，3歳から84歳の400人を対象に詳細なインタビューを

行い,そのデータを分析した結果,信仰の発達には7つの段階があると結論づけた.

1) 未分化の信仰（Undifferenciated faith）：乳児期～3歳ごろまで

これは,新生児期から早期幼児期にかけて子どもが勇気,希望,愛情はもとより,信頼と相互関係という基本的なスピリチュアルな資質を獲得する段階を指している.子どもの言語と思考が一点に収束し始め象徴が使えるようになると,信仰の次の段階に移行し始める.しかし残念なことに,こうしたスピリチュアルな資質が発達することなく損なわれてしまうこともあり得る.その極端な例が,親による継続的な乳幼児虐待である.

2) 直観的・投影的信仰（Intuitive-Projective faith）：3～7歳ごろまで

この時期はファンタジーに満ちた模倣の段階である.子どもは,実例や気分,行動,また視覚に訴える信仰のお話から,一生残る強烈な影響を受ける.これにさらに感情が加わり,直観的に,現実さながら物語やイメージの世界にひき込まれる(p.133).おとぎ話や魅力的な作り話は現実のものとなる.例えば,サンタクロースは実在し,神は文字どおり大きく,空の上で微笑んで(またはしかめ面をして)いるおじいさんのようだと思うことがある(大人が語ってくれるお話にもよるが).

3) 神話的・字義的信仰（Mythic-Literal faith）：学童期（12歳ごろまで）

これは学童期にみられるものであるが,大人になっても残っている場合がある.この段階では,子どもは証拠を求め,現実と空想を区別しようとする.この年齢の子どもにとって,物語は自分の体験に意味を見いだし,その体験をまとめるのにきわめて重要な手段となる.物語を学ぶだけでなく,自分の属する社会の信念や慣習を知ることは,子どもにとっての学びともなる.子どもは,物語や信念を抽象的な意味ではなく,字義どおりに受け入れる.例えば,この時期のモルモン教徒の子どもは,聖書とモルモン教典の物語を学び始め,それらを額面どおりに受け止める.このような物語は,子どもに自分の属する社会を認めさせ,その社会の一員であるとの思いに導く.

4) 総合的・慣習的信仰（Synthetic-Conventional faith）段階への移行期

これは,小児または青年が,語られてきた事柄の矛盾点について熟慮し始

める時期とされ，これを総合的・慣習的信仰段階への移行期と考える．この段階の信仰は，一般に青春期とティーンエイジャーにみられるが，成人においても例外ではない．この信仰段階は，もはや家族単位を越えた学校やメディアなどを通して遭遇する経験に伴うもので，より広がった環境を理解する助けとなるものである．信仰は「価値観と知識・情報を総合しなければならず，また，主体性と人生観の土台を提供しなければならない」(p.172)．一般にこの段階の若者は，自分の身近に存在する信念に順応する．なぜなら彼らは，まだこのような信念を客観的に熟考し学びとっていないからである．このように，ティーンエイジャーの信念や価値観はしばしば暗黙のうちに保たれる．例えば，厳格なユダヤ教の家庭に育った若者は，親のユダヤ教の慣習を見て，同じようにその信念を受け入れていく．

5) 個別的・内省的信仰 (Individuative-Reflective faith)：成人前期

一般的には成人前期に観察されるが，成人期後半まで続く場合がある．この信仰の段階の特徴は，他者とは明らかに区別される自己同一性や世界観の発達である．個人は自立した献身性，生活様式，信念，態度などを形成する．毎週日曜日，母親と一緒にカトリック教会のミサに素直に参加していた子どもは，どの宗教的慣習や信条を受け入れるか自分で確かめる．この発達段階のもう1つの特徴は，象徴を概念や意味へと非神話化することである．例をあげれば，子どものころに聖書は神聖なものだからその上には何も置いてはいけないと教えられた若者は，これは宗教上の命令ではなく，神聖な書物を敬うようにという教えであったことを理解する．

6) 結合的信仰 (Conjunctive faith)

これは通常，中年過ぎの人に観察される．これは，自らの過去に新しい価値を見いだし内なる声に耳を傾ける段階である．また，心に深く根ざしている神話や偏見，あるいは自分の社会的背景がもたらした内在するイメージを意識するようになる．結合的な信仰をもつ人は，「相反する事柄を思いと経験のなかに統合しようと努力し」，「よそ者だった人たちの一風変わった真理に対して，その脆弱さを許容するようになる」(p.198)．例えばこの信仰段階にある人は，自分と異なった信念をもたないようにしむけたり，あるいは

無視するのではなく，異なる信仰慣習をもつ人を受け入れ，その信仰のなかにある種の新鮮な意味を見いだすだろう．また，結合的信仰をもつ大人は，嘆願の祈りではなく，より深い内なる自分に耳を傾けながら祈りを捧げるだろう．

7) 信仰の普遍化の段階(Universalizing stage of faith)

この段階に到達する人はまれである．この段階にある人は「あらゆる存在を包含した究極の環境認識をもっている．彼らは人間社会のすべてのものを包み込み，その必要を満たす精神の体現者あるいは実現者となる」(p.200)．このような人は，人間社会の政治や社会，経済，イデオロギーの重荷を解放するために努力する．彼らは心から人生を愛し，同時に人生をゆったりと保っている．Fowlerは信仰のこの段階まで達した例として，マーティン・ルーサー・キング，マハトマ・ガンジー，マザー・テレサらをあげている．

5. スピリチュアルケア：看護実践への示唆

本書のそもそもの中心テーマは，スピリチュアルケアである．しかし，スピリチュアルケアの構成概念については明白な定義がほとんど見当たらない．Mayer(1992)はDidomizio(1983)の業績をもとに，スピリチュアルケアを「ナースが患者ケアのすべての局面を統合する様式」(p.37)と定義した．つまり，スピリチュアリティとは，生活のあらゆる局面を1つにつなぐ要(かなめ)であるから，このような統合性を認めた看護ケアは最も効果的であるという．

Taylorら(1995)は，スピリチュアルケアを次のように定義した．スピリチュアルケアとは，「個人または集団のスピリチュアルな面に強い影響を与えているストレス反応に対して，健康を増進するケア」である(p.31)．端的にいえば，スピリチュアルナーシングケアの目的は，スピリチュアルヘルスを促進することである．よくいわれる「元気づける」という言葉は，ある意味でスピリチュアルケアの核心をとらえている．本書では，スピリチュアルケアとは，スピリチュアルな生活の質，ウェルビーイング，機能——これらはすべ

て健康の側面であるが——をクライエントにもたらすあらゆる活動とその方法と定義する．

　がん看護専門ナースを対象としたスピリチュアルケアの定義に関する調査によれば，研究対象者の多くが，「スピリチュアルケア」とは総じて効果的な看護をすることと同じであると回答している(Taylor, Amenta, & Highfield, 1995)．また，ナースの回答で最も多かったのは，スピリチュアルケアとは身体，精神，スピリットを育み，安楽にすること，すなわち，全体的な良いケアを提供することによって全人的ケアとウェルビーイングを助長することであった．

　回答者は次のようなことを言っている．「ナースが思いやりと敬意をもってケアを提供するときはいつでも"クライエントのスピリットをサポートしている"．それは，愛情と思いやりをもって目の前のニーズを満たすという些細な行為を意味することもある」と．一方，病棟ナースではスピリチュアルケアを実際的な用語で簡潔に定義している人が多く，その具体的な提供方法に焦点を当てている(例えば，クライエントの人間関係や宗教的慣習を支え，生きる意味，希望，愛などのスピリチュアルな特性が高まるような支援をすることなど)．

　また，ナースの人間性がスピリチュアルケアの提供に大きな影響を与えるとする人もいる(例えば，「寄り添う」，その人を尊重する，その人の信念を喜んで共有する，などである)．

　以上，スピリチュアリティとスピリチュアルケアの主要概念について再吟味してきたが，さらにスピリチュアルケアについてナースが抱いている基本的な仮定を理解する必要がある．というのは，この仮定こそが，どのようなケアが提供されるかを決めるからである．『死と臨終，死別の国際作業グループ』(International Work Group of Death, Dying, and Bereavement, 1990)のスピリチュアリティ作業グループは，クライエントと家族，ケア提供の専門職，地域社会，調査研究，教育のための，スピリチュアルケアに関する31にも及ぶ仮定と基本方針を明らかにした．この仮定は，スピリチュアリティの側面は誰にもあり，それは多様な形態で表現され，さらに，スピリチュアリティ

表1-5 スピリチュアルケアの代表的仮定と基本方針

仮定	基本方針
・どの人にもスピリチュアルな側面がある.	・全人的ケアにおいて,クライエントのスピリチュアルな性質は,知的側面や情緒的側面,身体的側面と同様に考慮されなければならない.
・多文化社会のなかでは,人種や性別,社会的地位,宗教,民族性,経験によって宗教的・哲学的な信念や慣行もさまざまなものがある.そこに表れる人々のスピリチュアルな本質も,それぞれ大いに異なっている.	・多文化社会においては,誰もが満足するような一定のスピリチュアルケアの方法というものはない.したがって種々の方策が必要になる.
・スピリチュアリティには多面性がある.形式的あるいは非形式的,また,宗教的あるいは世俗的な方法で表現され,かつ意味が深められる.	・人がスピリチュアリティを表し,それを高めるための広範囲な機会があり,それを自由に利用し活用できなければならない.
・環境は,人のスピリチュアリティを形成するとともに,それを高めたり弱めたりもする.	・個人の好みに合った共同体験が得られるような環境を整え,提供する配慮が必要である.
・クライエントは,自分のスピリチュアルニーズを自分に満足のいく方法で,すでに満たしている場合がある.	・自分のスピリチュアルニーズを満たすためにクライエントが選んだ方法を,ナースは尊重すべきである.
・病気の経過に伴って,クライエントのスピリチュアルニーズは変化する.	・病気の経過に伴って,そのときどきに表す患者のスピリチュアルニーズの変化に,ナースは注意を向ける必要がある.
・スピリチュアルニーズはいついかなるときにも起こる.	・スピリチュアルな援助がいつでもできるような,配慮の行き届いた環境が整えられていなければならない.
・人の信念にはさまざまなものがあり,その理解のしかたもスピリチュアルな発達レベルも多様である.	・人にはさまざまな信仰体系があり,それをクライエントがどう考えているかを理解できるようナースを励ますべきである.
・クライエントや家族員の間で,それぞれが異なるスピリチュアルの信念をもっていたとしても,その相違に気づいていないことがある.	・ナースは,家族員または親しい関係者の間に何らかのスピリチュアリティの相違があり得ることを心にとめ,結果的に起こるかもしれないあらゆる問題に注意を怠らない.

(つづく)

表1-5 スピリチュアルケアの代表的仮定と基本方針(つづき)

- クライエントと家族が，スピリチュアルな問題について深く考え，誰かと話し合いたいという気持ちになるのは，きわめて個人的な経験である．
- クライエントが，常にスピリチュアルな問題を自覚しているとは限らない．また，その問題をはっきりさせようと願ったり，実際にそうすることができるとは限らない．
- 援助がなくても，多くの癒しやスピリチュアルな成長がクライエントに起こることがある．大多数の人は，スピリチュアルの発達のために，専門的な支援を望んだり必要としたりしない．
- ナースは押しつけがましくせず，クライエントの個人的な願望を敏感に受け止めなければならない．
- ナースは，表現されないスピリチュアルな問題を敏感に感じとり，その問題について調べたりコミュニケーションを望むクライエントのために，いろいろな資源を活用できるように助けなければならない．
- クライエント自身の信念やスピリチュアルの関心事に対して，承認と肯定の気持ちを示さなければならない．必要なのはただそれだけかもしれない．

はクライエントと介助者の病気，臨終，死別の経験にさまざまな影響を与えることを認めている．

　クライエントはスピリチュアルニーズについて自分から話しだせないことがある．そのため，スピリチュアリティ作業グループの基本方針は，クライエントが心のなかにもっていることを話せるように，ヘルスケア専門職に対して，感性豊かな配慮をもってスピリチュアルな関心事にかかわるよう奨励している．同時に，スピリチュアリティの育成を念頭におき，ケアの提供，研究，教育の促進を奨励している．**表1-5**は，スピリチュアルケアの指針となる仮定と基本方針についてさらに掘り下げている．終末期患者のケアに携わるナースはこのような仮定を大切にするであろうが，すべてのナースがどこまでこれを活用できるかは，今後の検討課題である．

●要点整理
- ナースである著者らによってスピリチュアリティの定義が示され，看護学の研究者らによってスピリチュアリティの概念分析が行われた．こうして示された定義や分析は，深遠霊妙なこの概念をこれまで以上に理解

する助けになっている．
- 看護文献のなかでは，スピリチュアリティに関する多くの概念や用語が使われている．こうした多様な用語を明確にすることによって，ナース同士，あるいはナースと患者との間で，スピリチュアルニーズについてさらに理解し合えるようになる．
- 最近の看護文献は，宗教とスピリチュアリティを区別することに慎重である．また，超越的な事柄に言及する言葉を広く使い始めている．
- 宗教，文化，心理社会的側面，道徳，倫理などは，スピリチュアリティとは明らかに別のものではあるが，互いに関連がある．
- 臨床場面においては，無数のスピリチュアリティの症状・徴候が観察されている．「診断指標」をあげた看護診断文献や臨床ナースを対象とした調査研究のなかには，類似したスピリチュアルニーズの徴候がいくつも認められる．
- スピリチュアリティの発達は人間の発達に伴って起こる．Fowlerによる信仰発達段階は，人々のスピリチュアリティの発達を説明している．
- クライエントのスピリチュアリティやスピリチュアルケア提供について，役に立つ仮説や役立たない仮説を抱えているナースがいるのは当然のことである．

●考察課題

1) あなたは，スピリチュアリティとスピリチュアルケアをどのように定義しますか．スピリチュアルケアを提供する際に，その定義はあなたの態度にどのように影響すると思いますか．
2) 表1-5には，クライエントとその家族に対するスピリチュアルケアについて12の仮定があげられています．あなたはどの仮定に同意しますか．その理由は何ですか．
3) 文化や宗教は，あなたのスピリチュアリティにどのような影響を与えていますか．宗教的・文化的背景の異なるクライエントにかかわるとき，あなたの宗教的・文化的背景がどのように影響すると思いますか．

4) Fowlerの信仰発達段階からみて，あなたはどの段階にいると思いますか．異なるスピリチュアルの発達段階にいるクライエントに対して，あなたはどのようなスピリチュアルケアを提供しますか．

(訳＝本郷久美子)

● 文献

太字の文献は特に推奨する文献である．

Amenta, M. O. (1986). Spiritual concerns (Chapter 9, pp. 115–161). In M. O. Amenta & N. Bohnet (Eds.), *Nursing care of the terminally ill.* Boston: Little, Brown.
Burkhardt, M. A. (1989). Spirituality: An analysis of the concept. *Holistic Nursing Practice, 3*(3), 69–77.
Colliton, M. (1981). The spiritual dimension of nursing. In I. Beland & J. Y. Passos (Eds.), *Clinical Nursing* (4th ed.). New York: Macmillan.
Cushman, L., Wade, C., Factor-Litvak, P., Kronenberg, F., & Firester, L. (1999). Use of complementary and alternative medicine among African-American and Hispanic women in New York City: A pilot study. *Journal of the American Medical Women's Association, 54,* 193–195.
Didomizio, D. (1983). Sexuality. In G. Wakefield (Ed.), *A Dictionary of Christian Spirituality.* London: SCM Press.
Dombeck, M. B. (1996). Chaos and self-organization as a consequence of spiritual disequilibrium. *Clinical Nurse Specialist, 10*(2), 69–75.
Dossey, B. M., & Guzzetta, C. E. (2000). Holistic nursing practice (Chapter 1). In B. M. Dossey, L. Keegan, & C. E. Guzzetta (Eds.), *Holistic nursing: A handbook for practice* (3rd ed., pp. 5–26). Rockville, MD: Aspen.
Dyson, J., Cobb, M., & Forman, D. (1997). The meaning of spirituality: A literature review. *Journal of Advanced Nursing, 26,* 1183–1188.
Ellison, C. W. (1983). Spiritual well-being: Conceptualization and measurement. *Journal of Psychology & Theology,* 11, 330–340.
Emblen, J. D. (1992). Religion and spirituality defined according to current use in nursing literature. *Journal of Professional Nursing, 8*(1), 41–47.
Emblen, J. D., & Halstead, L. (1993). Spiritual needs and interventions: Comparing the views of patients, nurses, and chaplains. *Clinical Nurse Specialist, 7,* 175–182.
Fawcett, J., & Downs, F. S. (1992). *The relationship of theory and research* (2nd ed.). Philadelphia: Davis.
Ferrell, B. R., Grant, M., Funk, B., Garcia, N., Otis-Green, S., & Schaffner, M. L. J. (1996). Quality of life in breast cancer. *Cancer Practice, 4,* 331–340.
Fitchett, G., Burton, L. A., & Sivan, A. B. (1997). The religious needs and resources of psychiatric inpatients. *Journal of Nervous and Mental Diseases, 185,* 320–326.
Fowler, J. W. (1981). *Stages of faith development: The psychology of human development and the quest for meaning.* San Francisco: Harper & Row.
Fowler, M., & Peterson, B. S. (1997). Spiritual themes in clinical pastoral education. *Journal of Training and Supervision in Ministry, 18,* 46–54.
Goldberg, B. (1998). Connection: An exploration of spirituality in nursing care. *Journal of Advanced Nursing, 27,* 836–842.
Haase, J., Britt, T., Coward, D. D., Leidy, N. K., Penn, P. E. (1992). Simultaneous concept analysis of spiritual perspective, hope, acceptance, and self-transcendence. *Image: The Journal of Nursing Scholarship, 24,* 141–147.
Hermann, C. P. (2001). Spiritual needs of dying patients: A qualitative study. *Oncology Nursing*

Forum, 28, 67–72.

Higgins, P. G., & Learn, C. D. (1999). Health practices of adult Hispanic women. *Journal of Advanced Nursing, 29,* 1105–1112.

Highfield, M. F., & Cason, C. (1983). Spiritual needs of patients: Are they recognized? *Cancer Nursing, 6,* 187–192.

Hood Morris, L. E. (1996). A spiritual well-being model: Use with older women who experience depression. *Issues in Mental Health Nursing, 17,* 439–455.

International Work Group on Death, Dying, and Bereavement. (1990). Assumptions and principles of spiritual care *Death Studies, 14,*(1), 75–81.

*[1] Jourard, S. (1964). *The transparent self: Self disclosure and well being*. New York: Van Nostrand, Reinhold.

Juarez, G., Ferrell, B., & Borneman, T. (1998). Influence of culture on cancer pain management in Hispanic patients. *Cancer Practice, 6,* 262–269.

Kim, M. J., McFarland, G. K., & McLane, A. M. (Eds.). (1991). Pocket guide to nursing diagnosis. (4th ed.). St. Louis, MO: Mosby.

Koenig, H., & Pritchett, J. (1998). Religion and psychotherapy. In H. Koenig (Ed.), *Handbook of religion and mental health* (Chapter 22). San Diego, CA: Academic Press.

Lee, M., Lin, S., Wrensch, M., Adler, S., & Eisenberg, D. (2000). Alternative therapies used by women with breast cancer in four ethnic populations. *Journal of the National Cancer Institute, 92*(1), 42–47.

Leininger, M. M. (1988). Leininger's theory of nursing: Cultural care diversity and universality. *Nursing Science Quarterly, 1,* 152–160.

Mansen, T. J. (1993). The spiritual dimension of individuals: Conceptual development. *Nursing Diagnosis, 4,* 140–147.

Martsolf, D. S. (1997). Cultural aspects of spirituality in cancer care. *Seminars in Oncology Nursing, 13,* 231–236.

Mayer, J. (1992). Wholly responsible for a part, or partly responsible for a whole? The concept of spiritual care in nursing. *Second Opinion, 17*(3), 26–55.

McMillan, S. C., & Weitzner, M. (2000). How problematic are various aspects of quality of life in patients with cancer at the end of life? *Oncology Nursing Forum, 27,* 817–823.

McSherry, W. (1998). Nurses' perceptions of spirituality and spiritual care. *Nursing Standard, 13*(4), 36–40.

McSherry, W., & Draper, P. (1998). The debates emerging from the literature surrounding the concept of spirituality as applied to nursing. *Journal of Advanced Nursing, 27,* 683–691.

Moadel, A., Morgan, C., Fatone, A., Grennan, J., Carter, J., Laruffa, G., Skummy, A., & Dutcher, J. (1999). Seeking meaning and hope: Self-reported spiritual and existential needs among an ethnically-diverse cancer patient population. *Psycho-Oncology, 8,* 378–385.

Narayanasamy, A. (1999). ASSET: A model for actioning spirituality and spiritual care education and training in nursing. *Nurse Education Today, 19,* 274–285.

Nolan, P., & Crawford, P. (1997). Towards a rhetoric of spirituality in mental health care. *Journal of Advanced Nursing, 26,* 289–294.

O'Brien, M. E. (1999). *Spirituality in nursing: Standing on holy ground.* Sudbury, MA: Jones and Bartlett.

Pargament, K. I. (1997). *The psychology of religion and coping.* New York: Guilford.

Potts, R. G. (1996). Spirituality and the experience of cancer in an African-American community: Implications for psychosocial oncology. *Journal of Psychosocial Oncology, 14*(1), 1–19.

Reed, P. G. (1992). An emerging paradigm for the investigation of spirituality in nursing. *Research in Nursing and Health, 15,* 349–357.

Smith, J. Z. (Ed.). (1995). The HarperCollins dictionary of religion. San Francisco: HarperSan Francisco.

Spilka, B., Spangler, J. D., & Nelson, C. B. (1983). Spiritual support in life threatening illness. *Journal of Religion and Health, 22*(2), 98–104.

Stallwood, J., & Stoll, R. (1975). Spiritual dimensions of nursing practice. In I. L. Beland & J. Y. Passos (Eds.), *Clinical nursing: Pathophysiological and psychosocial approaches* (pp. 1086–1098). New York: Macmillan.

Stoll, R. I. (1983). Emotional and spiritual support. In T. C. Kravis & C. G. Warner (Eds.), *Emergency medicine: A comprehensive review.* Rockville, MD: Aspen.

Stoll, R. I. (1989). The essence of spirituality. In V. B. Carson (Ed.), *Spiritual dimensions of nursing practice* (pp. 4–23). Philadelphia: Saunders.

Taylor, E. J., Highfield, M., & Amenta, M. (1994). Attitudes and beliefs regarding spiritual care: A survey of cancer nurses. *Cancer Nursing, 17*(6), 479–487.

Taylor, E. J., Amenta, M. O., & Highfield, M. F. (1995). Spiritual care practices of oncology nurses. ***Oncology Nursing Forum, 22* (1), 31–39.**

Vaillot, M. C. (1970). The spiritual factors in nursing. *Journal of Practical Nursing, 20,* 30–31.

Wan, G. J., Counte, M., Cella, D. F., Hernandez, L., McGuire, D. B., Deasay, S., Sshiomoto, G., & Hahn, E. (1999). The impact of socio-cultural and clinical factors on health-related quality of life reports among Hispanic and African-American cancer patients. *Journal of Outcome Measurement, 3,* 200–215.

●邦訳のある文献

　1)岡堂哲雄訳:透明なる自己,第2版,誠信書房,1974.

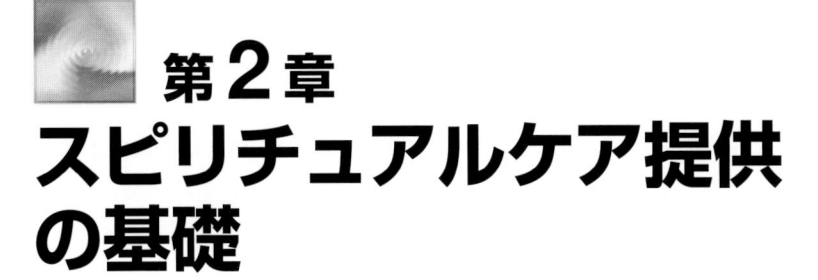

第2章
スピリチュアルケア提供の基礎

1. 看護におけるスピリチュアリティの歴史
2. スピリチュアルケアの理論的基礎
   a. 看護ケアの真髄としての全人的ケア
   b. 看護におけるスピリチュアルな要素
   c. 看護学以外の学問分野における裏づけとなる理論
3. スピリチュアルケアに関する専門職法規制
   a. JCAHO（医療施設認定合同委員会）の基準
   b. 看護職法規制
4. スピリチュアルケアの経験的・実証的裏づけ
   a. スピリチュアルな対処方略
   b. スピリチュアリティとQOL（生命・生活の質）
   c. 経済的利点
   d. スピリチュアルケアに対するクライエントの期待
5. 看護実践への示唆

要点整理

考察課題

　看護の歴史のなかではスピリチュアルケアの実践が強調されない時期もあったが，スピリチュアリティはずっと看護ケアの一部であり続けた．ところが近年，スピリチュアリティと健康の関係が研究者やヘルスケア専門職，あるいはクライエントから，少なからず注目されるようになってきた．この章では，スピリチュアルケアについて歴史的・理論的・経験的に探求し，ス

ピリチュアルケアが重要なものであるという認識の1つの土台となるものを提示していく．

　そのためには，スピリチュアルケアの現状を調べることも大切である．スピリチュアルケア提供の妨げとなるものがあることに気づいているナースもいる(Taylor, Highfield, & Amenta, 1994, ; Sumner, 1998)．例えば，次のような言葉に注目しよう．

- 「他人のスピリチュアリティにどうかかわったらよいかわからないし，それに不安です」
- 「スピリチュアルケアはナースのすることではないと思います」
- 「宗教やスピリチュアリティについて患者さんと話すのは適切ではないと思います」
- 「体の問題を解決するほうが先で，そのほかのことには時間をあまりかけられません．スピリチュアルな問題など，どうでも構いません」
- 「"それは，あなたがするようなことではない"と上司に言われたことがあります」

このような言葉は，「ナースは，そもそもクライエントにスピリチュアルケアを行うべきなのか」という根本的な問いを投げかけている．

　この章の目的は，スピリチュアルケアが優先度を高くすべきもので，看護ケアの中心的要素であることを示すことにある．看護の歴史をみても，理論をみても，また専門職としての視点からみても，さらには経験的・実証的にみても，スピリチュアルケアは看護実践に取り入れられていることがわかる．また，医療機関がスピリチュアルケア提供の必要性を高く評価しないいろいろの理由もあること，さらには看護ケアの受け手の多くがスピリチュアルケアを受けたいと願っていることについても明らかにしていく．

1. 看護におけるスピリチュアリティの歴史

　今日の社会的状況に合った適切で有益なスピリチュアルケアへの取り組みを考える場合，歴史的動向を眺めてみると，全体の視野が開けてくる．

最も初期の看護は，宗教的環境のなかから現れた（Carson, 1989；Narayanasamy, 1999；O'Brien, 1999；Shelly & Miller, 1999）．他者を育みウェルビーイングを図り，健康障害のある人を支援すること，これこそが看護の真髄である．このような働きを効果的に行うには，他者への同情と深い思いやりが不可欠である．このような"他者を助けたい"というナースの動機は，自分自身のスピリチュアルな核心から出たものであり，他者への愛というニードの表れである．

看護は，家族のなかでも特に女性によって行われてきた歴史がある．おそらく，病気で貧しい人がいればいつでも，看護は差し伸べられたであろう．古代の記録を見ると，今日看護ケアと考えられるようなことが，近親者以外の人々に対して行われていたことがわかる．エジプトの神殿の付き添い人やバビロンの女祭司が，また古代パレスチナや中国，インド文明では祭司兼医者の補助者が看護人の働きをしていた．聖書のなかに記されている最初の看護人はリベカの乳母（『創世記』24 章 59 節）である．あるいはヘブライ人の助産婦シフラとプア（『出エジプト記』1 章 15 節）である．この 2 人は賢い方法で時のエジプト王を納得させ，ヘブライ人の男の乳飲み子の命を救ったという記録がある．

看護歴史家のなかには，組織的な看護はイエス・キリストの教えと役割モデルへの応答として始まったと断言する人もいる（Shelly & Miller, 1999）．初期のキリスト教徒（例えば男執事や女執事，古代ローマ時代の貴婦人）は，貧しい者を助け，病人や障害者に援助の手を差し伸べるための組織を作り，そのような働きを通して，神に仕えキリストの愛を実践するのだと信じていた．中世（紀元 500 〜 1500 年）に入ると，看護を通して神に仕える道を選んだ人々は，聖地エルサレムの巡礼者や十字軍の負傷兵をケアする場として創立された修道院（例えばベネディクト修道会やアッシジのフランシス修道会）や看護騎士団（例えばエルサレムの聖ヨハネ修道騎士団，チュートン騎士団）に所属した．中世期には修道僧によって病院（例えばパリのオテル・デュ病院）が設立され（紀元 650 年），そこでは宗教的背景をもつ男女の慈善家によって低所得者の世話が行われた．

表2-1 アッシジの聖フランシスコの「平和の祈り」

主よ，わたしを平和の道具とさせてください．
わたしにもたらさせてください．
憎しみのあるところに愛を，
罪のあるところに赦しを，
争いのあるところに一致を，
誤りのあるところに真理を，
疑いのあるところに信仰を，
絶望のあるところに希望を，
闇のあるところに光を，
悲しみのあるところに喜びを．

ああ，主よ，わたしに求めさせてください．
慰められるよりも慰めることを，
理解されるよりも理解することを，
愛されるよりも愛することを．

人は自分を捨ててこそ，それを受け，
自分を忘れてこそ，自分を見いだし，
赦してこそ，赦され，
死んでこそ，永遠の命に復活するからです．

石井健吾編訳：フランシスコの祈り，女子パウロ会，1992. より

　中世期の歴史を概観すると，当時の女性が看護者として人に奉仕をするために，富や影響力，知性，精力を注いで献身した多くの物語が残されている．中世における看護の意義やその動機については，有名なアッシジの聖フランシスコ（1184年生まれ，**表2-1**を参照）の祈りに見ることができる．この祈りは，中世の修道女看護者を勇気づけたにちがいない．そして，これは今日でもなおナースや多くの人々に受け継がれている（この祈りは，ダイアナ元皇太子妃の告別式のときに唱歌された．生前，ダイアナ元皇太子妃は中世の献身的な女性と同様，恵まれない人々のもとを訪ね，慰めと助けを与えていた）．

　ルネサンス期（1300〜1600年）および宗教改革後期（1500〜1700年）に入ると，看護は急速に施設のなかで提供されるようになった．1500年代には，宗教的修道会が少なくとも100以上設立されていたが，これらは実際には看護者の共同体であった（O'Brien, 1999）．このような看護者修道会の属する宗

派には，プロテスタントとカトリックの両方があった．1633年に創立された有名な聖ヴァンサン・ド・ポール慈善修道女会は模範的な教育プログラムを開発したことで知られている．この慈善修道女になるための入団資格には，健康と健全な精神，そして教育・看護・社会奉仕を通して全的に神に仕える誓いが含まれていた(Narayanasamy, 1999, p.391)．

ルネサンス期から1800年代後半にかけて，多くの看護従事者は厳しい状況下で働いていた．宗教改革後，かつてはローマ・カトリック教会の尼僧によって運営され，後にプロテスタント系に移った多くの病院が，次々と閉鎖あるいは抑圧の憂き目に会った．その結果は劣悪な状況と看護の質の低下であった．宗教的色彩の濃い病院で働く尼僧の労働条件は厳しく，しばしば24時間交代勤務を強いられ，彼女らはクライエントの頭部と四肢以外には触れてはならなかった(Shelly & Miller, 1999)．その後，看護はますます宗教的施設から切り離され，その代わりに，看護者は家庭や救貧院でケアを提供するようになっていった．しかし，宗教的背景をもたない看護者は教養がなく，時には不道徳な者もいた．イギリスの小説家ディケンズ(Charles Dickens)が『マーティン・チャズルウィット』(Martin Chuzzlewit)のなかで描いた悪名高い人物，ふしだらでアルコール依存症の看護者サラ・ギャンプは，この時代の看護の悲惨な状況をよく表している．

19世紀，アメリカとヨーロッパにおける健康改革の主な提唱者は，フローレンス・ナイチンゲール(1820〜1910)であった．ナイチンゲールは看護教育を2つの宗教的教育機関で受けている．1つはカイザースヴェルトのディアコネス学園(ルーテル派)で，もう1つはヴァンサン・ド・ポール慈善修道女会(ローマ・カトリック)であった．ナイチンゲールは深いスピリチュアルな特性を備え，神秘的であるといわれたほど敬虔なクリスチャンであった．彼女は看護のなかに衛生学を取り入れ，地元で真面目で品行方正な人物と認められている女性たちをひきつけて教育し，看護の改革に貢献した．

ナイチンゲールは全人的看護の支持者である．スピリチュアルな側面は人間存在の重要な部分であり，スピリチュアルケアは癒しの働きに不可欠なものであると彼女は主張した(O'Breien, 1999 ; Macrae, 1995)．

20世紀に入り最初の数10年間は，看護者は宗教的な教えを自分の業務の一部として公然と認め，またそれに従った．1900年代初頭の看護の文献は，2つの思想の対立，つまり「看護は人の奉仕のためのスピリチュアルな召命である」という考えに対して，一方では，「看護は個人的に報酬を期待する専門職である」という考えがあったことを示している．初期の『American Journal of Nursing』誌の記事は，看護の指導者たちがクリスチャンの奉仕として「倫理的な」看護を奨励する傾向があったことを示している．表2-2は，看護を「神からの召命」であると考えた宗教的信念の影響を示す記事から抜粋したものである．

20世紀の半ばになると，宗教を看護の要素とすることはあまりみられなくなった．ヘルスケアにおける近代科学的方法とテクノロジーが進歩するに従って，コントロールができず数量化することも難しいスピリチュアルケアの基本的介入が軽視されるようになった．この技術の進歩は，看護の面で「寄り添うこと」よりも「すること」に強調点がおかれるようになった．また，政府や非宗教組織のヘルスケア提供者が事業収益に注目するようになったことも，看護実践への宗教的影響を弱めたと思われる．

しかし過去20年間，このような状況のなかで，看護のスピリチュアリティとスピリチュアルケアへの関心が再び浮上してきた．この現象をBarnum(1996)は，次のように説明している．看護において再びスピリチュアリティが注目されるようになったのは，理性では理解できない現象の真価がますます評価されてきたこと，また，一般に知られている自助プログラムでスピリチュアルな面が強調されたこと，さらに，一部のナース（伝統的な信仰の持ち主）の精力的な支持があったからであると．

この関心の高さは，スピリチュアルケアに関する学会発表の増加，看護教育カリキュラムのなかのスピリチュアリティに関する科目や主題の新設，スピリチュアルケアに特に関心をもつ専門職からなる研究グループの増加などにみられる．

看護におけるスピリチュアリティへの関心の高まりを示すもう1つの指標がある．それは，スピリチュアリティに関する看護研究レポート数の加速度

表 2-2　看護とクリスチャンの奉仕との結合：『American Journal of Nursing』
（1900 ～ 1910 年）からの抜粋

□　第 1 巻，1901，p.104
　「病人や苦しみのなかにある人々に奉仕しようと決心した女性は，かつてそうであったように，神殿に入る前に女司祭として任命されなければならない．看護はこのような女性に委ねられなければならない」（Isabel H. Robb による大会長演説の最後の一節）．

□　第 4 巻，1904，p.520
　「自己犠牲の精神に富む働き人からなる偉大な軍隊……この専門職には，防衛も国の承認も必要としない……彼らの報いは，自分よりももっと困っている人々を助けている，ただそれを知り得て十分である．……もし記録が残されるとしたら，それはイエス・キリストによって『はっきり言っておく．わたしの兄弟であるこの最も小さい者の 1 人にしたのは，わたしにしてくれたことなのである』と書かれるだろう（ニューオーリンズの看護師養成学校学校長 Francis M. Quaife による "看護の倫理"）．

□　第 5 巻，1905，p.880
　「わたしたちはみな職務に忠実たらんとする．……そして生命の書が開かれるとき，『わたしの兄弟であるこの最も小さい者の 1 人にしたのは……』と（聖書に）書かれているのだから，そこに自分の名前を見いだしたいと望まないであろうか．
　看護者としての最高の仕事は，単に習得した技術を活用するだけではなく，患者を励まし，より質の高い人生経験へと導く一助となることである．体の癒しは，無限にして大いなるもの〔スピリット（霊）のことであるが〕に近づくための通り道であることが証明されるであろう．私たちは，深遠な問題を扱っている．それは，生と死にかかわることである」（Graduate Nurses Association において読まれた Alice Luca による "Our Duty in Small Things"）

□　第 6 巻，1906，p.164-166
　「倫理において，皆さんは黄金律以上にはなりえません……奴隷のことを思うと憂うつになりますか．キリストの奉仕を思い出してください．彼の全生涯は奉仕そのものではなかったでしょうか．……人間の模範ではなく，『病人を癒し，悲嘆にくれた人々の心の傷を癒された』キリストのみ足跡に従いましょう」（コロラド州看護協会における Helen S. Thompson による演説 "Ethics in Private Practice"）

的増加である．CINAHL（Cumulative Index to Nursing and Allied Health Literature）の "スピリチュアリティ" という見出しにリストアップされた論文の数は，1982 年では 14 件であったが，1992 年では 66 件，さらに 1999 年では 174 件に増加した．主要な看護専門誌の編集者たちは，その論説のなかでスピリチュアルケアの重要性について論じている（例：Brink & Clark, 1994；Henry, 1995；Rothrock, 1994）．近年，看護におけるスピリチュアリティについて論じる執筆者たちは一貫して，効果的な看護ケアを実践するには，ナー

スとクライエント両者のスピリチュアリティに注目する必要があると述べている（例：O'Neill & Kenny, 1998 ; Wright, 1998）。

2. スピリチュアルケアの理論的基礎

　看護の歴史をたどってみると，スピリチュアリティと宗教とが看護の発展にどのような影響を及ぼしてきたかが理解できる．歴史をみると，看護には伝統的にスピリチュアルケアが全人的看護ケアの一部として含まれていることは否めない．しかし，伝統だけで看護実践の明確な基盤であるとするのは不十分である．したがって，スピリチュアルケアの真価を裏づける理論的根拠を検討する必要がある．

a. 看護ケアの真髄としての全人的ケア
　すべての看護理論に共通していることは，人間はさまざまな側面から成り，それぞれの側面が健康とウェルビーイングに関連しているという仮説である．多くの看護理論家がクライエントを生物・心理・社会・スピリチュアル的な存在であると認識しており，それぞれの側面を分類する方法を開発している理論家もいる．しかしすべての理論家に共通する認識は，人間は多面性をもった存在であることと，全人的ケアの提供は擁護されるべきであるというものである（Barnum, 1996 ; Dossey, Keegan, & Guzzetta, 2000）．

　看護が全人的ケアであるならば，人間のあらゆる側面から生じる健康問題を取り扱わなければならない．同時に，ある側面の問題がほかの側面に与える影響を認識する必要がある．その人の生理的な健康が病原体に冒され問題が生じると，心理・社会・スピリチュアル的な側面の健康にも影響を与える．感情面でうつ状態にある人は，身体的にも活気を失い，スピリチュアルな面の疑いや疑問から解放されたいとその解決法を求めるだろう．内なる心の虚しさに苦しんだり，宗教的・スピリチュアル的な経験により恍惚状態に陥ったりする人は，人としてのすべての側面に影響を受けるであろう．

　ほとんどの人は，スピリットが身体的，心理・社会的側面とどのようなつ

ながりがあるか，経験から知っている．例えば，病いに苦しむ幼い子どもを看護した看護学生は，不条理な現実を見て，それまで大切にしてきた宗教的な視点やスピリチュアルな視点に疑問をもつようになり，緊張が続き集中できなくなることがある．また，慢性的に疲れきっているナースは，家族にいらいらし，生きることへの情熱や意欲を失いかけていることに気づくことがある．

b. 看護におけるスピリチュアルな要素

　看護モデルのなかには，明白にあるいは暗黙のうちに，スピリチュアリティは看護実践の一側面であるとしているものがある．このような理論は，ナースとその看護ケアの特性を論じたり，あるいは看護ケアの受け手であるクライエントの特性を説明するときには，決まってスピリチュアリティを認めている．看護モデルは，具体的な事実や手順ではなく理論であって，仮定と原則を系統立てるのに役立つ．したがって，スピリチュアルケアの実践については具体的に述べていない．看護理論の目的は，スピリチュアルケア提供の基本的指針を提供することにあり，本書は一貫してこのことを探求していく．ではまず，スピリチュアルケアの重要性に言及している顕著な看護理論の概要を述べる．

　ヘンダーソン(Henderson, 1966)は，クライエントが自ら行えるようナースが援助しなければならない14項目の活動を明らかにした．その1つに，クライエントが自分の信仰に従って礼拝ができることをあげた．ヘンダーソンは，スピリチュアリティとやや関係のあるほかの3つの能力もあげている．それは感情や思いを表現するためのコミュニケーション能力，楽しみと気晴らしの能力，学習と好奇心を満たす能力である．このように，スピリチュアルケアには，その人の礼拝行為やレクリエーション活動を支援することが必然的に含まれている．

　トラベルビー(Travelbee, 1971)は，看護とは「対人関係のプロセスであり，それによって専門実務看護婦は，病気や苦難の体験を予防しあるいはそれに立ち向かうように，そして必要なときにはいつでも，それらの体験のなかに

意味を見つけ出すように，個人や家族，地域社会を援助するのである」（長谷川，藤枝訳：人間対人間の看護，p.3，医学書院，1974）と定義した．トラベルビーは，人間は物事の意味に動機づけられると述べている．例えば，ナースが病気のクライエントを一貫して見守り援助することは，新しい意味の発見を支える機会になると述べている．また，看護ケアには，クライエントに希望を植えつける仕事が含まれると強調している．さらに，「意味を見いだすことができるとナースが本当に信じている範囲内でのみ」（前出 p.245），クライエントの意味発見を援助することができると主張している．トラベルビーはスピリチュアリティという言葉を用いてはいないが，彼女が述べる苦しみの意味の理解，生きる意味の発見，希望などはみな重要なスピリチュアルニーズである．

　ワトソン（Watson, 1999）のケアリング理論は，全人的看護ケア，特にスピリチュアルケアによく引用される看護理論である．愛とケアリングの普遍的・神秘的，かつ強大な力を，社会が必要としながらも，今日それを見失っているとワトソンは説いている．人は自分の人生に調和を見いだせるように，ケアされ，愛され，理解され，受容され，尊重される必要がある．ワトソンによれば，看護の最終目標は，「心や肉体，魂における，より高度の調和を得られるようになり，多様性を広げられるようになる一方で，自分について知り，自分に敬意を払い，自分を癒し，セルフケアを進めていけるように」助けることである（稲岡文昭・稲岡光子訳：ワトソン看護論—人間科学とヒューマンケア，医学書院，1992，p.69）．この目標を達成する看護アプローチは，クライエントと自分は一体であるという思いを伝え，クライエントが，心に深く隠された感情を表出できるように援助することである．ワトソンが説明するケアリングとは，基本的にスピリチュアルな行為であり，それはクライエントが体と心，魂の調和を得て，同時により深く自分を認識できるよう援助することである．ワトソンは，体と心，魂の不調和や，人と環境との不調和が，心の内なる苦悩や患い，さらには重い疾病につながると信じている．

　ニューマン（Neuman, 1995）は，個人（あるいは集団）を5つの変動要素〔生

表2-3　看護理論の実践への適用

　26歳の女性が，虫垂切除術の直後に外科病棟に移ってきた．外科医は，抗生物質と術後疼痛のための鎮痛薬の静脈内投与を指示した．標準術後看護計画が肺拡張不全などの合併症予防のため施行された．

□ トラベルビー
　トラベルビーの看護理論を用いるナースは，クライエントにとってこの経験の意味は何だったのか見極めたいと思う．クライエントが答えの見えない"なぜ"という疑問をもっていることがわかると，ナースは，クライエントが新しい意味を生み出せるようにと，自信をもって援助する．そして，自分と同じ仲間，あるいは一心同体の関係として，クライエントとかかわるであろう．医療介入からの回復を助ける精神運動技能を使用するだけでなく，クライエントが人生経験の意味をとらえることができるように，主として言葉によるコミュニケーションを通してスピリチュアルケアを提供するであろう．

□ ニューマン
　ニューマンの看護理論を用いるナースは，スピリチュアルな意識や発達をアセスメントし，手術のストレスに関連したスピリチュアルニーズをあげる．また，クライエントがどのようなスピリチュアルな健康の達成目標と達成のための資源をもっていたかを話し合う．そして，スピリチュアルな意識を高め，クライエントの目標達成を助ける活動（例えば，読書，スピリチュアルな助言者との話し合い，瞑想，聖職者の訪問）を提案するであろう．

□ ワトソン
　ワトソンのヒューマンケアリング理論を用いるナースは，若い女性クライエントを愛しみケアするために，そのスピリチュアルな発達に注目する．術後ケアを提供しながら，クライエントに付き添ったり，言語的・非言語的コミュニケーションや沈黙，あるいは動作を通して，クライエントが心の底の感情を表出できるような方法でクライエントとのきずなを深めるであろう．

理的，心理的，社会・文化的，発達的，精神的（spiritual）］から成る1つのシステムであるとみなしている．この5つの変動要素は発達連続体に添って存在し，スピリチュアルの連続体は，スピリチュアリティの認識不足あるいは否定のレベルから高度に発達したスピリチュアルの認識のレベルにまでわたっている．ストレス要因の多い環境のなかで，クライエントのウェルネスを増進させるためには，ナースはスピリチュアルを含めほかのすべての変動要素を考慮する必要がある．Fulton（1995）は，スピリチュアルケアを提供することで，ストレス要因に対するクライエントの防衛メカニズムを強化できると提唱し，ニューマンの理論を発展させた．

　すべての看護理論は，それぞれユニークな看護実践を方向づける道標であ

る.複数の理論を活用してケアを効果的に展開しているナースもいる.選択した理論の背景にある仮定を理解することは有益である.なぜなら,それによって自分自身をどのように見つめ,どのようなケアを提供するかが決まるからである.異なる看護理論を用いた場合,スピリチュアルケアの実践法は一様ではないが,3つの看護理論の適用例を**表2-3**に紹介する.

c. 看護学以外の学問分野における裏づけとなる理論

　看護学以外の分野でも,健康問題をかかえている人々のためのスピリチュアルケアを裏づける理論が開発されている.社会学,精神医学,心理学の分野の卓越した理論も,人間にとって必要な生きる意味という主題(根本的なスピリチュアルニーズ)を共有している.このように人間には生きる意味が必要であることを論じることによって,社会科学者はスピリチュアリティの際立った側面を描き出し,それは人が援助を受けることができるニードであると示唆している.

　ロゴセラピー(精神医学的療法の一種)の創始者であるフランクル(Frankl, 1985)は,生きる意味のニードは人間が生きることの第一の動機づけとなると主張した.フランクルは,人は人生の真の意味を見いだすことができるとし,それは次の方法によって可能だと述べている.すなわち,① 世界からもらうもの(例えば,自然を喜び楽しむ,人からの愛をもらう),② 世界に与えるもの(例えば,人と仲良くする,人に理解を示す,他人を助ける),③ 苦難に対して自分が選びとる態度,の3つである.フランクルのこの考えに影響を受けた多くの看護学研究者は,深刻な病気をもつ人が,病気に対していかに前向きな意味を見いだすのかを探求することとなった(例:Taylor, 1993).

　社会学者のPeter Marris(1986)は,重大な喪失や変化(例:配偶者との死別,田舎の環境から都会への強制移住)を経験した数え切れないほど多くの状況を研究した.Marrisは,これらのさまざまな状況のなかで,生きる意味の再創造に対する希求が共通して存在することを明らかにした.ナースがかかわるクライエントの健康問題のほとんどは,死別や変化の体験であった.Marrisの理論は，ナースがクライエントの喪失(例えば，死別，身体機能の低下，人との交流の喪失)や変化(例えばライフスタイル，快適度，睡眠パターン，社会的役割の変化)に注意を向け，クライエントが新しい状況のなかで生きる意味を再構築できるよう援助するための指針となる．

同様に，心理学者のRonnie Janoff-Bulman(1992)は，人は誰でも，世界は慈悲に富み有意義で，自己の価値はこの世界に存在するという，一組の仮定を抱いていると理論づけた．しかし，人生の衝撃的な出来事がこの仮定を打ち砕く．そのとき，人は自分の人生の意味を作り変えようとする．例えば，重い病いにかかると，世界は住むに良く，人生は意義深く，人はみな善良だとした仮定をすっかり変えてしまう．この理論に従った効果的なスピリチュアルケアは，人生の危機に見舞われたクライエントがなんとかして自分に満足のいく仮定を再創造する手助けとなるであろう．

心理学理論であるラザルスのストレス対処の枠組み(Lazarus & Folkman, 1984)は，病気に対するスピリチュアルな反応に関する看護研究者の調査に影響を与えた．この理論では，人がある出来事を有害または脅威と評価(一次的評価)したときにストレスが生じると述べている．二次的評価では，人はストレス要因に対処する資源の入手可能性と有効性について判断する．対処方法には，問題中心型と情動中心型の2つがある．この枠組みを使う場合，スピリチュアルな信念や習慣は対処法とみなすことができる．例えば祈りは，体の治癒のための問題中心型対処法となることがあるし，病気とつきあいながら生きようとする情動中心型対処法となる場合もある．

3. スピリチュアルケアに関する専門職法規制

スピリチュアルケアの理論的裏づけが専門職団体から認められたことにより，看護実践と教育に影響が及んでいる．いくつかの専門職団体は，ナースによるクライエントへのスピリチュアルケアの提供と学生に対するスピリチュアルケアの教育に関する指令書を発行している．そのなかで最も影響力があるのは，医療施設認定合同委員会(Joint Commission on Accreditation for

Healthcare Organizations：JCAHO)から発行された指令書である．

a．JCAHO(医療施設認定合同委員会)の基準

　JCAHO は，すべてのクライエントについてスピリチュアルな信念と実践が評価されなければならないこと，また，スピリチュアルな支援を与えなければならないことを明示している．JCAHO は，アメリカのヘルスケア施設を認定する機関であり，この認定を受けたヘルスケア施設はメディケア(高齢者向け医療保障制度)，メディケイド(低所得者，身体障害者向け医療保障制度)，社会保障制度，そして多くの第三者(民間)機関に払い戻しを請求することができる．これは法規制に基づく命令であって，クライエントのスピリチュアルニーズに十分配慮したケアができるように，病院管理者がナースをはじめヘルスケア専門職者を支える動機づけとなっている．

　JCAHO は，「スピリチュアルアセスメントには，少なくともクライエントの宗派や信条(信念)，また患者にとって大切なスピリチュアルの習慣を記録しなければならない」と明記している(http://www.jcaho.org/standard/clarif/pe_spirtass.html)．

　この基準によれば，具体的に誰がどのようにアセスメントを行うかは，各施設で決定してかまわないことになっている．また，JCAHO のマニュアル(2000年)は，「患者の権利および組織の倫理」の項目のなかで，病院はクライエントの求めに従って，チャプレンによるケア(pastoral care)やその他のスピリチュアルサービス(p.80)を提供することで，クライエントのスピリチュアルニーズを尊重していることを明示するように」と規定している．また JCAHO は，病院は死にゆく患者とその家族のスピリチュアルな関心事にも対応しなければならないと命じている．

b．看護職法規制

　看護の倫理綱領は，スピリチュアリティや宗教心の有無に関係なく，すべての人を尊重することにナースの意義があると力説している．アメリカ看護師協会の『看護師の規律』(American Nurses Association：Code for Nurses,

1985)は，クライエントの尊厳と独自性を個人の特性とは関係なく尊重すると述べている．この記述の個人的な特性には，クライエントのスピリチュアルな，宗教上の好みや所属を含むことがこの声明から推測できる．『ICN看護師の倫理綱領』(International Council of Nurses : Code for Nurses, 2000)は，「看護師は，人間の権利，価値観，習慣，個人と家族および地域のスピリチュアルな信念が尊重されるような環境を助長する」と述べている．

看護実践におけるこうした法規制の精神は看護教育にも反響し，生理的・心理社会的，そしてスピリチュアルなケアにおける適正な能力を看護学生が備えるよう教育しなければならないと助言している．このことは，米国看護大学協会や英国看護・助産・訪問看護中央協議会(United Kingdom Central Council for Nursing, Midwifery and Health Visiting)を中心にその指導書のなかで繰り返し言及されている(Ross, 1996)．

4. スピリチュアルケアの経験的・実証的裏づけ

看護の歴史と理論は，看護実践とスピリチュアルケアは1つであったことを裏づけている．しかし，より説得力のある理論的根拠は，スピリチュアリティと健康の結びつきを示す膨大な経験的事実の積み重ねによらなければならない．研究結果は，スピリチュアリティと信仰心が，病気にかかりにくくすることを示唆している．人々は治癒を目的にスピリチュアルな方法や宗教的な方法を用いるという次のようなエビデンスがある．1004人のアメリカ人に世論調査をしたところ，77％の人が「神は時として，重い病いにかかった人の治癒に介入される」と信じていた(Kaplan, 1996)．

スピリチュアル的，身体的，精神的な健康を変数として，その変数間の関係を調査した研究が数え切れないほどある．最新の研究分析は，スピリチュアリティと信仰心(スピリチュアリティの1つの表現)を表すさまざまな指標は，常にというわけではないが，しばしば身体的な健康と精神的な健康とに関連があることを示唆している．つまり，スピリチュアルウェルビーイングは，しばしば身体的・精神的な健康と正の相関関係があった．同様に，宗教

心は多くの場合，身体的・社会的・精神的健康との関連が多かった．ある調査(Fetzer Institute, 1999)は，宗教心またはスピリチュアリティのさまざまな側面と以下に掲げた項目との間に予測的関係の可能性があることを示唆している．

・主観的ウェルビーイングの向上
・うつと心理的苦悩の低減
・死亡率の低下
・罹病の遅延

　一般に，研究の分析には，用いられた研究方法の批評も含まれる．ほかの論題についてもいえることであるが，スピリチュアリティや宗教心，健康などの論題は，研究者にとってそれ自体が難しい問題である．これらの論題同士の関係を調査する研究は特段の努力を必要とする．不完全な仮定や調査方法に対する非難があれば，研究結果を土台から覆すことになりかねない(例：Sloan, Bagiella, & Powell, 1999)．研究者が必ず説明しなければならないことは，スピリチュアリティをどのように定義し測定するか，あるいは研究者の個人的偏見をいかに避けるか，混同しやすい変数をいかに除外するかである(Jarvis & Northcott, 1987 ; Sloan et al, 2000)．

　次第に，さまざまな専門分野の研究者がスピリチュアリティと健康問題の関係に対する調査方法を考えるようになってきた．その1つに，スピリチュアリティの側面を測定するための測定用具開発の増加があげられる．健康に及ぼすスピリチュアリティの影響に関する知識を富ませるために，看護研究が行われなければならない．今後の課題は，スピリチュアリティの側面が，健康問題に対する反応にどのような影響を与えるのかを調査し，なぜスピリチュアリティが健康に影響を与えるのか，また，どのような看護介入をすればスピリチュアルな健康を増進させることができるのかを説明するメカニズムを明らかにすることである．

a. スピリチュアルな対処方略

　これまで多くの研究者が，研究対象者に対して健康問題の対処方法について質問している．スピリチュアル的・宗教的な対処方法を特定するための質問形式は，通常は自由回答式か，またはあらかじめリストアップされた対処方法の使用頻度を問うものであった(Pargament, 1997を参照)．研究参加者は，対処方法として単純に「信仰」と記す場合もある．そのほかにスピリチュアルな側面を含む対処方法として，希望をもつことと，前向きに考えることが含まれている．研究者と参加者が特定した具体的なスピリチュアル的対処方法には，例えば宗教関係の本や資料を読む，テレビの宗教番組を観るなど宗教的なものが多く含まれている(例えば，Sodestorm & Martinson, 1987)．祈りもさまざまな健康問題を抱えるクライエントが頻繁に用いる対処方法である(この研究に関する詳細については第9章を参照)．

b. スピリチュアリティとQOL（生命・生活の質）

　ナースは，クライエントが生命・生活の質を高め，苦難に耐え，心理社会的に適応し，不安や孤独感を軽減できるように援助したいと願う．スピリチュアルウェルビーイングや，スピリチュアリティのさまざまな側面は，こうした成果の促進に役立つようである．調査結果は，スピリチュアルのさまざまな変数が生命・生活の質を決定する現象と関連していることを明らかにしている．

　このような関連を支持する以下の研究例は，スピリチュアルウェルビーイングの自覚と以下に掲げる項目との間に正の相関があることを示唆している．

- がん患者のQOL，"闘争精神"，希望，消極的気分の減少（例：Cotton, Levine, Fitzpatrick, Kold, & Targ, 1999 ; Fehring, Miller, & Shaw, 1997）
- エイズ患者の"苦難に耐える力"の予測能力(Carson & Green, 1992)
- 糖尿病患者の病気に対する不安の減少(Landis, 1996)
- 慢性疾患患者と健康成人の孤独感の減少(Miller, 1985)
- ホスピス患者の不安の減少(Kaczorowski, 1989)

　スピリチュアルウェルビーイングに関するこのほかの変数(例えば人生の

目標意識，宗教心）は，病気に対する心理社会的適応（Mullen, Smith, & Hill, 1993 ; Taylor, 1993）とがん患者の痛みの知覚の減少との間（Yates, Chalmer, St. James, Follansbee, & McKegney, 1981）に正の相関がみられた．

c. 経済的利点

　広告（例えば車，シャンプー）のなかには，直接的・間接的に，この商品が購買者のスピリチュアルウェルビーイングの自覚を高めることを暗示しているものがある．ヘルスケア施設もこのマーケティング戦略をよく用いるようになっている．今日のヘルスケアシステムや病院は競争が激しく，クライエントの奪い合いになっている．病院の質を示す特色の1つとして，体と心，そしてスピリチュアルのケアを提供することを売り物にしている病院もある．

　コスト削減やクライエントの満足度，ウェルビーイングの向上に効果があるとされる介入は，おそらくどのヘルスケア施設も取り入れていることだろう．わずかな調査結果ではあるが，クライエントのスピリチュアリティを支援することが経済効果をもたらす可能性があるとの報告もある．例えばFlorell（1973／1995）は，スピリチュアルケアが病院にどのような経済的節約をもたらすかという研究のなかで，チャプレンの毎日の病床訪問は在院日数の短縮，手術の不安の減少，鎮痛薬消費量の減少，ナースコール数の減少に貢献し得るというエビデンスを見いだした．また別の研究（例：Parkum, 1985）では，チャプレンの配置はクライエントに満足をもたらし，ヘルスケア施設に対する訴訟の数を減少させると示唆している．チャプレンのケアを受けたクライエントは，退院後再度のケアが必要になったとき，同じ病院に戻る可能性が高いことが報告されている（VandeGreek, Jessen, Thomas, Gibbons, & Strasser, 1991）．一見時代遅れに見えるがこれらの研究は興味深く，さらなる研究に実り豊かな土壌を提供している．

d. スピリチュアルケアに対するクライエントの期待

　スピリチュアルケア提供に関するもう1つの論拠は，多くのクライエント

表2-4 アメリカの成人の宗教心

〔基本的信念〕
・83%が神の存在を信じている.
・80%が神との個人的な関係をもっていると信じている.
・12%が生命力またはスピリットの存在を信じている.
・5%が神または超越他者の存在を知らない,または信じていない.
・65%が悪魔を信じている.
・90%が天国を信じている.
・73%が地獄を信じている.
・79%が奇跡を信じている.
・72%が天使を信じている.
・27%が生まれ変わりを信じている.
・23%が占星術を信じている.
・80%が最後の審判の日に,神の前に呼ばれることを信じている.
・61%が世界は終わる,または崩壊するであろうと信じている.

〔宗教〕
・69%がキリスト教会やユダヤ教会,その他の宗教団体の会員であると表明している.
・92%が自分の宗派を表明している(プロテスタント58%,ローマ・カトリック教徒25%,ユダヤ教徒2%,ヒンズー教・仏教・イスラム教1%以下).
・58%が宗教は個人の生活にとって「非常に重要である」(32%は「やや重要である」)と回答している.
・61%が,宗教は今日の世界におけるすべての問題またはほとんどの問題を解決できると回答している.
・57%が組織された既成宗教を信頼している.

〔礼拝行為〕
・31%が通常,毎週教会に参加していると回答している.
・75%が少なくとも1日に一度はお祈りをする.
・95%が自分の祈りは答えられたと回答している.
・77%が祈りの生活に満足している.
・37%がより強い信仰を望んでいる.

Gallop, G., Jr.(1996). *Religion in America*, Princeton, NJ : Princeton Religion Research Center より

がヘルスケアの専門家からスピリチュアルケアを受けたいと望んでいることである.これは,ほとんどのアメリカ人が,自分は宗教心がある,あるいはスピリチュアルな人間だと考えているという事実を反映しているものと思われる.世論調査は,一貫して多くのアメリカ人が宗教的・スピリチュアル的な信条や慣習を信奉していることを実証している.ギャラップ世論調査(1996)によると,10代と成人のアメリカ人の10人中少なくとも9人が,神

（または宇宙の霊）を信じており，自分の祈りは答えられると信じ，天国を信じ，また，所属の宗派を表明することなどが明らかになっている．このほかのギャラップ世論調査の結果を表2-4に示した．

　クライエントは一般に，ヘルスケアの専門家に自分のスピリチュアルニーズに配慮してもらいたいと報告している．アメリカ南東部の医療機関で医療を受けたクライエントに対し別々に行われた2つのインタビューによる研究結果によれば，それぞれ73％と77％の患者が，医師は患者のスピリチュアルニーズに配慮すべきである，また，自分の宗教的信念を共有してほしいと希望していることが明らかにされた（Oyama & Koenig, 1998, King & Bushwick, 1994）．

　Ehmanらによる調査結果（1999）は，177人のクリニックの外来患者のうち94％が，重篤な病気にかかったときは医師から人生の信念について配慮のある質問を受けたいと答えたことを報告している．また，クライエントが自分たちのスピリチュアルな関心事に十分な注意が払われていないと感じていると報告している研究結果もある（Anderson, Anderson & Felsenthal, 1993 ; King & Bushwick）．さらに，2つの研究により，クライエントの宗教心とスピリチュアルな事柄について話をしてほしいという医師への願望との間に直接の関係があることが観察されている（Ehman et al. ; Oyama & Koenig）．

　病気を治すために何らかの"スピリチュアルヒーリング"を利用するクライエントがいることを，いくつかの研究が報告している．例えば，一般の母集団からとられた大きな標本の約9～10％は，過去1年間に1回スピリチュアルヒーラーにみてもらっている（Benson & Dusek, 1999 ; Eisenberg et al., 1993）．また別の大きな標本の骨関節炎患者の75％がスピリチュアルヒーラーは役に立ったと報告している（Rao et al., 1999）．Astin（1998）は，なぜスピリチュアルヒーリングや祈りなどの補完療法をアメリカ人が多く利用するようになったのか，その理由を説明するいくつかの予測変数を明らかにしている．予測要因のなかには，クライエントの世界観の変化やスピリチュアリティへの関心，個人の成長などが含まれていた．

　クライエントのスピリチュアルニーズに関する看護研究は増加しつつある

が，これらは入院中のクライエントは傷つきやすく，また，ナースのスピリチュアルケアを受け入れやすい時機でもあると述べている(Bauer & Barron, 1995 ; Conco, 1995 ; Sodestorm & Martinson, 1987). 数は限られているが，これまで明らかにされたエビデンスは次のことを示唆している．つまり，一般のクライエントは，ナースがスピリチュアルな面を育み導いてくれる人とは思っていないということである．

BauerとBarronが地域に住む50人の高齢者を対象に，量的測定用具を用いて，どのようなスピリチュアルケアの介入をナースに期待するかを調査した．その結果，尊敬とケアリングというナースの一般的な態度のほうが，明らかに宗教的と思われる活動よりも上位に位置づけられていた．上位に位置づけられた看護活動は，思いやりや礼儀正しい態度，宗教的信念の尊重，希望に満たされるように助けてくれる，クライエントが話したいときに話を聴いてくれること，宗教的な携帯品や装飾品，慣習を尊重することなどであった．スピリチュアル面の介入のうち下位に位置づけられたのは，スピリチュアルな問題を探求させようとすること，祈りを捧げること，神または崇高な力のイメージと関係について尋ねること，そして人生の意味を探求させようとすることであった．同様の結果が，90人の成人入院患者を対象に1976年に完了したMartinらの研究でも得られている(in Fish & Shelly, 1978).

ナースはスピリチュアルニーズにどのような対応をすることができるのかとの質問に対して最も多かった回答は，傾聴すること，クライエントに話をさせてくれること，牧師を招いてくれること，親切でていねいに扱ってくれることなどであった．ほとんどの情報提供者(97%)が，「ナースは思いやりがあり，明るく親切で，スピリチュアルケアを提供してくれる」ということに一致していた．

さらに，生存しているがん患者を対象に，クライエントが希望するスピリチュアルケア提供者の順位を調査した3つの看護研究がある．それによると，ナースは家族や友人，個人的につながりのある聖職者よりも順位が低かったが，チャプレンや医師よりも高い順位をつけられた研究もあった(Highfield, 1992 ; Reed, 1991 ; Sodestorm & Martinson, 1987). これらの研究結果は，多く

のクライエントがスピリチュアルな支援を捜し求めてはいるが，それをいつもナースに期待するとは限らないことを示唆している．

Conco(1995)の研究では，キリスト教徒のクライエントは，職種とは関係なくスピリチュアルケア提供者を尊重し次のように評価していた．

・より優れた人生の目的や意味を見いださせてくれる(例えば，苦難のなかで意味を見いだした個人的経験を話してくれた)．
・希望を与えてくれる(例えば，困難を乗り越えた経験を話してくれた)．
・確かなきずなが結ばれる(例えば，共にいること，タッチ，受容と理解，自己開示，スピリチュアルな信念を共有してくれた)．

SodestromとMartinson(1987)の情報提供者であった25人のうち半数以上は，クライエントに神に対する思いを忌憚なく話させる，傾聴する，聖職者へ紹介する，また，プライバシーを守る，祈りで支えるなどの行為はすべて，ナースにとっては重要かつ適切なことであると回答していた．このほか，25人のがん患者のうち11人は，ナースがクライエントの宗教的信念を認め，クライエントが希望すれば聖書を読んであげることは，重要かつ適切であると回答している．Martinら(1976)の研究結果は，Sodestormらのそれときわめて類似している．つまり，クライエントが最も適切であるとした看護介入は，傾聴する(あるいはクライエントに忌憚なく話させる)，牧師を招く，そしてナースの「明るく，親切で，礼儀正しい，理解のある態度」であった．30年にわたるこれらの異なる調査研究から得られた結果は，ほとんど同じである．

5. 看護実践への示唆

スピリチュアルケアの実践の必要性は，看護の歴史と看護理論に深く根ざし，調査研究と看護専門職法規制によってさらに強化された．このような背景に基づいて，看護実践への示唆を次に述べる．

看護におけるスピリチュアルケアの歴史は，ナースの仕事(または奉仕)を動機づけるスピリチュアルの信念は何だったのかを吟味し，これを価値づけ

るものである．また，歴史が示唆することは，既成の宗教が質の高いケアと恵まれない人々への救済活動を育成するという有益な環境を作り出したということである．宗教を基盤としたヘルスケアセンターや大学は，特にスピリチュアルケアの分野においては最善の看護実践が開発され，また教えられる有益な環境を提供している．

多くの看護理論家が，スピリチュアルな側面は全人的看護ケアの重要な構成要素であるという見解をもっている．このなかには，ナース自身のスピリチュアリティがクライエントの癒しの環境に役立っていると提言する人もいる．社会学理論のなかには，人生の出来事がクライエントのスピリチュアルな信念と人生の意味探しを呼び起こす場合があると仮定するものもある．このように効果的なケアを提供するために，ナース自身がクライエントのスピリチュアルな問題に対応できる備えをしておく必要がある．

クライエントが特にスピリチュアルケアの恩恵を受けるのは，人生の危機的出来事のために，その世界観が揺らいだときである．全人的看護理論が仮定するように，スピリチュアルニーズは単独に起こるものではない．健康問題はしばしばスピリチュアルな要素と結びついており，これらの要素に対応するとき効果的な看護ケアとなりうる．例えば，夜間眠れない孤独なクライエントは，愛する人から裏切られ，無視され，神からも見捨てられたと考えるだろう．痛みに苦しんでいるクライエントは"なぜ私なのか"という疑問に苦しんでいるかもしれないのである．

これまでの研究は，スピリチュアルウェルビーイングがQOLに対する重要な貢献者であり，同時に，広く用いられているように，人生の難題に対処するスピリチュアルな方略でもあることを裏づけている．したがって，ナースは，スピリチュアルなウェルビーイングを助長し，クライエントの対処方略が強化されるように努めなければならない．ナースはまた，クライエントのために，かけがえのない援助を提供できる牧師，チャプレンなどのスピリチュアルケアの専門家を支えなければならない．スピリチュアルニーズはいつ現れるかもしれず，即時の対応が必要なことがある．そのため，スピリチュアルケアの専門家をすぐに呼べない場合，ナースは少なくとも基本レベルの

スピリチュアルケアを提供できるように心得ておく必要がある．

　ある研究は，スピリチュアルケア（特にチャプレンによって提供される）がヘルスケア機関に経済的な利益をもたらすことを示唆している．ヘルスケアサービスに対するクライエント満足度と経済効果を高めるために，ナースはスピリチュアルケアの専門家と協力する必要がある．スピリチュアルケアは心の通い合った関係と信頼の環境のなかで育まれる．しかし，スピリチュアルケアの専門家は関係性を築くのに十分な時間を確保できないことがあるので，ナースがスピリチュアルケア提供に加わることが重要なのである．

　牧師とチャプレンは，概して多くのケースを抱え，多数の教区民や病床数の多い病院に奉仕している．そのために，スピリチュアルケアの専門家は，クライエントに対して十分に時間をとり頻繁に病床を訪問することが困難である．しかし，ナースはベッドサイドで働きながら，クライエントと心の通い合った関係を築き，スピリチュアルケアの継続を容易にする親密な関係を形成することができる．

　増加する最近の研究結果が示すとおり，多くのクライエントがヘルスケアの専門家にスピリチュアルな事柄に関心を示してほしいと願っている．スピリチュアルニーズを特定しこれに対応することは，看護におけるスピリチュアル面のアセスメントの基本である（第5章を参照）．しかし，クライエントは，スピリチュアルニーズが生じても，いつもナースを頼りにするとは限らない．クライエントは本質的にスピリチュアルケアである看護ケアの諸相を高く評価していることを示すエビデンスがある．

　自分を宗教的な人間だとみなす人は，健康に関連したスピリチュアルな問題をオープンに議論したがる傾向がある．宗教的なクライエントの場合には，ナースは概してより公然とスピリチュアルケアのアプローチをすることができる．宗教をもつクライエントは，スピリチュアルアセスメントを受け入れる傾向がある．また，共に祈りを捧げるとか，「聖典からの一節を読みましょうか」などのナースの申し出を受容しやすい．

　一方，宗教をもたないクライエントは，宗教に関係のない会話を好む傾向がある．クライエントの宗教の有無に関係なく，効果的なコミュニケーショ

ンやそれに続く対話を発展させるには，ナースがクライエントのスピリチュアルな考え方に合った言葉を使うように努力しなければならない（第4章を参照）．宗教をもたないクライエントは，ナースが次のような切り出し方をすれば，スピリチュアルな問題や対処方法などについての会話を受け入れやすくなるであろう．

- 「私たちナースは，人間の体と感情と心・魂は密接なつながりがあると思っています．心や魂について〇〇さんのお考えに沿って良いケアをできたらと考えています．〇〇さんのお考えをお聞きできれば，たいへん参考になります」
- 「困難に立ち向かうときたいていの人は，自分のスピリチュアリティや信念に拠りどころを求めるという研究結果があります．〇〇さんは，何か拠りどころとする習慣をおもちですか．それを守るために，必要なことがあるときは，いつでもおっしゃってください」

クライエントは，スピリチュアルケアは有益であると感じ，ナースから受けるスピリチュアルケアに対して否定的な見方はしていないというエビデンスがある．したがって，スピリチュアルケアが十分行き届いていないのは，ナースによるスピリチュアルケア提供の仕方ではなく，クライエントのスピリチュアルニーズに対する認識不足あるいは無関心にあるといってもよいであろう．また，ナースが忙しすぎてスピリチュアルケアをする暇がないと感じるクライエントは，スピリチュアルな関心事を引っ込めてしまうかもしれない．ナースは，常にスピリチュアルケアを提供し，ほかのナースを勇気づけることによって，個人的にも全体的にもこの認識を高めることができる．

多くのクライエントは家族や友人，あるいは牧師を最も重要なスピリチュアルケア提供者であると考えている．しかし，Conco（1995）による研究の情報提供者たちは，スピリチュアルケアを提供したのは非専門的な病院職員であったことを認めている．清掃係や輸送係などの職員が入院患者とその家族に情緒的・霊的な援助を提供していることはナースもよく認めており，研究参加者たちがそれを実証したといえよう．スピリチュアルケアの提供において，ナースはクライエントの家族やその友人の道案内として，あるいは牧師

表2-5 結果と考察―クライエントの期待に関する研究より

研究結果	考察
・多くのクライエントが，ヘルスケア専門家からスピリチュアルケアを受けたいと希望している(例：信念についての自由な話し合い，祈り).	・看護アセスメントのなかに，クライエントは「ナースからどのようなスピリチュアルケアを受けたいと希望するか」という質問を含める.
・宗教心のあるクライエントはヘルスケア専門家からスピリチュアルケアを受けたいと希望することが多い.	・宗教心の篤いクライエントはスピリチュアリティについての直接的な会話を歓迎する．宗教をもたないクライエントについては，彼らが使う言葉やスピリチュアルな内容の表現の仕方をアセスメントした後，スピリチュアルヘルスに関する話題を話し合うとよい.
・クライエントは，スピリチュアルケアの提供者として，ナースやヘルスケアの専門家よりも家族や友人，気心の知れた牧師を高くランク付けしている.	・ナースはクライエントの家族や友人，牧師を第一の主要なスピリチュアルケア提供者として支えなければならない.
・クライエントはスピリチュアルな看護ケアを評価している.	・ナースはスピリチュアルケア提供者としてクライエントの尊敬を得ることができる．それは，優れたケアの提供，スピリチュアルな健康育成へのナースの役割などについてのクライエント教育によってである.
・クライエントは，親切でしかも相手を尊重するようなケアをスピリチュアルケアの一部として認識する.	・ナースは真のケアリングを体現し，またクライエントの精神(スピリット)を高揚させるような「さりげない」親切を提供すべく努力すべきである.

との協働において，欠かせない役割を演じることができる．協働的な働きの方法については第8章で詳しく検討する．

　ある研究によれば，クライエントのなかにはスピリチュアリティについて話したがらない人もいるし，また，ヘルスケア提供者を自分の主なスピリチュアルケア提供者とは見ていない人もいる．スピリチュアリティについて語るのを好まない人は，家族や牧師が主なスピリチュアルケア提供者であると考えるのはごく自然なことだと気づくことが大切である．

　これらの研究結果は，ナースや医療専門家について，病気を主として病態生理学的な現象とみなし身体的な問題に取り組むだけだとする，ステレオタ

イプの認識を映し出したものと考えられる．そのため，健康の多次元性（社会的・経済的・文化的，そしてスピリチュアル的）を正しく認識できるようにクライエントを教育し，ナースはスピリチュアルケア提供者でもあることを認識できるようにする必要がある．

クライエントの期待に関する研究から導き出された考察を**表2-5**にまとめた．

●要点整理
- 歴史や理論，研究は，スピリチュアルケアが看護実践に含まれることの理論的根拠を示している．
- ナースはスピリチュアルケアの提供にいくつかの障碍があることに気づいている．これには，時間や能力の不足，知識やスピリチュアルケア提供への訓練不足，生物的側面を強調する看護ケアの志向，スピリチュアルケアとは何かについての困惑などがある．
- 看護の歴史は宗教の歴史，なかでもキリスト教の歴史と絡み合っている．スピリチュアリティに対する関心が復活したのは，この10年の間である．
- ナースによるスピリチュアルケアの提供に関する論拠は，以下のようである．
  * 看護理論に裏づけられた全人的看護の強調
  * 看護実践と教育の向上を追求する専門職団体からの法規制
  * スピリチュアリティと宗教心は健康の増進と肯定的な関連があり，クライエントはこれを高く評価し，スピリチュアルコーピング方略を頻繁に用いる，という経験的・実証的研究によるエビデンスがある．
- 医療従事者にスピリチュアルな配慮を求めるクライエントが多くいる一方で，必ずしもすべてのクライエントが希望するとは限らないというエビデンスがある．さらに，多くの場合クライエントは，ナースをスピリチュアルケアの提供者であるとは思っていない．
- 歴史や理論，研究から導き出された看護ケアの意味には以下のことが含

まれる．
* 宗教心のあるクライエントと宗教心のないクライエントに対するスピリチュアルケア提供の方法は，一様ではない．
* ナースは，健康の多面性について教えることで，クライエントのスピリチュアルケアに対する受容力を助長することができる．
* スピリチュアルケアには，聖職者やほかのスピリチュアルケア専門家だけでなく，クライエントを支える友人や家族も，皆一人のクライエントをケアするものとして，含めなければならない．
・クライエントへの近づきやすさは互いの理解と信頼関係を築き，スピリチュアルケアを支える．

● 考察課題

1) 初期の時代には，多くの人が奉仕への召しに動かされてナースになる決心をしました．あなたがナースの道を選んだ動機は何ですか．あなたは看護職を専門職だと思いますか，それとも奉仕への召し，そのほか何だととらえていますか．

2) あなたの看護の学習と実践を導く理論の枠組みは，スピリチュアルな側面やスピリチュアルケアについてどのように述べていますか．その枠組みは，あなたのスピリチュアルケアの実践にどのような影響を与えていますか．

3) あなたがクライエントのケアをする場合，身体的側面とスピリチュアル的側面のどちらが重要かと言われたら，どちらを選択しますか．それはなぜですか．

4) スピリチュアルなことについてはナースを当てにしないクライエントもいます．宗教心がないと思っているクライエントも含め，ナースの提供するスピリチュアルケアに心が開かれるようにするために，あなたは何ができますか．

（訳＝本郷久美子）

●文献
太字の文献は特に推奨する文献である．

American Nurses Association. (1985). *Code for nurses.* Kansas City, MO: American Nurses Publishing.

Anderson, J. M., Anderson, L. J., & Felsenthal, G. (1993). Pastoral needs and support within an inpatient rehabilitation unit. *Archives of Physical Medicine and Rehabilitation, 74,* 214–217.

Astin, J. A. (1998). Why patients use alternative medicine: Results of a national study. *Journal of the American Medical Association, 279,* 1548–1553.

Barnum, B. S. (1996). ***Spirituality in nursing: From traditional to new age.*** **New York: Springer.**

Bauer, T., & Barron, C. R. (1995). Nursing interventions for spiritual care: Preferences of the community-based elderly. *Journal of Holistic Nursing, 13,* 268–279.

Benson, H., & Dusek, J. A. (1999). Self-reported health, and illness and use of conventional and unconventional medicine and mind/body healing by Christian Scientists and others. *Journal of Nervous and Mental Disease, 187,* 539–548.

Brink, P. J., & Clark, M. B. (1994). Research in pastoral care. *Western Journal of Nursing Research, 16,* 129–131.

Carson, V. B. (Ed.) (1989). *Spiritual dimensions of nursing practice.* Philadelphia: Saunders.

Carson, V. B., & Green, H. (1992). Spiritual well-being: A predictor of hardiness in patients with acquired immunodeficiency syndrome. *Journal of Professional Nursing, 8,* 209–220.

Conco, D. (1995). Christian patients' views of spiritual care. *Western Journal of Nursing Research, 17,* 266–276.

Cotton, S. P., Levine, E. G., Fitzpatrick, C. M., Kold, K. H., & Targ, E. (1999). Exploring the relationships among spiritual well-being, quality of life, and psychological adjustment in women with breast cancer. *Psycho-Oncology, 8,* 429–438.

Dossey, B. M., Keegan, K., & Guzzetta C. E. (Eds.). (2000). ***Holistic nursing: A handbook for practice*** **(3rd ed.). Rockville, MD: Aspen.**

Ehman, J. W., Ott, B. B., Short, T. H., Ciampa, R. C., & Hansen-Flaschen, J. (1999). Do patients want physicians to inquire about their spiritual or religious beliefs if they become gravely ill? *Archives of Internal Medicine, 159,* 1803–1806.

Eisenberg, D. M., Kessler, R. C., Foster C., Norlock, F. E., Calkins, D. R., & Delbanco, T. L. (1993). Unconventional medicine in the United States: Prevalence, costs, and patterns of use. *New England Journal of Medicine, 328,* 246–252.

Fehring, R., Miller, J., & Shaw, C. (1997). Spiritual well being, religiosity, hope, depression and other mood states in elderly people coping with cancer. *Oncology Nursing Forum, 24,* 663–671.

Fetzer Institute. (1999). ***Multidimensional measurement of religiousness/spirituality for use in health research: A report of the Fetzer Institute/National Institute on Aging Working Group.*** **Author. [Available: 9292 West KL Avenue, Kalamazoo, MI 49009–9398].**

Fish, S., & Shelly, J. A. (1978). *Spiritual care: The nurse's role.* Downers Grove, IL: InterVarsity Press.

Florell, J. L. (1973/1995). Crisis intervention in orthopedic surgery: Empirical evidence of the effectiveness of a chaplain working with surgery patients. Reprinted from Bulletin of the American Protestant Hospital Association in L. VandeCreek (Ed.), *Spiritual needs and pastoral services: Readings in research* (Chapter 2, pp. 23–32). Decatur, GA: Journal of Pastoral Care Publications.

*[1] Frankl, V. (1985). *Man's search for meaning.* New York: Washington Square Press.

Fulton, R. B. (1995). The spiritual variable: Essential to the client system. In B. Neuman (Ed.), *The Neuman Systems Model (3rd ed.)*(pp. 77–91). Stamford, CT: Appleton & Lange.

Gallup, G. H., Jr. (1996). *Religion in America.* Princeton, NJ: Princeton Religion Research Center.

*[2] Henderson, V. A. (1966). *The nature of nursing: A definition and its implications for practice, research, and education.* Riverside, NJ: Macmillan.

Henry, B. (1995). The spiritual in nursing. *Image: The Journal of Nursing Scholarship, 27,* 86.

Highfield, M. F. (1992). Spiritual health of oncology patients: Nurse and patient perspectives. *Cancer Nursing, 15,* 1–8.

*³ International Council of Nurses. (2000). *The ICN Code of Ethics for Nurses.* Available: http.//www.icn.ch/icncode.pdf

Janoff-Bulman, R. (1992). *Shattered assumptions: Towards a new psychology of trauma.* **New York: Free Press.**

Jarvis, G. K., & Northcott, H. C. (1987). Religion and differences in morbidity and mortalitiy. *Social Science and Medicine, 25,* 813–824.

Joint Commission on Accreditation for Health Care Organizations. (2000). *Hospital accreditation standards.* Oakbrook, IL: Author.

Kaczorowski, J. M. (1989). Spiritual well-being and anxiety in adults diagnosed with cancer. *Hospice Journal, 5,* 105–116.

Kaplan, M. (1996, June 24). Ambushed by spirituality. *Time, 148,* 62.

King, D. E., & Bushwick, B. (1994). Beliefs and attitudes of hospital inpatients about faith healing and prayer. *Journal of Family Practice, 39,* 349–352.

Landis, B. J. (1996). Uncertainty, spiritual well-being, and psychosocial adjustment to chronic illness. *Issues in Mental Health Nursing, 17,* 217–231.

*⁴ Lazarus, R., & Folkman, S. (1984). *Stress, appraisal, and coping.* New York: Springer.

Marris, P. (1986). *Loss and change.* London: Routledge & Kegan Paul.

Martin, C., Burrow, C., & Pomilio, J. (1976). Spiritual needs of patients study (Appendix A, pp. 150–166). In S. Fish & J. A. Shelly (Eds.), *Spiritual care: The nurse's role.* Downers Grove, IL: InterVarsity Press.

Macrae, J. (1995). Nightingale's spiritual philosophy and its significance for modern nursing. *Image: Journal of Nursing Scholarship, 27,* **8–10.**

Miller, J. F. (1985). Assessment of loneliness and spiritual well-being in chronically ill and healthy adults. *Journal of Professional Nursing, 1,* 79–85.

Mullen, P., Smith, R., & Hill, E. (1993). Sense of coherence as a mediator of stress for cancer patients and spouses. *Journal of Psychosocial Oncology, 11*(3), 23–46.

Narayanasamy, A. (1999). Learning spiritual dimensions of care from a historical perspective. *Nurse Education Today, 19,* 386–395.

Neuman, B. (1995). *The Neuman Systems Model* (3rd ed.). Stamford, CT: Appleton & Lange.

O'Brien, M. E. (1999). *Spirituality in nursing: Standing on holy ground.* **Sudbury, MA: Jones and Bartlett.**

O'Neill, D. P., & Kenny, E. K. (1998). Spirituality and chronic illness. *Image: The Journal of Nursing Scholarship, 30,* 275–280.

Oyama, O., & Koenig, H. G. (1998). Religious beliefs and practices in family medicine. *Archives of Family Medicine, 7,* 431–435.

Pargament, K. I. (1997). *The psychology of religion and coping.* **New York: Guilford.**

Parkum, K. H. (1985). The impact of chaplaincy services in selected hospitals in the Eastern United States. *Journal of Pastoral Care, 39,* 262–269.

Rao, J. K., Mihaliak, K., Kroenke, K., Bradley, J., Tierney, W. M., & Weinberger, M. (1999). Use of complementary therapies for arthritis among patients of rheumatologists. *Annuls of Internal Medicine, 131,* 409–416.

Reed, P. G. (1991). Preferences for spiritually related nursing interventions among terminally ill and nonterminally ill hospitalized adults and well adults. *Applied Nursing Research, 4,* 122–128.

Ross, L. A. (1996). Teaching spiritual care to nurses. *Nurse Education Today, 16,* 38–43.

Rothrock, J. C. (1994). The meaning of spirituality to perioperative nurses and their patients. *AORN Journal, 60,* 894–896.

Shelly, J. A., & Miller, A. B. (1999). *Called to care: A Christian theology of nursing.* **Downers Grove, IL: InterVarsity Press.**

Sloan, R. P., Bagiella, E., & Powell, T. (1999). Religion, spirituality, and medicine. *Lancet, 353,* 664–667.

Sloan, R. P., Bagiella, E., VandeCreek, L., Hover, M., Casalone, C., Hirsch, T. J., Hasan, Y., Kreger, R., & Poulos, P. (2000). Should physicians prescribe religious activities? *New England Journal of Medicine, 342,* 1913–1916.

Sodestrom, K. E., & Martinson, I. M. (1987). Patients' spiritual coping strategies: A study of nurse and patient perspectives. *Oncology Nursing Forum, 14,* 41–45.
Sumner, C. H. (1998). Recognizing and responding to spiritual distress. *American Journal of Nursing, 98,* 26–30.
Taylor, E. J. (1993). Factors associated with the sense of meaning among people with recurrent cancer. *Oncology Nursing Forum, 20*(9), 1399–1407.
Taylor, E. J., Highfield, M., & Amenta, M. (1994). Attitudes and beliefs regarding spiritual care: A survey of cancer nurses. *Cancer Nursing, 17*(6), 479–487.
*5 Travelbee, J. (1971). Interpersonal aspects of nursing (2nd ed.). Philadelphia: Davis.
VandeCreek, L., Jessen, A., Thomas, J., Gibbons, J., & Strasser, S. (1991). Patient and family perceptions of hospital chaplains. *Hospital and Health Services Administration, 36,* 455–467.
Van de Weyer, R. (1993). The HarperCollins book of prayers: A treasury of prayers through the ages. San Francisco: HarperSanFrancisco.
*6 **Watson, J. (1999). *Nursing human science and human care: A theory of nursing.* Sudbury, MA: Jones and Bartlett.**
Wright, K. B. (1998). Professional, ethical, and legal implications for spiritual care in nursing. *Image: Journal of Nursing Scholarship, 30,* 81–83.
Yates, J. W., Chalmer, B. J., St. James, P., Follansbee, M., & McKegney, F. P. (1981). Religion in patients with advanced cancer. *Medical and Pediatric Oncology, 9,* 121–128.

●邦訳のある文献
1) 山田邦男監訳：意味への意志，春秋社，2002.
2) 湯槇ます・小玉香津子訳：看護論，日本看護協会出版会，1994.
3) 日本看護協会監修：ICN看護師の倫理綱領，『新版 看護者の基本的責務』所収，2006.
4) 本明 寛・ほか監訳：ストレスの心理学—認知的評価と対処の研究，実務教育出版，1991.
5) 長谷川浩・藤枝知子訳：トラベルビー 人間対人間の看護，医学書院，1974.
6) 稲岡文昭・稲岡光子訳：ワトソン看護論—人間科学とヒューマンケア，医学書院，1992.

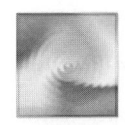

第3章
スピリチュアルな側面の自己認識とクライエントケア

---

1. スピリチュアルな側面の自己認識：理論・研究・実践
   a. 理論
   b. 経験的研究
   c. 自己認識を深めるためのガイドライン
2. 看護実践への示唆
   a. スピリチュアルな信念の共有
   b. 危険因子
   c. 「看護師さん，あなたは何を信じていますか」
   d. 自己開示のガイドライン

要点整理
考察課題

　スピリチュアルケアをどのように提供したらよいかを学ぶ上で，まずナース自身が自分としっかり向き合うことが肝要である．必要なのは，これまで気づかなかった自分のスピリチュアルな世界を意識に上らせることである．

　「患者のスピリチュアルニーズを満たすためには，既存の宗教の枠組みに頼るにせよ，またそれほど系統立っていないやり方に頼るにせよ，ナースは自分自身のスピリチュアリティと向き合う必要がある」（Danvers, 1998, p.35）．ナースのなかには，自分自身のスピリチュアリティについてあまり深く考えたことのない人もいる．また，スピリチュアルな考え方や受け止め方，拠りどころを省みることに，困惑を覚える人もいるであろう．しかし，

自分のスピリチュアルな認識への気づきこそが，効果的なスピリチュアルケア提供に測り知れない感化を及ぼすのである．

次の2つの実例について考えてみよう．

- 神から遠く離れてしまったと感じているナースの例．彼は，スピリチュアルの助言者と忌憚のない話し合いをしてからは，「ときどき，神様は本当に私と共にいてくださるのかわからなくなる」と言うクライエントの心の痛みに，喜んで耳を傾けている自分に気づいた．
- 自分の所属する教会の教会員に心を傷つけられたナースの例．彼女は，型どおりの礼拝ではスピリチュアルの成長の助けにならないと考えるようになった．そしてチャプレンや聖職者に患者を紹介するのを避けるようになったが，自分は最善のことをやっているのだと確信している．

上の2つの例は，看護する者のスピリチュアルな宗教的信念が，クライエントケアに影響を及ぼすことを示している．効果的で倫理にかなったスピリチュアルケアを提供するためには，自分のスピリチュアルな姿に深く気づくことが不可欠である．そこでこの章では，ナースがスピリチュアルな自己認識のレベルをどのように高めることができるかを詳しく考察する．

まず，ナースのスピリチュアルな自己認識の重要性を裏づける理論と研究を一瞥した後で，実際にナースが自己認識を深め，どのようにしたら自分の信念をクライエントと分かち合えるのかを具体的に検討する．倫理にかなったやり方でスピリチュアリティの信念を共有することは，クライエントにとって有益である．しかし，ナースが自分の信念や慣習をクライエントに押しつけてしまうこともなくはない．それは，スピリチュアルな看護ケアとしては不適切なアプローチである．この章では，スピリチュアルケアの倫理的な課題についても詳しく考察する．

1. スピリチュアルな側面の自己認識：
　　理論・研究・実践

a．理論

　ナースが有能なスピリチュアルケア提供者となるためには，自身のスピリチュアリティをはっきりと認識する必要がある．このことは，多くの看護研究者(例：Danvers, 1998；Dossey, Keegan, & Guzzetta, 2000；Nagai-Jacobson & Burkhardt, 1989)が述べている．このなかには，神学者の Henri Nouwen (1979)が着想した「傷ついた癒し人」というメタファー(隠喩)を用いている研究者もいる．この言葉は，ケアをするナースの本質をよく表している．「傷ついた癒し人」とはクライエントと同じように，なんらかの形で傷つき，打ちひしがれ，破れ，傷跡を残し，安楽ではない人間なのである．傷ついた者が良き癒し人となるのは，自身の傷をよく知っているからである．このように，人の傷を包み込めるならば，人を癒す能力は高くなる．

　「でも，私は傷ついてなんかいません！　そのようなことは一度も私の身には起きていません」と反論する人もいよう．しかし，この傷ついた癒し人の隠喩は，他者の癒しにかかわり支援しようとするすべての人にあてはまる．誰でもなんらかの痛みを経験している．失恋であったり，親や友人の言葉に傷ついたり，大切な人や物を失ったり，不慮の出来事や人生の難局を経験したことがあったであろう．体や精神の疾患と診断されたことがなくても，ナースはクライエントの経験と同じようなことを多かれ少なかれ経験しているはずである(例えば，体には勝てないという感覚，喪失や変化の予感など)．自分もクライエントも共に傷ついていることに気づくことで，より誠実で，感受性豊かな，共感的な姿勢を身につけることができる．

　Brittain(1986)は，「スピリチュアルケアは，その人が何を語るのかと同じ程度に，その人はどんな人なのかということによってもたらされる」と主張した(p.115)．Brittain のこの考えは，スピリチュアルケアとは単なる行為ではなく，その人の生き方にもかかわると考える研究者に支持されている(例：

表3-1 癒し人としてのナースの自己評価質問票

・患者は私の声に思いやりを感じとっているだろうか．また，十分時間を用意していることと安心感を感じとっているだろうか．
・私の表情や眼差しは，労わりや思いやりを伝えているだろうか．それとも，お座なりでよそよそしいものだろうか．距離をおいているだろうか．患者は，自分は見守られていると感じているだろうか，それとも見過ごされていると感じているだろうか．「目は心の窓」というが，私は患者の心に何を語りかけ，患者の心は私に何を語りかけているのだろうか．
・私はただ目の前の仕事をこなすために患者の体に触れているのだろうか．それとも，ケアやサポート，養護，能力を伝えているだろうか．患者の皮膚に触れるとき，その人の心に触れているのだという私の思いが通じているのだろうか．なぜなら，精神は人の体以外には宿らないのだから．私の両手は愛と親切，尊敬を語っているだろうか（pp.45-46）．

Dossey, *Holistic Nursing : A Handbook for Practice*, 3rd. ed., pp.45-66, Aspen Publishers, 2000 から許可を得て転載．

Dossey, Keegan, & Guzzetta, 2000 ; Mayer, 1992）．もちろんナースは，癒しの場でクライエントを助ける．しかしそれだけでなく，心を傾けてその人を見守り，自分の全存在を賭けてその人と共にいることができるならば，生き方そのものが疑いなく癒しの営みに貢献する．このように，ナースの治療的存在が癒しの道具となるのである（McKivergin, 2000 ; Quinn, 2000）．

Quinn（2000）は，クライエントと共にいることを通して癒しの場を創り出すことができると述べ，ナース特有の存在の仕方を明らかにした．そのような存在の仕方，すなわち「神聖な空間を保つ」ことは「仕事をこなす」姿勢とは明らかに異なる．癒し人であるナースは，例えばクライエントを指導し，「何かをしてあげる」のではなく，傍らに歩み寄り，寄り添うのである．Quinnは，ナースが意識的に集中し瞑想に入るとき，自分とクライエントのエネルギーの場の間に相互結合性（つながり）を創り出すことができると考えている．この方法によれば，患者はリラックスして平静になり，治癒力が高まる．ナースがどの程度癒しの場を創り出しているかをみるための設問を**表3-1**に示す．

「ただ」そばにいることで癒しの道具となり得るためには，自己を深く認識することが肝要である．McKivergrin（2000）は，癒しの道具となる能力を備

えるためには以下のような特性が必要であることを明らかにしている．
- ・自己治癒は絶えざるプロセスであることを認識する．
- ・自己発見に対して心を開く．
- ・お座なりの行動や退屈を避けるため，明確な人生の目的をもつ．
- ・個人的成長の可能性がある領域を知ることで，内面の成長過程を理解して，それを他者と分かち合う．
- ・クライエントのセルフケアモデルになれるように自己を涵養する．
- ・クライエントと共にいる時間は，その人への奉仕，そして思いを分かち合う機会だと理解する．

　スピリチュアルな自己認識の重要性を強調した看護学の理論は，神学者 Paul Dominic (1988) によって支持されている．彼は，スピリチュアルの成長に最も貢献するのは自己への気づきであることを，世界の多くの伝統的な宗教が認めていると述べた．また，『自己認識がないことは，あらゆる邪悪の根源である』という賢者の言葉を引用し，自己への気づきこそが自らのスピリチュアリティに不可欠であると説明している (p.749)．

　自己を深く知るということは，自分には一体何が欠けているのか，自分は何に反発しているのか，どんな偏見や危機迫る問題をもっているのか，何を考えているのか，何を感じているのかなどを，よく見つめることである．この自己発見のプロセスを通して，自分の真実の姿に出会う．さらに，神の内在（人の外にではなく，人の内に存在する）を信じる者にとって，自己を見つめることは神の存在を意識することである．自分の内にある「静かにささやく声」，つまり，偉大な内なる知恵者，偉大な内なる光に耳を傾けることが，神の声を聴き，神を意識する1つの道であると考えられる．

b. 経験的研究

　スピリチュアルな自己認識の重要性を強調した看護学文献のほとんどは，エキスパートナースの個人的・経験的な知識に基づいた"理論的な"ものである．ナース自身のスピリチュアリティは看護ケアに強い影響を及ぼすことがいくつかの看護研究によって確認されている．Soeken と Carson (1986) の看

護学生に関する研究では，自己申告されたスピリチュアルなウェルビーイングと，実際のスピリチュアルケアに対する態度との間に正の相関関係があることが示された．また，一部の研究によれば，スピリチュアルケアの提供に対する姿勢と，実際に行うスピリチュアルケアとの間に正の関係があることが示されている(Millison & Dudley, 1992 ; Piles, 1990 ; Taylor, Highfield, & Amenta, 1994)．さらに別の研究では，ナースの自己申告したスピリチュアリティや信仰心の程度は，スピリチュアルニーズに対するアセスメントの実施と関連があり(Ross, 1994)，また，スピリチュアルケア提供の可能性と直接の関連性がある(Taylor, Highfield, & Amenta, 1999)ことが示されている．

医療施設認定合同委員会(Joint Commission on Accreditation for Healthcare Organizations : JCAHO)が，スピリチュアルアセスメントの実施を義務づける以前に，BoutellとBozett(1987)は，"聖書地帯"（アメリカ南部，中西部の根本主義の信者の多い地方）に住むナースを対象とした調査を実施している．その結果，信仰をもつ者の占める割合の高いナースのグループ(74％が熱心な信徒)がスピリチュアルアセスメントを実施する割合はきわめて高い(75％が少なくとも"ときどき"実施している)ことを報告した．Taylorら(1999)の研究(**表3-2**)は特に説得力がある．すなわち，ナースの自己申告によるスピリチュアルのレベルは，そのケアの実施に対する信念，不安からの解放，実施能力を予測していたのである．

研究によると，クライエントのケアを通して自分も確かにスピリチュアルな恩恵に浴しているというナースが多いことがわかった．例えば，ホスピスで働く120名の専門職（うち85名がナース）を対象としたMillisonとDudley (1990)の調査では，回答者の69％が仕事を通して自分自身のスピリチュアリティに良い影響を受けることがしばしばあると答えている．Highfieldら(2000)も，がん看護専門ナースとホスピスナース813名のうち65％が，患者が自分のスピリチュアリティに"多大な"影響を及ぼしたと回答していることを報告している．回答をしたナースたちは，患者と共に働くことで患者から学び，インスピレーションを受けたと答えている．

回答者の語りを分析した結果，がん患者をケアすることは以下のように役

表3-2 研究の概要:がん看護専門ナースとホスピスナースのスピリチュアルケアに対する考え方と実践に関する予測因子

目的:スピリチュアルケアに対するナースの姿勢と実践を予測する変数を明らかにする.

方法:がん看護専門ナース181名とホスピスナース638名を対象として,郵送によるアンケート調査を行った.調査内容は,スピリチュアルケアの提供について,実施への姿勢,実施の頻度,実施能力,安楽を自己評価するもので,量的質問と自由記述式回答を用いた.基礎質問項目では,回答者のスピリチュアリティと信仰心の程度について,5段階リッカート尺度により自己評価を求めた.データ分析は,ピアソンの相関とステップワイズ法による重回帰分析を用いた.

主な結果:スピリチュアルケアに対するナースの姿勢は,自己申告にみられるスピリチュアルケア提供の頻度,能力,安心感と正の相関があった(相関係数は0.43〜0.50).

回答者個人のスピリチュアリティの程度は,ほかの変数に比べ,ナースの姿勢にみられる変動を最もよく説明していた.スピリチュアルケアに対する姿勢は,スピリチュアルケア提供の頻度にみられる変動の25%と関係があった.ナースのスピリチュアリティとスピリチュアルケアについての考え方は,自己申告したスピリチュアルケア提供能力と満足度を最もよく予測させるものであった.

看護実践への示唆:ナース自身のスピリチュアリティとその姿勢の程度は,スピリチュアルケアの実践を予測させるものであった.そこで,ナースは,自らのスピリチュアルヘルスを高め,また,スピリチュアケアに対して前向きな考え方をもつためにはどのようにすればよいか真剣に考えなければならない.

Taylor, E.J., Highfield, M.F., & Amenta, M.O. (1999). Predictors of oncology and hospice nurses' spiritual care perspectives and practices. *Applied Nursing Research, 12*(1), 30-37. より

立っていることがわかった.

・自分自身の信仰を吟味し確かめること

・信仰を深めること

・自分自身の死ぬべき運命と弱さに正面から向き合うこと

・人生や人に対する感謝の念が高まること

・今を大切に生きること

c. 自己認識を深めるためのガイドライン

以上の理論と研究が示すように,自己認識はスピリチュアルな経験と成長に,ひいてはスピリチュアルケアの効果的な提供に不可欠である.スピリチュアルケアでは,治療的な存在であること,人の痛みがわかること,スピリチュアリティに関する感受性をもっていることが求められる.そのため,ケアの

効果を発揮するには，ナースは自分としっかり向き合うことが必要となる．しかし，それはどのようにして得られるのだろうか．このことについて，幾人かの研究者が提言している．

ホスピスカウンセラーのワトソン(Watson, 1999)は，ナースは他者をケアするために自分を深く認識しなければならないとし，自分の感情をしっかりと見つめ，それをうまく処理するよう提唱している．感情は歪んだ形で現れることがあるが，それにはなんらかの意図がある．悲嘆は喪失の対処に役立ち，怒りは不義の存在を知らせ，それを是正する行動を起こすエネルギーとなる．嫉妬は欲望に気づかせ，恐怖は警戒させる．愛されているとの思いが他者を愛する．ワトソンは，このような感情に健全に対処するためには，自分の気持ちを話しても"安全だと思える"人や状況を見つけることが重要であると述べている．自分のストーリーを他者に話すことで，感情を処理し感情から学ぶことができる．

スピリチュアリティは日常生活とかけ離れたものではない．例えば信号が青になるのを待つ一瞬の間に心のなかで祈るといったスピットの見いだし方を，ナースは仕事の間にもすることができると，あるヘルスケア専門家が指摘している．過ぎ去ろうとする束の間も，立ち止まって静かに自己を見つめることができる(Watson, 1999)．Saidel(1996)は，"そのとき，その場でスピットと平安を見いだす方法"について，以下のように示している．

・今の瞬間に注意を向ける．
・悲しいことが起こったら，自分も他者も許して感情を自由に解放させる．
・内なる声を信頼し受け入れる．
・自分がしてほしいと思うことを他者にもする．
・どうすることもできないものは忘れ，前に進む．
・攻撃も防衛もしないように努める．
・他者に奉仕し，他者を励ます．

ヘルスケア専門家として自分のスピリチュアルへの気づきを助長するもう1つの方法は，Sulmasy(1999)によれば，宗教的伝統のなかで自分の精神生活を深めることである．宗教はスピリチュアリティへの架け橋であり，自分

のスピリチュアリティを表現するものである(第1章を参照).宗教にしっかりと根を下ろすことで当然,個人のスピリチュアリティを高めることができる.宗教的献身は,信心深いナースの看護実践の目的と目標の設定に必要な枠組みを与えてくれるとCusveller(1995)は述べている.この章の後半で述べるが,信仰が偏見をもたらし,倫理に反するスピリチュアルケアをもたらしてしまうおそれもある.しかし信仰は,自分を深く見つめ,スピリチュアリティへの関心を高めることにつながる.

Rew(2000)は,本当の自分を知るために次のような方法を推奨している.これは,ナースがクライエントに提案することのできる介入方法でもあるので,詳しくは本書の別の章で述べることにする.

・日誌や日記をつける(第10章を参照).
・創作活動をする.例えば編み物,彫刻,フラワーガーデニング(第10章を参照)
・誰かに手紙を書いて自分の気持ちを表す.その手紙を手直しして実際に送ってもよいし,出さずにシュレッダーにかけて捨ててもよい.これはカタルシスになる.
・"わかった!"ことや"直感","静かにささやく声"などを日誌に綴る.
・夢から学ぶ(第10章を参照).
・互いに人生について語り合い,追憶し,人生を振り返る(第10章を参照).

Nagai-JacobsonとBurkhardt(1989)は,スピリチュアリティの涵養に役立つ行為を"自分の知っていることに目を向けること"と名づけ,6つのカテゴリーに分類した.

カテゴリーのテーマは,関係を保つ,しがらみを絶つ,時空を旅する,作り替える,技能を習得する,流し去る,である.このような行為は自己認識を深めると考えられている(表3-3).

自己認識を促すもう1つの方法は,量的測定用具を用いたセルフアセスメントを行うことである(例:Dossey & Keegan, 2000).このほか,第5章に示したクライエント用のスピリチュアルアセスメント用紙や,スピリチュアルウェルビーイング測定用具なども有用であろう.

表3-3 自己認識を促す行為

テーマ	定義	内容
関係を保つ	・自己や他者，宇宙，究極他者との触れ合いを求める． ・大地や天，過去，現在，未来，近くあるいは遠くの愛する人々とのつながりと安らぎを与えてくれる．	・太極拳をする，電話で話す，手紙を書く，古い写真を見る，儀式を行う．
しがらみを絶つ	・もう考えないことにする． ・別の全く新しいやり方で関係を保てるように援助する．	・自由な瞑想，フリーダンス，感情のおもむくままに笑う，指導者の指導の下での瞑想
時空を旅する	・時間と空間の旅をする．その空間を通り抜ける． ・"逃げ出す"のではなく，自分を大切にするやり方をする．	・ウォーキング，探検小説を読む，日記をつける．
作り替える	・素材をもとに何か新しいもの，違ったものを作る． ・混乱から秩序を回復する．	・編み物，ガーデニング，引き出しを整理する，家計を建て直す，珍しい料理をする．
技能を習得する	・"論理的"な問題解決 ・新しい技能を身につけ，問題を処理する．	・教室に参加し，治療師に見てもらう．
流し去る	・清める． ・必ずしも水を使わなくともよい．	・シャワー，入浴，断食，暖炉の前に座る，深呼吸，ガーデニング（庭を作り替えるのではなく，"土いじり"をする）

Nagai-Jacobson, M.G. and Burkhardt, M.A. (1989) Spirituality : Cornerstone of holistic nursing practice. *Holistic Nursing Practice, 3*(3), 18-26. Sage Publications. の許可を得て転載．

2. 看護実践への示唆

a. スピリチュアルな信念の共有

　ナースが自分をどれほど深く見つめているかは，看護ケア，なかでもスピリチュアル看護ケアに影響を及ぼす．自分のスピリチュアル的な側面を深く認識したナースは，クライエントのスピリチュアルウェルビーイングを高める道筋をより上手に判断することができる．信仰心やスピリチュアルな信念が，私生活にも仕事にも影響を及ぼすことを自覚しているナースは，スピリ

チュアリティや宗教についてクライエントと話し合う際には，豊かな感性をもって慎重な態度をとる．反対に，自分の信念が看護実践に与える影響をあまり理解しないナースは，クライエントの感情を傷つけたり悲しませたりするおそれがある．自分の宗教心やスピリチュアルな信念をクライエントと語り合おうとする際には，最も適切なときはいつかを理解しておくことが，スピリチュアルケアの大切な要素である．

　スピリチュアルな信念をナースと語り合うことで慰められるクライエントもいるであろうが，なかにはいらいらして，ナースに対して信頼を失う人もいるだろう．ナースが不適切なやり方でスピリチュアルな信念について語ると，クライエントにスピリチュアルなストレスを与えることもあり得る（第1章の定義を参照）．この可能性を案じて，医療専門家はスピリチュアリティについてクライエントとは決して話し合うべきでないと主張する研究者もいる（Sloan et al., 2000）．しかし，ナースはクライエントからスピリチュアルな問題をもち出されることは避けがたく，また，スピリチュアルな信念を分かち合うことで癒しにつながる可能性を秘めている．この章の後半では，個人的信念について，いつ，どのようにクライエントと語り合えばよいのか，この課題について詳しく論じることにする．

　2人のがん看護専門ナースが語った以下のシナリオについて考えてみよう．

　「患者さんが亡くなったあと，娘さんはつらい日々を過ごしていました．長期にわたる闘病でしたが，娘さんは臨終まで現実を認めようとしませんでした．あるとき私は良いタイミングだと思い，"お父様は創造主である神様のもとに戻られたのですよ"と話しました．少しおいて，"今なんとおっしゃいましたか"と問い返してきたので，私はもう一度同じことを言いました．彼女は大きな安らぎを得たように見えました」

　「患者さんは私に，"余命は長くはない．身辺を整理したほうがよい"と医師に告げられたと話しました．彼女はこの2年間旅行に出る計画をしていましたが，今となってはもう旅行に行けなくなったので，気が動転していたのです．"自分は死に対する準備ができていない，死んだらどうなるのか"と問

いました．私は，この世の一生はかろうじて耐えられるものだけれども，死後の世界は栄光に包まれ，はるかに良いものだという自分の信念を話しました．死後には，体は完全になり痛みはないと話しました．また，神のお導きと慈悲に頼ってはどうかと話しました」

このシナリオのなかで，2人のナースはそれぞれが信じているものに従って話している．2人は，スピリチュアルケアは効果があったと述べているが，ナースの言葉を聴いたクライエントがどのように感じたかはわからない．したがって，そのことを肯定することも否定することもできない．もし，このシナリオに登場するクライエントがナースと同じことを信じていなかった場合，ナースは自分の信念をクライエントに一方的に押しつけてしまったことになる．慰めようとしたナースの意図は本心から出たことに違いないが，実際にとった方法は不適切だったといえるだろう．

この2つのシナリオは，多くの疑問を浮き彫りにしている．ナースはクライエントの個性や独自の人生観を尊重する一方で，スピリチュアルな信念や信仰についてどのように話し合えばよいのだろうか．自分が信じているものをクライエントに故意に押しつけ強要することは，明らかに倫理に反するように思われる．一方，クライエントの助けになるような信念をあえて差し控えること，つまり，スピリチュアルな問題を回避したり，あるいはその束縛から逃避することも，倫理に反することと同じではないだろうか．ナースが倫理に即しつつ，クライエントとスピリチュアルな信念について話し合える中間帯があるはずである．

これまでに承認された倫理的原則を当てはめることは，この中間帯を確保するための基本である．倫理学(第1章を参照)は人間の価値観や義務について研究する学問である．スピリチュアルケアの手引きとなる倫理的原則には以下のことが含まれる(Kozier, Erb, Berman, & Burke, 2000)．

・利益追求(クライエントの利益になることを行う)
・損害回避(クライエントの害になることは行わない)
・自律(他者の自己決定権を尊重し，支持する)
・公正(公平)

・誠実(同意したことに忠実に従う)

・真実性(真実を伝える)

　このように，スピリチュアルな信念についてクライエントと語り合うべきかどうかを検討する際に，ナースは以下のことを考慮すべきである．自分の信じているものをはっきりと示すことが，クライエントのためになるのか，それともためにならないのか．自分の信念を人に分かち与えることは，相手のスピリチュアルな信念の自己決定を尊重したことになるのだろうか．信念の弱いクライエントに自分の信念を分かち与えることは，はたして公正といえるだろうか．クライエントが私の信念について尋ねたときに，それに応えなかったら，誠実といえるのだろうか．

b. 危険因子

　倫理に反するスピリチュアルケアの危険因子の1つとして，まずクライエントの脆弱性があげられる．クライエント(とその家族)が脆弱な状態にあるのは多くの場合，病気や健康問題によるが，身体的，心理社会的，スピリチュアルな面による場合もある．例えば，ある男性は最近，多発性硬化症と診断され，体の自由がきかなくなった．そのため，社会的な活動能力にも影響が生じている．患者は"なぜ自分が"と自問しながら，神は何も語ってくれない，あるいは神はおられないとまで考えるようになる．彼の心は崩れ落ちそうになりながらも，その答えと意味を必死になって探し求めるだろう．

　倫理に反するスピリチュアルケアのもう1つの危険因子は，ナースとクライエントが対等でない関係に陥る場合である．ナースは，もっぱら介入の専門家という枠組みで行動することに慣らされている．つまり，ナースは自分のほうがクライエントよりも知識があり，したがってクライエントよりも強いと考える．このような認識をすることで，クライエントと，ケアする専門家との間に不均衡な関係が生じる．この不均衡によって，臨床家の信念がクライエントに押しつけられてしまう可能性が生じる(Mayer, 1992)．表3-4の左側に示した話の切り出し方は不均衡な関係を示している．反対に，右側の表現は均衡のとれた関係を示している．

表3-4 均衡のとれた関係を示す話の切り出し方

不均衡な関係(不適切な話しかけ方)	均衡のとれた関係(適切な話しかけ方)
「さあ，これを受け取ってください」	「これを受け取っていただけますか」
「……について，あなたに教えてあげます」	「どんなことをお知りになりたいですか」
「これは，あなたが良くなるためにしてあげているのですよ」	「ご気分が良くなるように，何かしてほしいことはありませんか」
「あなたはこれをしなければなりません」	「……ではいかがでしょうか」

　クライエントの脆弱性と不均衡な関係以外にも，倫理に反するスピリチュアルケアの危険因子がある．なぜクライエントはナースの信念について尋ねるのか，なぜナースは，自分の信念をクライエントと分かち合おうとするのかを細かく調べてみると，危険因子の微妙なニュアンスが見えてくる．

c.「看護師さん，あなたは何を信じていますか」

　クライエントはナースに，あなたは何を信じているのかと問いかける場合がある．それには多くの理由があろう．クライエントは，スピリチュアルなことに関する質問の答えを求めて，その情報を欲しがっているのかもしれない．あるいは，スピリチュアルな信念を打ち明けても大丈夫かどうかを探っているのかもしれない．クライエントは，自分と同じような信念をもった人と話したがる傾向がある．そのためナースが同じような見方をしている人かどうかを見極めようとしているのかもしれない．あるいは，釣り合いのとれた関係をもち続けようとして，ナースに尋ねるのかもしれない．なかには，自分のことを聴いてもらったお返しに(重荷ではなく，ケアへのお礼として)，ナースのスピリチュアリティについて尋ねたいという人がいるかもしれない．

　ナースがなぜ自身のスピリチュアルな信念をクライエントに打ち明けるのかを記述した研究はまだ見当たらないが，憶測するには難くない．感受性の高いナースは，スピリチュアルな安らぎを患者に与えたいとの真摯な思いから，自身のスピリチュアルな信念を患者に伝えようとする特徴がある．苦しみに対して満足のいく理由を自ら見いだしたナースが，苦しみのなかで一心

に答えを探しているクライエントにそれを話すことを拒むとは想像しにくい．実際，ナースはクライエントが最もスピリチュアルな安らぎを渇望しているときにクライエントと出会うことが多いのである．

　ナースが自分の信念を披瀝するもう1つの理由は，信念をオープンに表現する能力を自分も倣いたいというニードから生じるのではないだろうか．あるいは，Jourard(1964)の指摘にもあるように，自己開示は自己開示を生む，つまり，クライエントが自己を開示する糸口となるように，ナースは自己開示を選択するのではないだろうか．

　人を改宗させる，つまり，意図的に信仰を伝え信仰の道に帰依させるという行為は，1つの連続体で表すことができる．連続体の一方の端は，倫理にかなったやり方で信念を分かち合おうとすることである（クライエントの具体的な求めに応じて，信念について話し合うこと）．もう一方の端は，弱い立場の人に信念を押しつけようとすることである（宗教の話はしてほしくないと頼んでいるクライエントに対して，倫理に反して信仰について語ること）．

　人を改宗させようとの明確な意図はなくても，知らず知らずのうちに自分の信念を押しつけているとしたら，この行為は連続体の中間に位置することになる．とりわけ福音主義や原理主義の宗教背景のあるナースは，宗教的真理について自分が考えていることをクライエントに伝えるのは一種の責務と考えているであろう．この改宗行為（福音伝道）は，その人を救いたいという，ナースの憐れみに満ちた願望を反映するものである．特にクライエントの死期が迫っている場合に，そのような福音伝道が行われることがある．

　クライエントはなぜナースのスピリチュアルな信念について尋ねるのか，なぜナースは自らのスピリチュアルな信念を開示するのか，このことを考察してみると，明らかに不調和が生じる可能性があることがわかる．

　クライエントは，相手が安心な人かどうかチェックしたいためにナースの信念について問いかけたのに，福音伝道的な応答が返ってきたのでは，適切なスピリチュアルケアであったとは言えないだろう．あるいは，ナースの背景に興味をもったクライエントが，ナースと自分を同等の関係におこうとし

て急に話を切り出す．そのときナースが，心の安らぎを与えようとして自分の宗教信念を語り始めるなら，クライエントの社会的ニーズは満たされない．

d. 自己開示のガイドライン

ナースは，自分のスピリチュアルな信念をどの程度開示すべきだろうか．この点について看護実践上の原則が何かあるのだろうか．いつ，どの程度開示すべきかは慎重な検討を要する．

次に掲げるガイドラインは，看護，倫理，神学などを含む学際分野から導き出されたものである．ガイドラインは倫理にかなった個人の信念の共有から倫理に反する改宗行為にわたる連続体上での中間帯を決めるのに役立つだろう（第4章に示した「共感的傾聴：感情移入に基づいて話を聴く」の原則も，適切な開示レベルを決定するのに役立つであろう）．

□ ナース–クライエント間の境界の確立

適切な自己開示の仕方を知っていれば，クライエントとの間に治療的関係を確立するのに役立つ．WilsonとKneisl(1996)は，自己開示を「専門職の威厳を保とうとせず，自分の感情や経験を何も隠し立てしないこと」と定義している(p.680)．彼らはこの考え方を，非開示から過剰開示までの連続体とし，ナースは自分の信念を開示しすぎることもあれば，少なすぎる場合もあり得るとしている．自己開示のレベルが適切かどうか，その判断の一助として，自己開示の前に以下の点について自問してみるとよい．

・私が自己開示するその目的は何か．それは誰のためだろうか．
・私自身を開示することは，治療的な関係を促すだろうか．

開示が有効であったかどうかを評価することは，ナースにとって有益である．その自己開示は状況を好転させただろうか．それが不確かな場合は，患者に「私の信じていることをお話ししましたが，どう感じられましたか」と問いかけてみるのもよい．また，自分のスピリチュアルな信念を開示する際には，「私の信念について話してほしいとおっしゃいましたが，決して押しつけるつもりはありません」という前置きをすることも検討すべきである．

表3-5　自己開示の求めを逸らすテクニック

　正直：(例：「今の段階で，私の個人的な信念についてお話しするのは避けたほうがよいのではないかと感じているのです」)
　善意からの好奇心：(例：「なぜ私に話してほしいとおっしゃるのかしら」)
　再焦点化：(例：「あなたは，"神様，なぜこんな目にあわなければならないのですか"と言ったと私におっしゃいましたね．その疑問を私にも投げかけられたのはなぜなのですか．その答えを，しばらくここで考えてごらんになりませんか」)
　明確化：(例：「死後はどうなるのか，私の信じていることを聴きたいとよく言っておられますね．私の考えのどういうところに関心をもっておられるのですか」)
　フィードバックと限界設定：(例：「私が信じていることを今お話しするのは，おそらく良いことではないかもしれません．私個人の信仰についてお話しすることは，私たちの関係にとってあまり良いことではないかもしれません」)

　クライエントから自己開示を求められても，自己開示することが治療にならないとナースが感じた場合は，表3-5に示したテクニックを使えば，それを脇へ逸らすことができる．しかし，倫理に則ってスピリチュアルケアを行う場合，常に自己開示の願いを逸らす必要があるとは限らないことも認識しておくことが大切である．実際には，逸らす必要がある場合のほうが多いのである．多くの場合，個人的な信念を話すことは，慎重に適切に行う必要がある．

□ 実存的擁護を実践する

　患者の自律性を尊重すべきか，患者に対して専門家としての意見を下すべきか，この両者のバランスを保つ努力がナースには必要である．クライエントのスピリチュアルな信念を変えようとする父性的態度は，それを全く無視するのと同じように不適切である．一方，個人を尊重した心からの看護，理解あるかかわりあいは，まさしく適切なことである．この両者の中間地帯を，Gadow(1990)は"実存的擁護(existential advocacy)"と呼んでいる．

□ 自分の動機を省みる

　WilsonとKneisl(1996)が述べているように，スピリチュアルな信念を開示するよう自分を駆り立てるものは何かを，ナースは自問すべきである．開示

の動機が，クライエントのニーズではなく，ナース自身のニーズを満たすことにあるならば，それは不適切であると考えられる．

□ クライエントとの均衡のとれた関係を追求する

　弱い立場にあるクライエントと均衡のとれた関係を保つためには，まずナース自身が自分の弱さに気づかなければならない．そのとき，はじめて努力は報われる．自らのスピリチュアルな葛藤や疑い，疑問，不安を認識したとき，ナースは傷ついた者同士としてクライエントに出会う．この章の初めに述べたように，自分を"傷ついた癒し人"であると認める人は最高の癒し人となることが多い．

□ ナースとクライエントとの関係を強化する応答

　ナースは，感情移入しつつクライエントの言葉に耳を傾ける．そして，クライエントがどのような動機からナースのスピリチュアルな信念を聴こうとするのかがわかったとき，ナースとクライエントとの関係を助長するような態度で応じる．例えば，「私が何を信じているのかというご質問に，喜んでお答えしましょう．でも，押しつけはしません．私が一方的に話し過ぎたときは，ご遠慮なくそうおっしゃってください」と前置きをする．注意深く手短に応答をし，もしクライエントが望めば，さらに尋ねるのがよいだろう．

　他者の信心を軽蔑することなく，自分のスピリチュアルな信念を語ることが適切なやり方である．自己開示が適切にできたかどうか心配が残る場合は，フォローアップのために質問するとよいだろう．

〔黄金律を遵守する〕

　「人にしてもらいたいと思うことは何でも，あなた方も人にしなさい」という黄金律がある．これと同じような格言がさまざまな文化や宗教に共通してみられる．これは，自分の信念を適切に開示できたかどうかを測るのに役立つ．「私がクライエントの立場だったら，今から話すようなことをナースから聴きたいと思うだろうか」と自問してみるとよい．

〔共通の立場を反映した対応をする〕

　クライエントとナースがその信念を異にしたり，あるいはクライエントが異なる信念に興味を示さない場合がある．このようなときは，どんな人にも慰めを与えるような普遍的な信念を分かち合うのがよい．お互いが共通の土台の上に立って考えることができたとき，ナースとクライエントは，同じ広い枠組みをもつことになる．例えば，クリスチャンのナースとイスラム教を信仰する患者は，"聖なる存在・神"をそれぞれ違った名称で呼ぶだろうが，安らぎを求める気持ちに変わりはない．

　不可知論者のナースとユダヤ教徒のクライエントでも，愛とすべての人々の平安を追い求めることが第一の目標であり動機であるということに，変わりはないであろう．世界観を異にするナースとクライエントとの場合，苦難の意味の発見は望ましいけれども難しい，あるいは，何かあの世の世界があるのではないだろうか，自分を導く内なる光が存在するのではないだろうか，という思いは共有できることがある．

　個人的な信念を語るべきか，語るとすれば，いつ，どのようにすればよいのかを判断するためには，自己認識をもつことと，スピリチュアル的な側面のアセスメントを行う能力が必要である（第5章を参照）．クライエントとスピリチュアルな信念について話し合おうとするときは，その動機は何だったのかを，自分に正直に，敏感に感じとらなければならない．深く自己認識ができたナースであっても，クライエントに語る前に，信念を分かち合うことが適切かどうか判断してみる必要がある．**表3-6**に，適切なスピリチュアルなサポートを提供するための，あるナースのアプローチを示す．

表3-6　あるナースのストーリー

　ニューヨーク州ロングアイランドのがん看護専門ナースであるパトリシア・マーセラ（RN, MSN）は，自己認識が自分の看護ケアにどんな影響を及ぼしているかについて，次のように述べている．

　患者のウェルネスに貢献するようなスピリチュアルな次元の対話を促し，治療的関係に入るためには，いくつもの前提とテクニックとガイドラインが必要である．最も重要なのは，いかなる人に対しても，自分の理解しているのと同じ神を彼らも体験すべきだと考え説得することは，とるべき道ではないということである．この場合，基本的前提は，他者にスピリチュアルケアを提供するために，ナースは神について明確な概念と体験をもっていなければならないということである．その神とは，「神性，大能，至高の存在」を指すかもしれない．あるいは単に，人を生かし人生に意味と目的を与える「善良なる規律ある指針」であるかもしれない．この前提は必ずしも真実であるとは限らないが．

　信仰をもたないナースも，強い信仰と信念をもったナースと同様，スピリチュアルな関心事について，患者と良い対話ができる場合がある．要するに，そのナースがスピリチュアルなものを熱心に追求し，成長してきた人であるからといって，患者が必ずしも人生の問題に対処するサポートを享受するとは限らないのである．必要なのは，スピリチュアルなものについての深い自覚と，スピリチュアルな対話の能力である．

　K氏と私は，長年にわたってすばらしい治療的関係を築いてきた．K氏はカトリック教徒であると言った．そのことが，彼にはどういう意味があるのか私は知りたいと思った．彼は自分が"どうして"病気にかかったのかと，苦しんでいるようだったからである．彼はまた，自分のターミナルな状態と向き合う家族を，どう助けたらよいかと心配もしていた．何度か対話をした後，彼は，カトリックの教義について，実はちょっと腑に落ちないことがあると言った．彼はイエスが神なのかどうか確信がもてなかったのである．

　私は，微笑みながらこう答えた．「でもね，Kさん，イエスが神であると信じられないとしたら，少しどころか，大きな問題を抱えていることになると思いますよ．私が理解しているカトリックは，何もかも一緒くたになっている宗教ですね」．彼は声を立てて笑った．そして，私とこんな話をしているとは我ながら驚いている，と言った．彼の妻でさえ，板ばさみのような彼の思いを知らなかった．

　私のふるまいは専門家のそれであったが，私たちにはナース-クライエントの関係ができていたので，K氏とこのような冗談が言えるのだとわかっていた．私は，彼の懸念を強調し彼の考え方を尊重したが，しかし，何かを確信させようとはしなかった．「神父様をお呼びして，この問題についてお話ししていただきましょうか」と尋ねたら，彼は断った．

　K氏は，あなたは何を信じているのかと質問してきた．治療的関係を保ちながら自己開示することは，人間的で，思いやり深く，批判的な言動を避ける存在であることを示す強力なツールになり得る．思慮深く慎重に自己開示を行えば，患者は受け入れられ理解されたと感じる．そして，苦痛や，恥ずかしさ，挫けそうな経験や感情を正常なものにすることができる．開示することは，患者の信念や決意を明確にするのにも役立つ．私は人を"教化"することには関心をもっていない．人にはそれぞれ神が導いておられるスピリチュアルな道程があることを尊重したいのである．人はその背景，伝統，環境，

（つづく）

表3-6　あるナースのストーリー(つづき)

信仰に基づいて，それぞれが個人として神と向き合う．患者がこのスピリチュアルな道程を進む際に，スピリチュアルウェルネスを高め，あるいはスピリチュアルとウェルネスに寄与することが，私の役割の1つである．

●要点整理

- 癒し人，あるいは有能なスピリチュアルケア提供者であろうとするナースにとって，自己認識は不可欠である．
- 行為だけでなく共にいることが，スピリチュアルケアの重要な要素である．
- ナースが自らをどの程度スピリチュアルな存在であると考えているかが，そのスピリチュアルケアの実践に対する姿勢と安心感に影響を及ぼすことを，看護研究は論証している．
- 自己認識を深めるための実際的指針は，自分の感情を安心して披瀝できる人や状況を見つけること，日記や記録をつけること，創作的な芸術，夢の意味を考えること，自分の宗教にまじめに参加することである．
- ナースは，意識せずにクライエントにスピリチュアルな信念や信仰を押しつけてしまうことがよくある．
- クライエントの脆弱性と典型的なナース-クライエント間の関係(対等でない関係)は，スピリチュアルの信念を不適切に開示する危険因子となる．
- ナース自身の信仰についてクライエントが質問したとき，尋ねられた理由と一致した対応ができれば，最も効果的である．
- 自分のスピリチュアルな信念について開示すべきか，また，どのように開示すべきかを判断するためのガイドラインは，「開示の動機について考える，"黄金律"を遵守する，同じ立場に身をおくこと」などである．

●考察課題

1) 表3-1に示した自己評価に回答しなさい．効果的な癒し人となるため

に，あなたは何をしたらよいと思いますか(表3-3の提案を参照).
2) あなたのスピリチュアルな健康をどのように特徴づけますか．あなたのスピリチュアルな側面を，どの程度認識していますか．それは，あなたが提供する看護ケアにどのような影響を及ぼすでしょうか．
3) ほかの人に自分の一般的な信念やスピリチュアリティの信念を話す理由は何ですか．それは，信仰に熱心だからですか．あなたと異なる信仰をもった人がそばにいたら，落ち着けませんか．それとも落ち着いていられますか．それはなぜですか．
4) ある看護学生が体験した以下の観察について考えなさい．

　ある日，病院で1人のナースが，手術に向かう患者の指の間に祈りのカードをそっと忍ばせたのを私は見ました．私が知る限り，患者は神を信じていることを表明していません．この出来事に対して，患者とその家族は不快そうでした．後で，このナースになぜそのようなことをしたのか聴きましたら，彼女は，どの患者にもやっていることだと答えました．

　このナースは，配慮のある適切なスピリチュアルケアを提供していると言えるでしょうか．それはなぜですか．あるいは，なぜ言えないのでしょうか．このケアが適切であったか適切でなかったかを判断するのに，あなたはどのテクニックを使いますか．あなたがそのナースの同僚だとしたら，ナースが不適切な行動をしていると感じた場合，どのようなことを言ったり行ったりしますか．

(訳＝小田正枝)

● 文献
　太字の文献は特に推奨する文献である．

Boutell, K. A., & Bozett, F. W. (1987). Nurses' assessment of patients' spirituality: Continuing education implications. *Journal of Continuing Education in Nursing, 21,* 172–176.
Brittain, J. N. (1986). Theological foundations for spiritual care. *Journal of Religion and Health, 25,* 107–121.
Cusveller, B. S. (1995). A view from somewhere: The presence and function of religious commitment in nursing practice. *Journal of Advanced Nursing, 22,* 973–978.

Danvers, M. A. (1998). Keeping in good spirits. *Nursing Management, 5*(5), 35–37.
Dominic, A. P. (1988, September). A natural principle of spirituality. *Review for Religious*, 748–754.
Dossey, B. M., & Keegan, L. (2000). Self-assessments: Facilitating healing in self and others. In B. M. Dossey, L. Keegan, & C. E. Guzzetta (Eds.), *Holistic nursing: A handbook for practice* (3rd ed., Chapter 15, pp. 361–374). Rockville, MD: Aspen.
Dossey, B. M., Keegan, L., & Guzzetta, C. E. (Eds.). (2000). *Holistic nursing: A handbook for practice* (3rd ed). Rockville, MD: Aspen.
Gadow, S. (1990). Existential advocacy: Philosophical foundations of nursing. In T. Pence et al. (Eds.), *Ethics in nursing: An anthology* (pp. 41–51). National League for Nursing Publication 20-2294.
Highfield, M. E. F., Taylor, E. J., & Amenta, M. O. (2000). "Preparation to care: The spiritual care education of oncology and hospice nurses. *Journal of Hospice & Palliative Nursing, 2*(2), 53–63.
*¹ **Jourard, S. (1964). *The transparent self: Self disclosure and well being*. New York: Van Nostrand, Reinhold.**
Kozier, B., Erb, G., Berman, A. J., & Burke, K. (2000). *Fundamentals of nursing: Concepts, process, and practice (6th ed.)*. Upper Saddle River, NJ: Prentice Hall Health.
Mayer, J. (1992). Wholly responsible for a part, or partly responsible for a whole? The concept of spiritual care in nursing. *Second Opinion, 17*(3), 26–55.
McKivergin, M. (2000). The nurse as an instrument of healing. In B. M. Dossey, L. Keegan, & C. E. Guzzetta (Eds.), *Holistic nursing: A handbook for practice* (3rd ed., Chapter 10, pp. 207–228). Rockville, MD: Aspen.
Millison, M. B., & Dudley, J. R. (1992). Providing spiritual support: A job for all hospice professionals. *Hospice Journal, 8*(4), 49–66.
Nagai-Jacobson, M. G., & Burkhardt, M. A. (1989). Spirituality: Cornerstone of holistic nursing practice. *Holistic Nursing Practice, 3*(3), 18–26.
*² **Nouwen, H. J. M. (1979). *The wounded healer*. Garden City, NJ: Image Books.**
Piles, C. (1990). Providing spiritual care. *Nurse Educator, 15*(1), 36–41.
Quinn, J. (2000). Transpersonal human caring and healing. In B. M. Dossey, L. Keegan, & C. E. Guzzetta (Eds.), *Holistic nursing: A handbook for practice* (3rd ed., Chapter 2, pp. 37–48). Rockville, MD: Aspen.
Rew, L. (2000). Self-reflection: Consulting the truth within. In B. M. Dossey, L. Keegan, & C. E. Guzzetta (Eds.), *Holistic nursing: A handbook for practice* (3rd ed., Chapter 17, pp. 407–424). Rockville, MD: Aspen.
Ross, L. A. (1994). Spiritual aspects of nursing. *Journal of Advanced Nursing, 19*, 439–447.
Saidel, I. G. (1996). Finding spirituality at work: A strategy for challenging times. *Aspen's Advisor for Nurses Executives, 11*(4), 7–8.
Sloan, R. P., Bagiella, E., VandeCreek, L., Hover, M., Casalone, C., Hirsch, T. J., Hasan, Y., Kreger, R., & Poulos, P. (2000). Should physicians prescribe religious activities? *New England Journal of Medicine, 342*, 1913–1916.
Soeken, K., & Carson, V. B. (1986, April). Study measures nurses' attitudes about providing spiritual care. *Health Progress*, 52–55.
Sulmasy, D. P. (1999). Is medicine a spiritual practice? *Academic Medicine, 74*, 1002–1004.
Taylor, E. J., Highfield, M., & Amenta, M. (1994). Attitudes and beliefs regarding spiritual care: A survey of cancer nurses. *Cancer Nursing, 17*(6), 479–487.
Taylor, E. J., Highfield, M. F., & Amenta, M. O. (1999). Predictors of oncology and hospice nurses' spiritual care perspectives and practices. *Applied Nursing Research, 12*(1), 30—37.
Watson, J. (1999). Becoming aware: Knowing yourself to care for others. *Home health care Nurse, 17*, 317–322.
Wilson, H. S., & Kneisl, C. R. (1996). *Psychiatric nursing* (5th ed.). Menlo Park, CA: Addison-Wesley.

●邦訳のある文献
 1)岡堂哲雄訳：透明なる自己，第2版，誠信書房，1974.
 2)西垣二一・岸本和世訳：傷ついた癒し人―苦悩する現代社会と牧会者，日本基督教団出版局，1981.

Spiritual Care

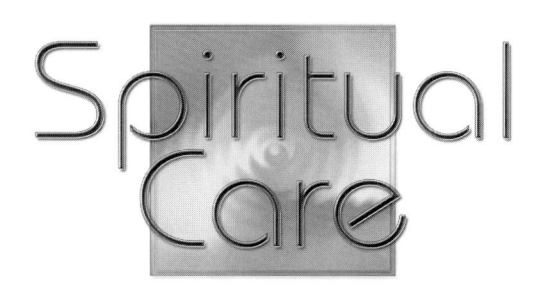

第Ⅱ部
心のケア―実践への適用

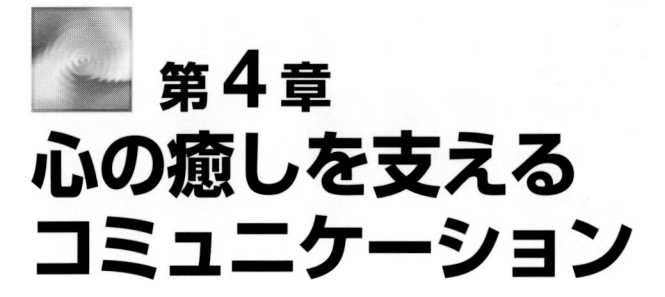

第4章
心の癒しを支える
コミュニケーション

1. コミュニケーションの形式
   a. 言語的コミュニケーション：聴くことと話すこと
   b. 非言語的コミュニケーション
   c. クライエントのメッセージへの応答
2. 「共にいること」
   a. 「共にいること」の特性
   b. 「共にいること」の成果
   c. 「共にいること」のガイドライン
3. 看護実践への示唆
   a. 「共にいること」を伝える
   b. 思いやりのある態度の効果
   c. 時間の制約

要点整理
考察課題

　自分は今，健康に問題があることがわかり，恐れと孤独感に見舞われているクライエントであると想像してみよう．例えば，手術を間近に控えているとか，抑えることのできない痛みに苦しんでいるといった状況を想像してみよう．そのようなとき，誰かにそばにいてほしいと願わないだろうか．どのような体験をしているかをわかってくれて，信頼のおける人，自分の思いや感情に気づかせてくれるような人がそばにいてほしいと．ほとんどの人はそう願うだろう．

共感に満ちたサポートを伝えることができる能力は，スピリチュアルヘルスを促進する過程において欠くことのできない基本的看護技術である．この章ではコミュニケーション，特に言語的コミュニケーションと非言語的コミュニケーション，そして，スピリチュアルケアを提供する人たちが最も有益であるとしていること，すなわち「共にいること」について考察を深めていく．

このようなアプローチを有効に用いることによって，ナースは信頼を築き，平静さを放ち，喜びを感じさせることができる．また仲間意識やクライエントに活気をもたらすのに欠かせないものを与えることができる．

1. コミュニケーションの形式

a. 言語的コミュニケーション：聴くことと話すこと

能動的に共感的に傾聴することはスピリチュアルケアの鍵であり，スピリチュアルヘルスを養い育てる．傾聴は，スピリチュアルヘルスを増進するための看護活動，すなわちスピリチュアルアセスメントを行い，苦しみのなかに意味を見いだすのを助け，そしてクライエントのためのスピリチュアルな儀式を計画するなどの働きに欠くことができないものである．

Fredriksson(1999)は傾聴に関する看護の文献を総合的に検討したところ，能動的，共感的，あるいは治療的傾聴には以下のような特徴がみられたとしている．すなわち，聴き手は ① 意識的に心を静め，もっぱら照準を合わせて注意を集中する，② 語り手の言語的・非言語的メッセージ(声の音色，高低，速さなど)に注目する，③ 語り手の話に十分時間をとらせる，④ 聴き手はそれについてよく考え解釈し，語り手が自分は何を言ったのかがわかるようにフィードバックする．この段階での傾聴にはエネルギーとスキル(技)が必要であるが，クライエントが"話を聴いてもらえた"と感じられるようなケアリング関係を生み出す．

□ 共感的傾聴の段階

共感的傾聴には種々の段階があるが，Rowan(1986)は次の4つの段階を提示している．

基礎的で正確な共感：最も基本的な段階であり，聴き手と話し手は理性と理性で会話を交わす．聴き手は，話し手が言ったことをおうむ返しする．話し手が自分の言ったことに気づくように．

より高度の正確な共感：この段階では，感情と知性が横並びしている．聴き手は，聴いたことの感情の側面を応答のなかにとり込んで，それをクライエントに返す．このようなフィードバックをすることによって，クライエントはわかってもらえた，受け入れられたのだと感じる．

意識：第3段階では，傾聴している聴き手はクライエントの身体的メッセージや情緒的メッセージ，そして知的メッセージを意識する．すなわちクライエントの姿勢，しぐさ，動き，息遣い，声の調子も意識するのである．クライエントがどのように座ったか(机の後ろに座る，枕を自分の前に置くなど)さえも重要な場合がある．ナースは，例えば，「リーさん，障害をもって生活することが恥ずかしいとおっしゃっていましたね．そのとき，歯をくいしばっておられるのに気づきました……何かわけがあるのでしたら，聴かせていただけませんか」というように，クライエントのメッセージから気づいたことを盛り込んだ応答をする．この段階で聴き手は，クライエントへの応答に伴って自分の内にひき起された身体的感覚にも注意を払う．

より高度の意識：この段階で，聴き手は話し手の思いや気持ち，身体的表現，そしてスピリチュアリティを意識する．Rowanはこの段階を全人的傾聴と呼んでいる．すなわち，「"共にいる"という体験が私たちの内に溢れ続けるのを実感すること」であると説明している(p.90)．全人的傾聴者は直感を用いて，自己を越えた大いなる超越的存在を意識して，洞察に満ちた応答をする．全人的傾聴者はこのようなかかわりのなかに「聖なるもの」を意識するのである．

□ 共感的傾聴のためのガイドライン

　共感的傾聴は自然に容易にできるという誤解があるが，実際には感性と訓練が求められるスキル(技)であり，基礎的な傾聴技術(例えば，「はい」「いいえ」で終わらない自由回答形式の質問や要約，明確化，言い換えなど)以上のものである．次に，スピリチュアルヘルスを促進する上で最も重要な共感的傾聴の要点をあげる．

- クライエントのメッセージに，あらゆる側面から耳を傾けようと努力すること
- 自分自身の内なる反応に気づくこと
- クライエントが自分自身の声に耳を傾け，そこから聴こえるものが何なのかを素直に気づくように助けること

〔クライエントに耳を傾ける〕

　共感的傾聴の目標は治療的なものである．ナースは治療的相互作用と社交的会話をはっきり区別する必要がある．すなわち，クライエントのニードに焦点を合わせるのであって，クライエントの個人的必要を満たすための会話は差し控えるべきである(Fortinash & Holoday-Worret, 2000)．共感的傾聴が起こっているかどうかは，誰が主に話しているかによってわかる．治療的目標をもった共感的聴き手が話すのは，対話の5〜10％の時間である．したがって，クライエントがほとんどの時間を話すのである．

　Myers(2000)は，心理療法を受けたクライエントに綿密な面接を行った結果，クライエントが本当に聴いてもらえたと感じた因子を以下のように明らかにした．

　共感的セラピストは，

- クライエントが自分自身に耳を傾けることができるように配慮していた．
- クライエントがさまざまな痛みを訴えてもたじろがなかった．
- クライエントの良くない性格に気づいた場合でも，クライエントを受容しているのだと感じさせていた．
- クライエント自身の迷いや混乱が何なのかを気づかせていた．

・クライエントの語りは価値があるものだと感じさせていた．
・クライエントにフィードバック(例えば，質問，言い換え，要約)をしていた．

　Myersは，セラピストが究極の効果的存在となり得るかどうかは，クライエントとセラピストとの間に築かれる結合性(つながり)の質にかかっていると結論づけた．

　Balzer-Riley(1996)は，ナースが共感的に傾聴する際に配慮すべき点を補足している．Balzer-Rileyはまず，注意を逸らすような問題を頭から払いのけ，ひたすら語り手と向き合うこと，そして，クライエントが聴いてもらいたいことに照準を当てるようにと助言している．例えばクライエントが，自分は宗教心が厚く，自分のかかわってきた宗教活動をすべて並びあげるのに大変な努力をしたと語ったとしよう．これは，ナース以上に信仰深い人だと見てほしいという気持ちの表れかもしれない．あるいは，尊敬されたいという欲求や，自分の現実を隠したいという欲求が込められているのかもしれない．

□ 内面の反応に気づく

　ナースは，クライエントから送られたメッセージに応答するだけではなく，直感や「第六感」に基づいても応答する．Rowan(1986)は，聴き手の内に起こる感情や五感が，クライエントの本当の感情を鏡のようによく映し出す場合があると示唆する．例えば怒っているクライエントを見ると，本人が口では自分は怒ってはいないと言っていても，ナースは心のなかに緊張感や怒りが走るのを覚えることがある．また，目の前でクライエントの激しい情動を注視していると，首や肩のこり，鳥肌，胸や胃の締め付けられるような痛みなどの身体的感覚を実際に感じることがあると述べている．このような体のなかの感覚に注意を払えば，ナースはクライエントが言葉に出す前に，その真実の感情に気づくことができる．

〔クライエントが自分の声に耳を傾けるように援助する〕

　「沈黙にそれぞれふさわしい名前を付ける」ことは，スピリチュアルな痛みに対する対応方法の1つである．それは，クライエントがスピリチュアルな

痛みに耳を傾け，痛みの意味を知るための助けになる方法である(Hauerwas, 1990)．スピリチュアルな痛みを受け入れるには精神力が必要であり，スピリチュアルな痛みを抑圧すると痛みが増長する．ナースはクライエントに対してスピリチュアルな痛みを認めるように援助することにより，彼らが病的な状態に陥らないよう助けることができる．すなわち，「自分がほかの人の重荷になっていると思うと，人は誰でも，なんともむなしい気持ちになるものです」とか「誰かが約束を破ったときは，裏切られたと感じるものです」のような治療的な言葉(すなわち「○○のとき，私たちは○○と感じる」という表現)を使う．これは心の奥に秘められたスピリチュアルな痛みにクライエント自らが名を付けることができるように，ナースがいかに援助することができるかを示す例である．

　会話の流れのなかでの沈黙はクライエント自身が自分の声に耳を傾ける機会であり，それは欠くことのできない部分である．RybarczykとBellg(1997)は，クライエントとの相互作用のなかで沈黙の時を容認することの大切さを力説している．沈黙には，いくつかの役割機能がある．沈黙はクライエントが誰にもじゃまされることなく，自分の思いをあれこれたぐり寄せるのを助けてくれる．意味のある思いが形になるまでには時間が必要であり，古い記憶をたどるには時間がかかる．沈黙を大切にするナースは，主役はクライエントなのだから自身のペースで物語を進めればよいこと，また，ナースにそこにいてほしいためにしゃべり続ける必要はないことを，クライエントに伝えて安心させる．RybarczykとBellg(1997)は，対話のなかで最も意味深い発言が聴かれるのは，しばしば沈黙の後であることを観察した．

　クライエントは，自分の気持ちをナースも自分もしっかり聴いたと実感したとき，身体的にも解放感を表す．これは，「ハー！」という深いため息や涙のこともある．共感的なナースは，クライエントの涙やどんな感情の発露に対しても，戸惑いや違和感を表したりしない．そして涙は「神のキス」であり，神秘的な洗い清めの贈り物であると考える．クライエントが泣き出したとき，涙は尊い癒しであることをクライエントに伝え，共に喜べるように支援する．それは，ナースもクライエントと共に涙を流し共に癒される場面である．

b. 非言語的コミュニケーション

　スピリチュアルヘルスを効果的に増進するためには，クライエントの言葉と同様に非言語的メッセージにも注意を払い，応答する必要がある．非言語的コミュニケーションは，常に意識して用いるならば，感情に関する情報を言語的コミュニケーション以上に正確に提供してくれる．非言語的コミュニケーションには，体に触れること，体の動き，表情，身振り，姿勢，足どり，着こなしや装身具のつけ方などがある．歴史的にも，触れることとスピリチュアルな癒しはつながっている場合が多い．そこで次に，ボディランゲージとともに，触れることによって伝達されるメッセージについて簡単にまとめておく．

□ 触れること(タッチ)

　体の一部に**触れること**は，相手のスピリチュアルヘルスをサポートし高めたいという思いを伝えるのに有効な方法である．看護文献のなかでは，触れることは次のように分類されることが多い(Estabrooks & Morse, 1992；Fredriksson, 1999)．

　・処置の際に触れること(バイタルサインの測定などに必要なタッチ)
　・処置に関係なく触れること(慰め，励まし，親しみをこめたタッチ)
　・防護的に触れること(ナース自身が自分の感情を防護するために，クライエントとの距離をおく，あるいは緊張を発散させるためにとる冷たい荒々しいタッチ)

　触れることがクライエントのスピリチュアルヘルスに与える影響について，直接行われた研究はない．しかし，経験的エビデンスにより，慰めのタッチはクライエントのスピリチュアルヘルスの向上と肯定的な関連性があり，ひいてはクライエントに良い結果をもたらすのではないかと考えられている．すなわち，思いやりのあるタッチにより，患者の不安や心理的苦痛が減少し，自己価値の向上，心理的な安らぎ，他者との関係性，受容されているとの気持ちが高まり，ナースと気軽に話すなどの効果があることが観察された(Fredriksson, 1999；Weiss, 1986)．

〔クライエントの反応を左右する要因〕

　Weiss(1986)は，ナースによる思いやりのあるタッチがクライエントの反応に与える影響とその要因について観察した．要因には，クライエントが過去に経験したタッチ，文化的背景，タッチについてのとらえ方，性別（またナースの性別），年齢，健康状態などが含まれていた．研究の結果，これらの要因は体に触れられることに対する反応に影響があることは示唆されたが，看護実践を方向づける予測可能な関連性を特定する根拠には至らなかった．しかし，このエビデンスは，どのような要因がクライエントの反応をひき起こし得るかを考慮する必要性があることを示唆している．

　Weiss(1986)はタッチングに関する研究を検討した結果，手を触れようとするナースの意図をクライエントが察知することが，治療的価値を決定づける大きな要因であり得ることを観察した．ナースがある処置のため，あるいは処置とは関係しないが，慰めようとの思いからタッチするときに，クライエントは肯定的に反応するようである．これに反し，慰めを意図せずに単にナースの手が触れただけでは，クライエントはちぐはぐなメッセージを感じとり，肯定的な反応を示さない．

〔タッチングのガイドライン〕

　どのようなタッチをするかは，その効果に大いに影響する．ナースは仕事やクライエントに対する態度によく気を配らなければならない．思いやりのある態度があれば，処置であるか否かにかかわらず，効果的なタッチをもたらす．ベッドバス1つをとってみても，憤慨しいらいらしているナースが拭く場合と，愛の奉仕の気持ちで触れる場合の反応を想像してみよう．

　タッチングの質（例えば，強さ，持続時間，態度）のほかに，タッチする部位に配慮することが大切である．四肢は，思いやりのあるタッチを提供するのに適した部位であると一般的に考えられている．体の中心部である体幹部に触れることは，処置の際のタッチは別として，親密の度合いが高すぎると感じられやすい．手首や前腕は，慰めを伝達するために触れるのに最も適した部位である．クライエントが手を差し出してきた場合は，手を握ってあげると慰めになる．

タッチの仕方によっては，思いやりの気持ちがあっても優越感や威圧感を伝えてしまう場合がある．そこで，誤解を避けるために以下のような注意を払うほうがよい．

- 背中をポンポンとたたかない：見下されたと感じさせる場合がある．
- 寝ているクライエントのそばに立ち，両手を伸ばして肩に触れない：「私はあなたより強い」と言っているような印象を与える．
- 両手を握り，同時に上腕をつかまない：「あなたを押さえつける」と言っているかのようである（両手を握り，前腕に触れるときは，クライエントの腕や手を，下から揺りかごのように支えるのが良い方法である）．

体に触れることを，クライエントが性的なかかわりと誤解するのを恐れて，治療の意味合いがあると思われるタッチも控えてしまう場合がある．しかし時と場所をわきまえ，さらに，性的な意図をもたず適切な部位に適切な時間だけ触れるならば，誤解は十分避けられる．触れる前にクライエントの了解を得れば意図を明らかにすることができる（例えば，「○○さん，今は本当につらいでしょう．手をとってご一緒にお祈りしてもよろしいでしょうか」というように）．

表4-1の症例は，それが処置の際のタッチで始まるとしても思いやりのあるタッチの力となることを説明している．

□ ボディランゲージ

効果的なコミュニケーションとするためには，クライエントのボディランゲージだけでなく，自分のボディランゲージも認識する必要がある．ボディランゲージはクライエントの感情をよく映し出す．また，ナースがクライエントに対してどれほど真実な関心を向け，受容力があるかを伝える．

以下は，ボディランゲージの解釈に役立つナースのためのガイドである．

- クライエントの目は何を伝えようとしているか．落ち着きのない目や視線を合わせたくない目をしているか．
- 顔の表情はどのようなメッセージを示しているか．表情は明るいか，疲れた表情か．

表4-1 ナースのストーリー：タッチングの効力

ナース(RN, BSN)のマーテル・コスタが，かつてある都市の地域病院で看護助手として働いていたときの経験である．

外科回復期病棟でとても忙しかったある日，私は1人のクライエントと忘れることのできない経験をしました．Pさんは50歳代後半のアメリカ人女性で，英語を話せませんでした．私の勤務時間帯には，面会人がなく，悲しそうで沈んでいるようでした．午後，私は病室に入り，手まねで「よかったら清拭をしましょうか」と尋ねました．彼女はうなずきました．

まず，顔をていねいに拭くことから始めました．やさしく顔に触れることは，最も効果的なケアの1つであると私は自負しています．私はPさんの目の周りと額をそっと拭きました．彼女は次第にリラックスして両目を閉じていました．この様子を見て，私は彼女が体に触れられることを心地良く感じている証拠であると思いました．ですから私は，顔から首，そして背部へと清拭を続けました．

背中を拭いていると，P夫人は，そっと泣き始めました．私は「おやっ」と思いました．彼女を傷つけたのかしら．でも痛がっている様子ではありません．彼女は声を出して何度も神様に感謝し始めたのです．彼女は誰かから，手を差し伸べ，慰め，ケアをしてほしかったのです．私は清拭の手を止め，彼女のそばにひざまずいて彼女の手をとりました．

Pさんは，泣き続けていました．私たちはただ互いに見つめ合いました．彼女に理解できる言葉を自分は何ももっていないと思ったのです．でもそのとき，私の眼差しがどんな言葉よりも多くを伝えたのだと直感しました．数分後，再び清拭を始めました．彼女が身体的接触を喜んでいましたから，ローションを背中に塗ってあげました．彼女は再び目を閉じ，私がマッサージをしている間，ときどき祈っていました．その日の終わりに，私は「さようなら」を言うためにPさんの部屋に行きました．彼女は私の手をとり，手にキスをして何度もお礼を言っていました．清拭といったささいな行為が，こんなにも大きな違いをもたらしたことに私は深く感動させられました．言語の壁があるにもかかわらず，私たちは深いきずなで結ばれたことを実感しました．

- クライエントの姿勢はどうか．距離をおくために引き下がっているか．腕を組んで防衛の姿勢をとっていないか．
- クライエントが家具や衣類，置物などを防衛のコミュニケーションに利用しているか．例えば，クライエントは何かにつかまって，それを楯にしていないか．
- 声の調子は何を表しているか．恐怖のため高い調子の締めつけられたような声か．心配のため早口になっていないか．
- クライエントのしぐさは何を表しているか．いらいら，そわそわしていないか．

このようにコミュニケーションの要素を考えるときに大切なのは，相手の性別や年齢，社会的・文化的相違を考慮することである．例えば，アジア系のクライエントは視線を合わせることは避けるが，そのかわりにナースの顎の辺りに目をやり敬意を表す．

　ナースは，クライエントとの相互作用のなかで自分がボディランゲージで何を伝えているかに注意を払わなければならない．スピリチュアルな話題を話し合っているとき，それが恥ずかしさや心が痛む経験であるのに，ナースがいらいらした落ち着きのない表情をしたり，ケラケラ笑ったりしていないだろうか．クライエントに霊的な事柄について語ってくれるよう勧めているときに，椅子を引き寄せ，目と目を合わせてやや前かがみの姿勢で，受容的な態度を表しているだろうか．それともボディランゲージが防衛や無関心，距離感を伝えていないだろうか．

　共感的応答の場合，クライエントの伝えている非言語的メッセージをとらえ，その意味するものを深く考察して応答する．例えば「ご家族のことを話しておられたとき，声が詰まったようでした．もしかして，つらいことがおありなのでは……」とか，「あなたの目はどこか遠い所を見つめておられるようでしたが……」というように応答する．このようにして，ナースの観察がクライエントの思いをよく映していたかどうかを確かめなければならない．状況によっては，クライエント自身にその非言語的メッセージを解釈してもらうよう求めてみることが最善の場合もある（例えば「○○に気づいたのですが，それはどういう意味でしょうか．話していただけますか」というように話す）．

c. クライエントのメッセージへの応答

　クライエントの苦しみやスピリチュアルな痛みに対して，どのようなふさわしい応答を編み出せばよいのか，ナースは悩んでしまうことがある．多くの場合，最もふさわしい応答は沈黙である．しかし，言葉による応答も助けになることがある．牧会カウンセラーである William Oglesby (1980) は，援助的になる応答の公式として "There you are ; here I am ; I Love you"（「あなた

のそばにいますよ．あなたのことを気にかけていますよ」）という言葉を提案している．

ナースはクライエントが苦しんでいることを認めクライエントのためにそばにいるというメッセージを伝え，また，クライエントのことを心にかけていることを伝えることで，この公式を応用して締めくくることができる．Oglesby の公式は，例えばこのように応用することができよう．「お話をお聴きして，何かを恐れていらっしゃるように感じたのですが．たとえどんなことがあっても，私はいつでもあなたのお世話をさせていただきます．わかってくださいね」

Rybarczyk と Bellg(1997)も，聴き手はクライエントの語りの主題や話し方の要素を明らかにしなければならないと提唱している．例えば主題について，「お話をお聴きして，ご自身は大変な状況をよく乗り越えてきたと実感していらっしゃるのですね」というような応答をあげることができる．話し方の要素については，「宗教について話されるときは，とても生き生きしておられるのに気づきました」のような例をあげることができる．Rybarczyk と Bellg は，ふさわしい場面であれば，話し手の身振りを聴き手がまねてみせるのもよいと助言している．クライエントの思っていることや感じていることを身振りで表現すると，話し手の多様なメッセージが聴き手に理解されたというメッセージが伝わる．

クライエントの会話のなかには無数の思いや気持ちが込められており，どのような主題や内容を中心に応答したらよいかを見極めることが難しい場合がある．次のことを考慮することで，その糸口を見つけることができるだろう．

- 言語的メッセージと非言語的メッセージとの間に矛盾があるか．
- 語りのなかで，どの言葉に語調を強めたり力を込めたりしているか（例えば，クライエントはどの話題のときに目を"輝かせる"か，何を話しているときに大きな声を出したり早口になったりするか）．
- 心の奥に流れている感情的なものがあるか．
- 感情の含みのある言葉を使っているか．

表4-2 共感的傾聴の技法

□ すべきこと
・ケアリングの態度を保つ.
・最も深い悲しみのうちにあるそのときに, クライエントに最大の関心を傾けて寄り添う.
・個人的な問題や物語を避ける.
・クライエントの考えと同様に感情にも注意を払う.
・言語によるメッセージと同様に非言語的メッセージにも注意を払う.
・クライエントに対する自分の内部の反応を意識する.
・クライエントが十分に聴いてもらえたと感じる瞬間を見つける(例えば,「そう, 私が言いたかったのはそれなのです」).
・応答するときには, クライエントの使う概念用語を使う.
・沈黙を大切にする.
・涙を流すことを受けとめる.
・クライエントの使う言葉の彩と, 力の入れ場所を意識する.
・親密になりたいというクライエントの願望を尊重し, これを癒しの目的のために用いる.
・クライエントの言語的メッセージと非言語的メッセージの両面を織り込んだ応答をする.
・クライエントが自らをより深く洞察することができるように, 語られたことを統合し, 深く解釈してクライエントに応答をする.

□ してはならないこと
・治療に役立つという確信がないのに, 話に逆らうような物語をもち出す.
・聴いているのがつらいので, 会話の主題を変える.
・つらい感情を押し込める. つらい感情をできるだけ抑える.
・自分の確信を押しつける.
・クライエントが感情をぶつけたいと思っている場合に, 詳細な内容や事実に執着する.
・自分が話し手より上位だとか, 救世主だと思い込む.
・クライエントの感情の痛みに対して, なんとか修復しようとしたり説教したりする.

・文章の綾(あや)を使って話題をことさら強調する様子がみられるか.

表4-2に, クライエントのメッセージに対する応答のガイドとして要点をまとめた.

2.「共にいること」

全身全霊をかけてクライエントと共にいることは, ケアリングの根本である. それは, スピリチュアルニーズをもっているクライエントをケアする場

合に特に大切である．クライエントにどのようなスピリチュアルな介入をしたらよいかわからないとき，ナースは典型的に，「共にいること」，すなわち"能動的傾聴"あるいは"ただそばにいる"というコミュニケーション方略を用いている(Emblen & Halstead, 1993 ; Sellers & Haag, 1998 ; Taylor, Amenta, & Highfield, 1995)．効果的に共にいるためには，真正な卓越したやり方で言語的コミュニケーションと非言語的コミュニケーション方略を用いる必要がある．

　「共にいること」(presencing)という言葉は，「存在」(presence)という名詞が行為を表す動詞的表現に変換されたもので，臨床での介入としてナースが高く評価している実践方法である．「共にいること」(presencing)，すなわち「その場にいること」(being present)，「そばにいること」(being there)，「一緒にいること」(being with)は，Bennerが1984年，その最初の著書 *From Novice to Expert*(邦訳：ベナー看護論―初心者から達人へ，医学書院)のなかで提示した造語であり，援助役割のなかで達人ナース(エキスパートナース)が身につけている能力の1つとされている(Zerwekh, 1997)．哲学者や看護理論家のなかには,「共にいること」(presencing)のニードがあることを認め，それについて説明している人が何人かいる(Zerwekh, 1997)．「共にいること」をクライエントやナースが高く評価している研究はあるが，「共にいること」とその成果について明確に記述した経験的研究はほとんどない(Gardner, 1992 ; Minicucci, 1998)．

　Pettigrew(1990)は,「共にいること」の特徴を明らかにしている．すなわち，「共にいること」に特有な要素は次のような他者との関係性である．
　　・今という瞬間に自分自身を惜しみなく差し出すこと
　　・全身全霊をかけて他者の役に立つことができること
　　・傾聴することが自分たちの特権であることを十分に認識すること
　　・他者にとって意味のあるやり方でそばにいること
　「共にいること」は，共感や支援，思いやり，傾聴，配慮，意思疎通，治療としての自己提供などの概念とも深い関係があり，互いに重なり合っている(Gardner, 1992)．「そばにいること」(presence)という概念を分析した

Fredriksson(1999)は,「共にいること」は,クライエントを気づかう態度を維持し続けるナースが「自分自身を惜しみなく差し出すこと」であると指摘している．したがって,ナースが注意深くクライエントに耳を傾けても自分自身を惜しみなく差し出すことができない(言い換えれば,内部にゆとりをつくれない)場合は,その効果は減少する(Minicucci, 1998 ; Pettigrew, 1990).

「共にいること」にはさまざまなレベルがあることを何人かのナースが指摘している(Fredriksson, 1999 ; Snyder, Brandt, Tseng, 2000). OstermanとSchwartz-Barcott(1996)は,クライエントのためにその場にいることには4つのレベルがあると示唆している．

- 存在(presence)とは,この人たちの定義によれば,ナースが物理的にはその場にいるが,クライエントに焦点が当たっていないことを意味する．クライエントの部屋でテレビを見ているが,クライエントとのやりとりがないナースがその例である．
- 部分的存在(partial presence)とは,ナースは物理的にはその場にいて,クライエントのためになんらかの務めを果たしているが,クライエントとのかかわりはわずかか表面的なレベルにとどまっている．黙って輸液チューブを交換しながらディナーパーティについて思いめぐらしている場合などがこの例である．
- 全面的存在(full presence)とは,精神的・情緒的・物理的にその場にいることを意味する．ナースは意識的にクライエントに焦点を当てる．問題解決のためにクライエントを助けようと注意深く観察し全面的に傾聴するナースは全面的存在を表している．
- 超越的存在(transcendent presence)とは,ナースが物理的・精神的・情緒的,そしてスピリチュアルにクライエントのためにその場にいる場合である．この種の存在は人間的人格を越えた全く別の形の経験である．ナースが治療的タッチを施したり,クライエントと共に黙想や祈りをしているとき,それは超越的存在といえる．ナースが1つの目的のために,黙って,注意深く,全身全霊をもって,激しい痛みに見舞われているクライエントにずっと寄り添っているような場合がそうである．

a.「共にいること」の特性

人はどのように「共にいること」を提供するのか.「共にいること」の本質を明らかにしようと追求した研究者が何人かいる(Fredriksson, 1998 ; Gardner, 1992 ; Zerwekh, 1997). また, Pettigrew(1990)は,「共にいること」に欠かせない要素として, クライエントの脆弱性, 沈黙, 招き, 特権の4つをあげている.

□ クライエントの脆弱性

「共にいること」は, 医学的介入がもはや不可能な状況の下で苦しんでいるクライエントの支えになる, 最善で唯一の介入方法であることが多い. クライエントがひどく衰弱し無力な状態になったとき, ナースが共にいることの意味は最も深い. 自分ではどうすることもできない苦悩のただなかにおかれた人を見つめることは, たいへん難しい仕事である. 専門職者としての自分の技術が, もはやクライエントを癒すことも慰めることもできないと自分に言い聞かせることは, 医療専門職者にとって認めるのがつらいことである.

このような衰弱しきったクライエントの姿を目の当たりにしたとき, 普通はそれから目をそらすか, あるいは忙しく動き回ったり, カウンセリングを始めたりして, そうした事態から自分を防衛しようとする. しかしPettigrew(1990)は,「弱さは, 苦しむ人と共に歩む弱さを必要としている」と主張している(p.505).「共にいる」ということは, どうすることもできない状況であることを認めながら, なおもその状況のなかにとどまることである. 適切な言葉をかけようとか, 何かしてあげなければと心配するのではなく, もっぱらその人に寄り添うことである.

□ 沈黙

Pettigrew(1990)は, 沈黙は"苦悩の言葉"であると述べている. 言葉では弱さや苦悩を十分表現することができない場合が多い. 言葉にすると痛々しい経験を薄っぺらなものにしてしまう.「共にいる」ということは, 沈黙のなかでクライエントと共にいることの場合が多いのである."ただ, 話を聴いて

いただきたいのです"とクライエントが願うとき，ナースの沈黙は欠かせないものとなる．

□ 招き

「共にいること」には，クライエントからの招きが必要である．多くのクライエントは苦しみを個人的な事柄と考えるので，ナースはクライエントのそばに来て衰弱しきった姿を見ることを，クライエントから許可を得なければならない．「招かれるということは，弱り果て，傷つき，苦悩のなかにある人のもとを訪れ，見守り，苦悩を共にし，触れ，そして聴くことを許されることなのである」(Pettigrew, 1990, p.505)．

□ 特権

「共にいること」は，決してナースの権利ではなく，常に特権なのである (Pettigrew, 1990, p.505)」．クライエントにとって弱さや喪失，苦悩を他者に見られることは，非常な勇気を必要とする．なぜなら，このような現実の苦しみの上に嫌悪や軽視，拒否などの反応まで降りかかってくる可能性があるからである．したがって，苦しみのなかにいるクライエントから，ナースが共にいることを許可してもらえるならば,それはクライエントからの贈り物，すなわち特権とみなすべきである．Zerwekh(1997)は,「共にいること」はナースにとって特権であるだけでなく，ナースにも慰めをもたらす行為であり得ると述べている．つまり，他者を慰めることによって，ナースの心に深い慰めが得られるからである．

b.「共にいること」の成果

「共にいること」によってもたらされる肯定的な成果を，多くのナースたち (Fredriksson, 1999 ; Gardner, 1992 ; Osterman & Schwart-Barcott, 1996 ; Snyder, Brandt, & Tseng, 2000)が明らかにしている．

・苦悩の軽減
・不安の軽減

- つらい人生経験を通しての心理的・霊的な成長
- 孤独感の軽減
- 一体感（きずな）の強化
- 理解され親身のケアを受けた，慰めと勇気をもらったとの意識の高まり
- 思いや感情を言葉に出す機会がもてたこと
- 脆弱感の減少
- 自己理解とやる気の強化

　OstermanとSchwartz-Barcott(1996)は，ナースが「共にいる」ことで否定的な結果をもたらす場合もあることを明らかにしている．存在や部分的存在の場合でも，信頼関係を築く機会を失いクライエントに不安をもたらすことがある．また，全面的存在であっても，クライエントとナースに否定的な影響を及ぼす可能性がある．OstermanとScharwartz-Barcottは，ナースがそばにいようとして力みすぎると，クライエントは心地良くないに違いないと述べている．超越的存在の場合には，ナースがクライエントの経験にのめりこみすぎて客観性を見失うことがある．それと同時に，クライエントの問題や苦悩をナースがどこかに運び去ってしまわないように注意する必要がある．

c. 「共にいること」のガイドライン

　亡くなったばかりのクライエントのベッドサイドで母親がすすり泣きしている．または，顔面の熱傷のため顔のゆがみと瘢痕は避けられないと告げられたクライエントが泣いている．このような状況のとき，ナースは「なんと言うべきなのか，何をすべきなのか」と戸惑ってしまう．「共にいること」が苦悩を和らげるのに最も役に立つ接し方であるのだが，それを実践するのが困難な場合がある．以下は「共にいること」をどう実践したらよいかを示している．

　ひどく衰弱し，力なく，手の施しようもなくなったクライエントに寄り添うということは，特に深い意味のあることである(Pettigrew, 1990)．「共にいること」は，死にゆくクライエントや激しい苦痛に悩むクライエントに対してはもちろんのこと，スピリチュアル的な苦しみや精神的な苦しみのなかに

おかれた人にも有効である．苦悩をかかえているクライエントをみると，ナースは自らの弱さや傷ついた経験を思い出すことが多い（第3章を参照）．そのときナースは，次のような自己アセスメントの過程を通して自分の脆弱さについて深い洞察を得るのである．「どのような患者ケアの場面だったら，私は逃げ出したいと思うのか」，「施すすべもない状況におかれたクライエントに，どう対応したらよいのか」，「こういうことを避けているのではないのか」，「職業という蓑で自分を防護してはいないか」など．

　時間的な制約の下におかれているナースにとって，たとえ瞬時であっても心を込めてクライエントに寄り添うことは，難しい課題であるに違いない．Snyderら（2000）は，「共にいること」を実践するための準備として，次のことを勧めている．すなわち，「患者の部屋に入る前，または家庭訪問の直前のひととき，まずクライエントのことだけに集中しなさい．クライエントの名前を声に出し，集中して，注意をそらすものはすべて払いのけなさい（Snyder, Brandt, & Tseng）．ゆっくりと数回深呼吸をしながら集中しなさい．吸気のたびにクライエントの名前を心のなかで呼び，そして呼気のたびに"○○さん（と患者の名前で），何かしてほしいことはありませんか"と心のなかで言ってごらんなさい」と．

　クライエントに近づくときには，クライエントと視線を合わせ，クライエントの文化的背景に配慮しながら触れるようにするとよい（Snyder, Brandt, & Tseng, 2000）．言葉を交わすほうがよい場合もあるが，深い情動の渦中にある人には言葉は浅薄で不必要な場合が多く，沈黙は深い意味をもつ．「共にいる」ということは，ナースの本能的な直感に大きく依存する実践方法である．触れるほうがよいか，それとも話しかけたほうがよいのか．いつ，そしてどんなふうにすればよいのか．それは，一重にその場の状況とナースとクライエントとの関係にかかっている．「自分だったら，誰かに，どんなふうに付いていてほしいと思うだろう」と自問すれば，どれくらいの時間クライエントのそばに寄り添い，目と目を合わせ，どのような触れ方をしたらよいかを判断する目安が得られるだろう．クライエントに招かれた者として，身体的・精神的・情緒的，そして霊的に誠意を尽くすならば，ナースは慰めを

与える存在であり得るのである．

　ナースはやさしく問いかけるように，ただ「しばらく，おそばにいましょうか」と言って，共にいることの容認を得ることができる．言葉で容認を得ることができない場合は，クライエントのボディランゲージに注意を払うか，あるいは以前そばにいたときのクライエントの反応から判断することができる．あなたがそばにいるとき，クライエントはリラックスしているだろうか．あなたに顔を向けようとしてベッドのなかで向きを変えるか，またはそっぽを向いてしまうか．あなたが長居をした場合，去ろうとすると手をつかまえようとするだろうか，あるいは眠たそうなふりをするだろうか．

　Bunkers(1999)は，真実にそばにいることについて大切なことは，期待をかけないことであると示唆している．沈黙することを学び，心を開いて声にならない言葉を聴きとり，相手の過去や現在，未来の経験を現実のことのように見守り，聴きとること．これらがすべて，そばにいることなのである．クライエントのそばにいる間，そこにいることを特権とする以外に，クライエントに何も期待してはならない．「共にいること」には「取り引き」があってはならない．「無条件」の贈り物として与えることである．「共にいること」の成果をクライエントの反応によって測るべきではない(Minicucci, 1998)．クライエントの微笑みや「ありがとう」という言葉，またはタッチの応答が返ってこなくても，ナースが共にいることはクライエントに大きな影響を与えているのである．

　共にいるためには自分を惜しみなく差し出す必要があるが，ナースは世話を引き受ける者(caretaker)ではなく一貫してケアを提供する者(caregiver)でなければならない．Montgomery(1992)はケアリングに関するナースの意識について面接調査を行った結果，ナースは過剰に踏み込まずにクライエントと深いかかわりをもつ知恵をもっていることを明らかにしている．このナースたちにとって鍵となる言葉は「スピリチュアルな超越性」，言い換えれば，自分自身が偉大な力と結びついていると考えることである．Montgomeryは，このスピリチュアルな超越性によって，ナースは的確で健全なケアリングや関係性を保つことができ，生き生きとケアができる力を得ていることを明ら

かにしている．過剰介入に陥らないための対策として，このほかナースはクライエントとの境界線を保つことについて，カウンセラーからガイダンスを受けたり，あるいは知恵をもっている同僚と問題について話し合う機会をもっていた．

3. 看護実践への示唆

　スピリチュアルの状態が健全に支えられるようなケアを提供するためには，誠実で親身な態度で意思を伝える能力が欠かせない．「共にいる」ということは，癒しをもたらすような関係をつくり，精神性（スピリット）を育む基本的な介入方法である．それには，親身のケアリングが伝わるようなコミュニケーションスキルが必要である．以上の研究や文献を通して，コミュニケーションと「共にいる」ということは看護実践において多大な意義をもつものであることが示唆された．

a.「共にいること」を伝える

　ナースは常に何かしら心の内の思いを相手に伝えている．そして，それは多くの場合クライエントのいる場所で起こる．しかし，ナースが共感や「共にいること」を伝えるレベルは一様ではない．ナースがクライエントに対してどの程度「共にいること」を伝え，どの程度コミュニケーションを図るかは，当然ナースにかかっている．しかし，全人的に耳を傾け全面的に「共にいること」ができれば，クライエントに心の癒しをもたらし，健康を増進することができる．

　Minicucci(1998)は，「患者とのどのようなやりとりの場であっても，ナースが患者にどれだけ人として自分を惜しみなく差し出すことができるかが，患者の癒しの力を刺激することになる」と示唆している(p.10)．Karl(1992)は，他者のために共にいることができる能力は，その人がどれほど活力の源とつながっているかによると述べている．彼は，他者のために共にいようとする前に，自分自身のためにその源とつながっていることが大切だという．

表4-3 コミュニケーションにおける支持的態度と妨害的態度

支持的態度	妨害的態度
・今おかれている状況にあなたが対応できるように,私はできる限り喜んでお手伝いさせていただきます.	・私があなたの問題を片付けましょう.
・あなたの思いや気持ちを尊重したいと思います.	・あなたは……というふうに感じる(あるいは考える)べきではないですか.
・あなたが苦しみのなかにあるとき,喜んでそばにいますよ.	・苦しみに対処する最善の方法は,それを避けるか,否認することです.
・最善の方法であなたをお支えしたいので,どうぞ何でもおっしゃってください.	・私は専門家です.あなたにとって何が最善かわかっています.
・私はあなたを心からお世話したいと望んでいます.たとえあなたが私をいらいらさせたり,怒らせたり,うんざりさせたりすることがあっても.	・私はもう,あなたにいらいらさせられています.
・癒しや救いをもたらす存在,私たちよりもはるかに大いなる力が存在します.	・私が癒し,救ってあげます.

つまり,ナースは「自分のもてる最良のものを引き出せるように,生き,働き,振る舞っているだろうか」と自問自答してみる必要がある.また,自己評価用紙(第3章を参照)を使うことも,「共にいること」を実践するための備えになるに違いない.

b. 思いやりのある態度の効果

意思疎通や「共にいること」といったナースの行為が実際に効力を発し,癒しにつながるためには,クライエントに対する思いやりのあるナースの態度が非常に重要である.このような態度は,共にいること,思いやりのあるタッチ,共感的傾聴になくてはならないことをエビデンスが示している(Pettigrew, 1990 ; Rybarczyk & Bellg, 1997 ; Weiss, 1986).ナースがケアリングのつもりでタッチや傾聴をしたとしても,クライエントに対するケアリングの態度を内にもっていなければ,クライエントにはケアリングと受けとめられない.看護の知識やスキル(技術),経験も,ケアリングの態度が伴わなければ効果はない.表4-3は,ケアリングにおける支持的態度と妨害的態度を対

比している．支持的態度には，クライエントに対する思いやりや自分の基準に基づいて判断しないこと，謙遜さなどがあげられる．Rybarczyk と Bellg は，クライエントのストーリーに対して，これまでの生活史を尊重し，終始関心と感動を示さなければならないと述べている．

c. 時間の制約

　自分たちには時間のゆとりがないとナースが認識していることが，共感的傾聴や「共にいること」の妨げとなっている．苦痛，とりわけ霊的苦悩に耳を傾けるにはもっと時間が必要だと誤解していることが多い．ナースがクライエントのそばにいる時間の量について，Meserve(1993)は，1人のクライエントに集中して心を配っても配らなくても大きな違いはないと論じている．Meserve(1993)はまた，心からクライエントに関心を寄せることよりも意図的に関与を避けるほうが，臨床家にははるかにストレスとなると主張している．また，ヘルスケアの専門家にそばにいてもらいたいというクライエントの願望を尊重し，その願いを，癒しに必要な親密な関係づくりに用いなければならないと言っている．今後は，クライエントが求めている共感的存在や共感的傾聴のニードを十分満たすことにより，ナースの時間を実際に省くことができるかどうか検証することができるかもしれない．実際，熟練した共感的傾聴者は"痒いところに手が届く"ように速やかに意味ある結果をもたらすことは，臨床上経験されていることである．効果的な共感的傾聴にはエネルギーを集中する必要があるが，必ずしも多くの時間が必要なわけではないことは表4-4が示すとおりである．

　「共にいること」は長時間座っていることであるとイメージしがちである．しかし，クライエントのベッドサイドでナースにはめったにそのような時間はない．「共にいること」は，多くの時間を費やすことではない．「全面的存在」(full presencing) や「超越的存在」(transcendent presencing) (Osterman & Schwartz-Barcot, 1996)は，マッサージをしたり，塗布した薬が乾くのを待つほんのわずかの時間に実践することができる．「如才のない眼差し」を向けるちょっとした瞬間のように．

表 4-4　対照的な共感のレベル

　ジム(23歳)は末期の白血病患者である．家で彼の世話をしているのは母親のカレンである．家庭訪問の後，ナースのリーは車のところに歩いて行く間，カレンと話した．
　以下の会話から，共感的傾聴と効果的な「共にいること」をどのように実践しているか，あるいは実践していないかをみてみよう．

☐ 会話 A
　カレン(母親)　おいでいただいて本当にありがとうございました．
　リー(ナース)　どういたしまして．
　カレン　見ているのがとてもつらいのです〔声がうわずり，涙ぐんでいる〕．
　リー　わかりますわ．でも，あまり痛みは感じていないのです．
　カレン　ええ，それはよいのですが……〔気まずい様子の沈黙〕．
　リー　まぁ，今夜はよく休めるといいですね．
　カレン　ちょっとお聴きしてもよろしいですか．
　リー　もちろん，どうぞ．
　カレン　〔かなりの沈黙〕どうしたらよいのでしょう．あの……，本当に不公平です．とっても悲惨です．
　なんと言ったらいいか……〔言葉を探している〕．
　リー　そう．このようなとき，私は何か一条の光明を探そうとしますね．恵みを数えて，今までの人生にあった良い出来事を思い起こすようにしますね．
　私も痛みや苦しい症状をできるだけ楽にするようにつとめますから．
　カレン　ええ，ええ．そう，私もジムにできるだけ最善のことをしてやろうとしています．
　でも，やっぱり……，やっぱりだめです……．
　リー　あなたはね，あなたは本当にすばらしいお母さまですよ．そして，立派なナースでいらっしゃいますよ．
　ジムは本当にお幸せですよ．本当に．
　カレン　〔弱々しく，むりやりほほえんで〕ええ，ありがとうございます．
　お忙しいでしょう．次のお仕事に行かれないと．ではまた，お待ちしています．

☐ 会話 B
　カレン　たびたび訪問してくださって本当にありがとうございます．
　リー　私の特権ですわ，カレンさん．
　カレン　見ているのがつらくて……．
　リー　〔尊敬をもった沈黙．傾聴の様子を体で表現〕
　カレン　どう言ったらよいのでしょう．あの……，本当に不公平です．本当に悲惨です……．そうでしょう？……．
　リー　こんなに若くて，苦しんで死を迎えるなんて，不公平です．このような苦しみのなかではたくさんの疑問や問題にぶつかるのも当然ですよね〔思いを込めた沈黙〕．
　どのような思いでいらっしゃいますか？
　カレン　〔むせび泣き始める〕もうこれ以上耐えられません．私の信仰が揺らいでいるのがとてもつらいのです．愛の神様がどうして息子や私にこんなことをなさるのかと，

(つづく)

表4-4　対照的な共感のレベル(つづき)

祈ってみても，それが聴かれたとは少しも思えないのです．
　リー　〔慰めの思いで沈黙〕あなたの悲痛な思いが私にも伝わってきます．カレンさん．私にもお気持ちが少しわかるような気がします．
　私にも完璧な答えはみつかりません．その疑問に苦しんでおられるのですね．私も同じです．わかりません〔抱き合って，涙ぐむ〕．

●要点整理

- 共感的傾聴と「共にいること」は，スピリチュアルケアを提供するための必須の技術であり，ほかのスピリチュアルケア方略の礎石である．
- 共感的傾聴にはさまざまなレベルがある．最も治療的なものは全人的傾聴，すなわち，クライエントのメッセージの知的・情緒的・身体的・霊的な内容に注意を傾けることである．
- 処置の際に手を触れるときも，あるいは処置ではなくても，ナースがケアリングの態度をもっている限り，ケアリングタッチはクライエントに良い結果をもたらす．
- 「共にいること」は自分自身を惜しみなく差し出すこと，クライエントの求めにいつでも応じられること，そしてクライエントにとって意味のある形で注意を向けることである．
- 「共にいること」に含まれる重要な要素は脆弱性，沈黙，招き，特権である (Pettigrew, 1990)．
- 「共にいること」の種々のレベルがナースによって明らかにされた．その最高のレベルは，クライエントのために物理的・精神的・心理的・霊的にそばにいることである．
- 「共にいること」による多くの肯定的な結果がナースによって認識された．それは，苦悩の軽減，不安や孤独感の減少などである．
- 「共にいること」の効果的な看護方略は以下の事柄である．
  ▶クライエントが霊的苦悩を経験していると見てとったとき，スピリチュアルペインから遠ざかりたいと思うが，その思いを打ち消そうと

してどのような行動を取りやすいかを認識しておくこと．
➤クライエントとの「共にいること」に入る前に集中する．
➤アイコンタクトを用い，適切なタッチをする．
➤クライエントから「共にいること」を容認してもらう．
➤クライエントの期待を制限する．
➤「共にいること」は長時間クライエントと共にいる必要はないことを認識する（如才のない笑顔を見せるだけでも有用）．
➤適切な境界を保ち，過度に巻き込まれるのを避ける．

●**考察課題**
1) だれかがあなたを心から慰めてくれたときのことを思い出してみよう．慰めをもたらしたその人の存在はどのようなものでしたか．あなたがわかってもらえた，安全だ，配慮してもらっていると感じるように，その人はどのような行動をとりましたか．
2) クライエント（または誰か）が泣き出したとき，あなたはどんな反応をするのが常ですか．あなたの反応は助けになっていると思いますか．あなたが泣いているとき，ナースにどのように対応してほしいですか．
3) あなたが，忙しい病棟で多くの患者を受け持っていると想像してみましょう．1人のクライエントは，非常に恐れている様子で，話したがっているようです．「でも，時間がない！」とあなたは思っています．あなたはクライエントの必要に応えるために，どんな方法がとれると思いますか．
4) 最近あなたが支えになろうとした人との会話について，以下のことを自問自答し，できる範囲で記録を書きあげましょう．
   ・ケアリングをどのように相手に伝達したか．
   ・どのレベルの共感を表したか．
   ・その人の問題や痛みから逃避したり，過小評価したりする行動，態度をとっていないか．
5) Montgomery (1992) と McKivergin (2000) は，ナースは「超越的源泉（例えば神）」からほとばしり出るスピリチュアルなエネルギーの水路とな

るとき，クライエントのために効果的な癒しの存在であり続けることができると示唆している．あなたはこれに同意しますか，あるいは同意しませんか．その理由を書いてみてください．

(訳＝福嶌知恵子)

●文献
太字の文献は特に推奨する文献である．

Balzer-Riley, J. W. (1996). *Communication in nursing* (3rd ed.). St. Louis, MO: Mosby.
Bunkers, S. S. (1999). Learning to be still. *Nursing Science Quarterly, 12*(2), 172–173.
Emblen, J. D., & Halstead, L. (1993). Spiritual needs and interventions: Comparing the views of patients, nurses, and chaplains. *Clinical Nurse Specialist, 1,* 175–182.
Estabrooks, C. A., & Morse, J. M. (1992). Toward a theory of touch: The touching process and acquiring a touching style. *Journal of Advanced Nursing, 17,* 448–456.
Fortinash, K. M., & Holoday-Worret, P. A. (Eds.). (2000). *Psychiatric mental health nursing* (2nd ed.). St. Louis, MO: Mosby.
Fredriksson, L. (1999). Modes of relating in a caring conversation: A research synthesis on presence, touch, and listening. *Journal of Advanced Nursing, 30,* 1167–1176.
[*1] Gardner, D. (1992). Presence. In G. Bulechek & J. McCloskey (Eds.), *Nursing interventions: Treatments for nursing diagnoses* (2nd ed., pp. 316–324). Philadelphia: Saunders.
Hauerwas, S. (1990). *Naming the silences: God, medicine, and the problem of suffering.* Grand Rapids, MI: Eerdmans.
Karl, J. C. (1992). Being there: Who do you bring to practice? In D. A. Gaut (Ed.), *The presence of caring in nursing* (pp. 1–13). New York: National League for Nursing [Publ. No. 15-2465].
McKivergin, M. (2000). The nurse as an instrument of healing. In B. M. Dassey, L. Keegan, & C. E. Guzzetta (Eds.), *Holistic nursing: A handbook for practice* (3rd ed.) (pp. 207–227). Gaithersburg, MD: Aspen.
Meserve, H. C. (1993). Editorial. *Journal of Religion and Health, 32*(2), 89–90.
Minicucci, D. S. (1998). A review and synthesis of the literature: The use of presence in the nursing care of families. *Journal of the New York State Nurses Association, 29*(3/4), 9–15.
Montgomery, C. L. (1992). The spiritual connection: Nurses' perceptions of the experience of caring. In D. A. Gaut (Ed.), *The presence of caring in nursing.* (pp. 9–52). New York: National League for Nursing [Publ. No. 15-2465].
Myers, S. (2000). Empathic listening: Reports on the experience of being heard. *Journal of Humanistic Psychology, 40,* 148–173.
Oglesby, W. B., Jr. (1980). *Biblical themes for pastoral care.* Nashville: Abington.
Osterman, P., & Schwartz-Barcott, D. (1996). Presence: Four ways of being there. *Nursing Forum, 31*(2), 23–30.
Pettigrew, J. (1990). Intensive nursing care: The ministry of presence. *Critical Care Nursing Clinics of North America, 2,* 503–508.
Rowan, J. (1986). Holistic listening. *Journal of Humanistic Psychology, 26*(1), 83–102.
Rybarczyk, B., & Bellg, A. (1997). *Listening to life stories.* New York: Springer.
Sellers, S. C., & Haag, B. A. (1998). Spiritual nursing interventions. *Journal of Holistic Nursing, 16,* 338–354.
Snyder, M., Brandt, C. L., & Tseng, Y. (2000). Use of presence in the critical care unit. *AACN Clinical issues: Advanced Practice in Acute & Critical Care, 11*(1), 27–33.
Taylor, E. J., Amenta, M. O., & Highfield, M. F. (1995). Spiritual care practices of oncology nurses. *Oncology Nursing Forum, 22*(1), 31–39.

Weiss, S. J. (1986). Psychophysiologic effects of caregiver touch on incidence of cardiac dysrhythmia. *Heart & Lung, 15*, 495–505.
Zerwekh, J. V. (1997). The practice of presencing. *Seminars in Oncology Nursing, 13,* 260–262.

●邦訳のある文献

1) 志村満子・近田敬子訳：共在(患者のそばにいること)，早川和生監訳『ナーシングインターベンション―看護診断にもとづく看護治療』所収，176-184，医学書院，1995．

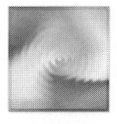

第5章
スピリチュアルアセスメント

1. スピリチュアルアセスメント・モデル
   a. 看護モデル
   b. その他のモデル
   c. スピリチュアルアセスメント・モデルの概要
2. スピリチュアルアセスメントに関する研究
3. スピリチュアルアセスメントの実施
   a. スピリチュアルアセスメントのガイドライン
   b. 重点的スピリチュアルアセスメント
   c. アセスメント方略
   d. 家族・地域のアセスメント
   e. 年齢に応じたアセスメント方略
   f. コミュニケーションの課題
   g. スピリチュアルアセスメントの障壁の克服

要点整理
考察課題

　クライエントの健康状態を身体的，心理社会的，スピリチュアル的に，あるいはこのすべての面から考慮する場合，最初にすることはアセスメントである．例えば，褥瘡ケアを行う前には褥瘡の有無や大きさ，状態を見極め，その要因と治療の成果を明らかにしなければならない．同様にスピリチュアルケアにおいても，注意深い綿密なアセスメントによる情報がなくては効果的な治療は期待できない．

スピリチュアルニーズに対するケアを立案する前に，ナースは適切なアセスメントを行わなければならない．そのために，クライエントと一緒に次のような問いに答える必要がある．

・クライエントにはスピリチュアルなニーズがあるだろうか．
・そのニーズはどんな性質のものだろうか．
・そのニーズの要因になっているものは何だろうか．
・そのニーズに対して，信念や経験，人間関係，あるいはかかえている病気がどんな影響を与えているだろうか．
・そのニーズに対応するには何が役立つとクライエントは思っているだろうか．
・クライエントは助けを求めているだろうか．
・クライエントは誰の援助を受け入れるだろうか．

多くの医療機関で行われるスピリチュアルアセスメントは，クライエントの属する宗派の把握や，チャプレンとの面接を希望するかどうかの確認程度にとどまっていることが多い．このような限られた情報では，クライエントのスピリチュアルニーズを十分に理解することはできない．スピリチュアルニーズの徴候は，心理社会的ニーズの指標と混同しやすい(Highfield & Cason, 1983)．しかし，ある程度の感受性があり手引きがあれば，基本的なスピリチュアルアセスメントを行うことができるであろう．

この章の目的は，スピリチュアルアセスメントの実際を紹介することにある．まず，最適と思われるいくつかのモデルと，関連のある看護研究の文献検討を紹介し，後半では，スピリチュアルアセスメントが容易にできるように実際的な提案をし，その障壁とそれを乗り越える方法についても紹介していく．

1. スピリチュアルアセスメント・モデル

スピリチュアルアセスメントに関する手引書は，多くのナース(Carpenito, 1995；Dossey, 1998；Highfield, 1993, 1997；Highfield & Cason, 1983；O'Brien,

1999；Peterson, 1987；Stoll, 1979；Yaedon, 1986）が作っている．また，スピリチュアルケアについての実際的な知識の多くは，パストラルケアやチャプレン職，精神医学，心理学に起源がある（Fitchett, 1993；Maloney, 1993；Muncy, 1996；Pruyser, 1976；VandeCreek, Ayres, & Bassham, 1995；van der Poel, 1998）．

このような学問分野が，スピリチュアルアセスメントに関するナースの考え方に影響を与えている．また少数ではあるが，スピリチュアルアセスメントの手引書を出版した医師もいる（Koenig & Pritchett, 1998；Mangens, 1996；Salisbury, Ciulla & McSherry, 1998）．

この人たちが提示しているスピリチュアルアセスメント・モデルには，スピリチュアリティの特質をカテゴリーに分類したものが表にまとめられている．徹底したスピリチュアルアセスメントにはどういう項目を含めたらよいかを示してくれるので，このようなモデルは大いに利用価値がある．

モデルのなかには，まだ臨床研究による検証が行われていないものもあるが，次に示す代表的なモデルは，確かな学術的な問題提起と臨床経験に裏づけられている．スピリチュアルアセスメントは，スピリチュアルケアのほかの側面と同様に，非常に重要な新しい研究分野であり，また今後研究されるべき領域であるといえる．

a．看護モデル

Stoll（1979）は，古典的な論文のなかで，次のような包括的スピリチュアルアセスメントに含まれる4つの特性とクライエントへの質問事項を示している．

- 神あるいは神性について（「神あるいは崇高な力について，あなたは何を信じていますか．困難な状況にあるとき，その信念はどのような助けになりますか」）
- 希望と力の源について（「病気のとき，あなたを勇気づけてくれるものは何ですか」）
- 宗教的慣習について（「失意にあるとき，どのような宗教的習慣や儀式があなたの慰めになりますか」）

・スピリチュアルな信念と健康との関係について(「健康問題をかかえて生きることに，あなたのスピリチュアリティはどのように影響を与えていますか」)

Stoll は，初回のスピリチュアルアセスメントが，入院中を通して看護ケアの指針となり得ると述べている．

1980年代には，Highfield(1983)によって，牧会カウンセラーの Clinebell によるスピリチュアルニーズのカテゴリーが看護に取り入れられた．Highfield は，クライエントのスピリチュアルニーズを意味する可能性のあるクライエントの態度や言葉を明らかにした．Highfield の業績は，スピリチュアルニーズの発生率と非宗教的用語による表現の頻度が高いことを示している．以下はその例である．

・愛を与えたいというニード(他者に対する心の重荷：病気のせいで，愛情のこもったケアに対して何のお返しもできない)
・愛を受けたいというニード(孤独，見捨てられた)
・希望や創造性へのニード(絶望，病気にうんざりしている)
・意味や目的へのニード("なぜ"と問う)

その後，1993年に Highfield は，スピリチュアルアセスメントとケアの"PLAN"モデルを紹介した．これは，ナースができることとその限界，および個々のクライエントの関心事を反映するような看護実践の取り組みである．"PLAN"モデルは，"Permission"(許可)，"Limited information"(限られた情報)，"Activating resources"(資源の活用)，"Non-nursing referrals"(ナース以外の職種への依頼)の4つの段階が次第に複層化していくものである．

第1段階では，まず，スピリチュアルな関心事についてクライエントはナースと自由に話し合うことができることを伝え，クライエントの理解と許可を得る．第2段階では，クライエントの関心事に対して，ナースが関与できる範囲の情報を提供する．第3，第4段階では，より詳細なスピリチュアルアセスメントに基づいて，ほかの専門職を活用してスピリチュアルウェルビーイングを支援する．ナースがスピリチュアルな関心事に対応できない場合は，ナース以外の専門家に紹介する．

Carpenito(2000)があげた〈霊的苦悩〉(spiritual distress)あるいは〈霊的安寧促進準備状態〉(readiness for enhanced spiritual well-being)をアセスメントするための質問項目は，Stoll(1979)とHighfield(1983)のアプローチに基づいている．

〈霊的苦悩〉の診断指標の有無を明らかにするための，Carpenitoによる質問項目(主観的情報)は，以下のとおりである．

1) 「霊的な力や意味の根源は何ですか．平和や安楽，信念，安寧，希望，価値の根源は何ですか」
2) 「宗教的信念をどのように実行していますか」
3) 「霊的な安寧に重要な行為はありますか」
4) 「霊的なリーダーはいますか」
5) 「霊的信念は健康にどのような影響を及ぼしましたか」

また，スピリチュアルな習慣を保てるように支援してほしいことはないかと，クライエントに尋ねることもよいだろうと，Carpenitoは言っている．

〈霊的苦悩〉の診断を裏づける客観的データは，面接時の反応やクライエントのスピリチュアルな行為を観察することで収集することができる．

〈霊的安寧促進準備状態〉の診断を裏づける主観的情報については，超越的存在に対する信頼，希望，内なる強さ，内なる平和の意味についてのクライエントの応答から引き出せるだろうとしている．

Dossey(1998)は，宗教色の濃い言語を避けたスピリチュアルアセスメント・ツールを考案した．これには以下の質問項目が含まれる．

- **意味と目的**：人生の意味とその実現の追求，希望の表明，あいまいさや不確かさの受容
- **内なる強さ**：喜びを表現し，長所や選択，目標や信仰を表明する能力
- **相互結合性**：① 前向きな自己概念，自己尊重，自己意識，② 社会との共存，帰属意識，③ 個人的関心事を追求する素質，④ 自己愛や自己寛容性を表現する能力

Dosseyのアセスメントツールは看護文献のなかで，今日最も包括的なものである．そのカテゴリーには，過去20〜30年の間にナースが広く明らか

にしてきたスピリチュアリティに関する知識が反映されている．

b．その他のモデル

　スピリチュアルアセスメント・モデルは，長い間看護学とは別のところにあった．このモデルのなかには，新しいアセスメントの視点を開き，また，包括的アセスメントの方略を示しているものがある．

　Pruyser(1976)は，スピリチュアリティの7つの特性をあげている．この特性は，否定的で不健全なレベルからもう一方の肯定的で健全なレベルにまで及ぶ連続体と考えることができる．例えば，聖なるものに対して健全な意識(聖なるものを自覚する)をもったクライエントは，「いま私は本当にスピリチュアルなものを感じます……聖なるお方が私と共におられると感じます」とはっきり言うだろう．一方，聖なる存在の意識が乏しいクライエントは，「もし神がおられるとしたら，私のことなんかかまっておられないのだ」と言うかもしれない．

　表5-1にPruyserの特性を要約した．各連続体の両極端は，クライエントやクライエントが愛する人物が述べると思われる内容を例示している．

　Maloney(1993)は，Pruyserの7つの特性に，もう1つの特性を追加する必要があることを主張し，それを"偏見のない信仰"と呼んだ．Maloneyは，偏見のない信仰はスピリチュアルな信念の新しい考えに対する硬直した考え方や抵抗を和らげるものであると確信した．一方PruyserとMaloneyは，このモデルはクリスチャンの視座から得られたものであるが，クリスチャンでない人々のスピリチュアルな特性やカテゴリーについての洞察にも適用できると考えた．

　Muncy(1996)は，種々のスピリチュアリティの側面を3つの特性に分けてアセスメントすることを提案した．第1の特性は，クライエントの自己理解と他者に対する態度についての把握である．Muncyは，自分自身と他者についての理解の仕方は，その人の神についての見方をよく表していると仮定した．例えば，自分や他者を決して許せない人は，神は許してくれないと考える傾向があるとしている．第2の特性として，Muncyは人生の目的意識，

表 5-1　Pruyser のスピリチュアリティの特性：Maloney(1993)と Kloss (1988)による解説

特性	連続体	
	肯定的/健全	否定的/不健全
1. 聖なる存在・神についての意識（聖なる存在に対する畏敬の念をどれほどもっているか）	「私は神様が身近におられると感じています．そしてもう一度元気になるように，神様のお助けに頼っています」	「鳥のさえずりも私にとってはあざ笑いにしか思えません．自然のなかに聖なるものは何も見えません．ほかに何が見えるというのでしょう」
2. 神の恵みと揺るぎない愛を受け入れる（神の慈愛と無条件の受容をどれほど経験しているか）	「ご親切なケアに感謝します．あなたは神様の生き写しです」	「私は誰の助けも親切も要りません．だって，それを受ける値打ちなどありませんから．自分の力でやってみます」
3. 信念（どれほど生きることを大切にし，人生に対し前向きであるか）	「私の人生は楽しいことばかりでした！　新しいことなら何でも挑戦してみたいです」	「人生には，怖くて手を出せないことがあまりにもたくさんあります」
4. 悔い改めや責任感（どれほど大らかに変化を受け入れ，自分の感情や行動の責任をとるか）	「目前の状況を変えるために，私はどう対処したらよいでしょうか」	「こんなつらい思いをするのは，私のせいではない」
5. 摂理の意味（どれほど神のお導きを体験しているか）	「自分の人生や病気についても，神様のみ旨が行われることを信じています．」	「神様は一体どこにおられるのですか．私が病気のとき，神様は私を見捨てられました」
6. スピリチュアルな共同体や宗教共同体への参加と交わり	「私のために祈ってくれる人がいることを知っています．私は教会とつながっていると感じています」	「なぜ私は教会の助けをお願いしなければならないのですか．あの方たちは，電話さえかけてくれないのです」
7. 道徳的な生き方をすることへの決意とその適応性	「病気の身ですが，自分の人生は尊いものだと思います．世の中にもっとお役に立ちたいと思います．」	「私には，もう生きる意味などありません．どうか死なせてほしい」

宗教やスピリチュアルなことに関する個人史のアセスメントを行うことを提案している．クライエントのスピリチュアルな背景や人生の目的について知ることは，クライエントの病気体験やその他の健康問題に及ぼした要因を理解するのに役立つ．特に第3の特性がユニークな点は，クライエントのスピ

リチュアル的な側面の目標について質問することである．そうすることによって，臨床従事者がスピリチュアルケアプランについてクライエントと話し会う機会がもてると，Muncyは提唱している．

　Maugens(1996)は，スピリチュアルアセスメントの新しいカテゴリーを意味するものではないが，スピリチュアルアセスメントの要素を記憶する方法として，以下の"SPIRIT"を紹介している．

- 「スピリチュアルな信仰体系」(Spiritual belief system)とは，宗派や神学に関することを指す．クライエントの信仰を知っていれば，必要なときに適切な人に依頼をすることができる．病気に対する反応や治療方針についての決定に信仰が及ぼす影響についても理解することができる．
- 「個人のスピリチュアリティ」(Personal spirituality)とは，その人が人生経験を通して得たスピリチュアルなものについての考え方を指す．これは個人に特有なもので，信仰と関係があるものだけではない．クライエントが臨死体験をした後にスピリチュアル面での変容を経験しても，必ずしも宗教体験とは思わないことも，その一例である．
- 「スピリチュアルなコミュニティへの全面的参加」(Integration and involvement with a spiritual community)とは，クライエントが宗教団体やスピリチュアルな支援団体の会員であったり，何らかの役割を果たしているということである．スピリチュアルなコミュニティのサポートがあることがわかれば，ナースは，支援依頼の手続きや協力を得られる可能性についてクライエントと話し合うことができるだろう．また，病気のため外出制限があっても，なんらかのコミュニティ参加の機会が残されているか話し合うことができるだろう．
- 「儀礼行為と制約」(Ritualized practices and restrictions)とは，健康に影響を及ぼす生活様式や行動を指す．食事の様式，礼拝行為，祈りの儀式，聖日順守など，健康問題に取り組むクライエントのニーズに影響を与えるものである．
- ヘルスケアについての「意味づけ」(Implications)は，クライエントの個人的な宗教上の信念や実践が治療の選択と実行にどのような影響を与え

るかアセスメントする必要があることを気づかせてくれる．例えば，癒しは保健医療専門職の助けによらず，ただ神からくるとクライエントが信じていることがわかれば，ナースは治療の選択についてクライエントとどう話し合うべきかの理解が得られる．
・「終末期のイベントの計画」(Terminal events planning)とは，人生の終焉にかかわる行事についてのアセスメントである．スピリチュアルな個人史のなかで，人生の終わりにかかわるイベントを決める権限は末期のクライエント本人がもつべきなのに，別の人に与えられてしまう場合がある．死後についての信念や火葬，死の意味などをアセスメントするとき，ナースは，死を目前にしたクライエントに敬意を払い最善を尽くすであろう．

Fitchett(1993)は，以下のような7つの特性を含むスピリチュアルアセスメント・モデルを開発している．
1) 信念と意味(例：人生の使命，目的，宗教的・非宗教的意味)
2) 権威と導き(例：どこに，誰に信頼を置き，導きを求めるか)
3) 経験(例：神聖な経験，あるいは悪魔的な経験)，感情(例：その人のスピリチュアルな体験から現れでる語調)
4) 親睦(例：スピリチュアルな信念や慣習を共有できる公式・非公式のコミュニティでの交わり)
5) 儀式と慣例(例：人生に意味をもたらす活動)
6) 勇気と成長(例：疑念と内面の変化に向き合い打開する力)
7) 召命と帰結(例：自分に与えられたと思う使命，召命)

このモデルを適用した事例のインタビューを**表5-2**に示す．
Salisburyら(1989)は，スピリチュアルアセスメントの4つの領域をあげている．すなわち，クライエントの重要他者(例えば，愛情，一体感，コミュニティに影響を及ぼす人物)，神や宗教との関係のありよう，スピリチュアルな資源，そしてスピリチュアルな関心事である．彼らは，スピリチュアルアセスメントの質問にクライエントが回答するチェックリストを開発した．それには，入院患者に共通してみられる以下のスピリチュアルの関心事が具

表 5-2　Fitchett のモデルの適用例：あるナースのストーリー

　リンはローマ・カトリック教の信徒で，11 歳の息子をもつ 43 歳の既婚女性である．郊外の中流階級の住宅地に住んでいる．最近乳がんが再発して腰椎に転移し，大学病院で化学療法を受けている．リンの自宅で行われたインタビューの抜粋から，彼女のスピリチュアリティの一部を提示する．別のスピリチュアルアセスメント・モデルを用いることも可能であるが，ここでは包括的な Fitchett のモデルを用いた．

　リン　私は体調が良いときには，積極的になれて元気を保てました．今では毎週のようにウェルネスセンターに通っています．今週は，ズキズキするような頭痛があったけど重い足どりで行ってきました．自分でもばかだなと思ってしまいます（笑）．でも，そこに行けば得るものも多いからです．気分が健康状態に大きく左右されます．だから，そうならないようになんとかしなければと思っています．サポートグループの友人に話してみてはどうかと思ったりもします．体のことに集中しすぎては危険なことはわかっています．安全は，私の体のことも含めて，1 つ 1 つのことをコントロールすることよりも，どこか別のところから来るものだとは思っています．

　ナース　では，その安全はどこから来るのでしょうね．

　リン　まだよくわかりません．だからウェルネスセンターに行っているのです．安全の思いは，何かスピリチュアリティと関係があるように思います．私はそんなに信仰に篤い人間ではないけど，体のことは別の何かがあると思っています．もう何年も芸術活動をしていないけど，自分ができることはそれかなと思います．まだ自分の両手が使えますから，持ち上げたり，押したり，引っ張ったり，曲げたりわざわざする必要もないし．友人が大きな塊の粘土を買ってくれたので，何か彫ってみようかなと思っています．せめてもの慰めにはなるでしょう．自分が全然，生産的ではないと感じています．なぜいつも生産的でなければいけないと感じてしまうのかわからないけれど，ずっとそういう神経症だったのね……．

　私はこれまで，ほかの人の悲劇に関係のある仕事をしてきました．この 5 年間，地方の病院のカウンセラーだったので，がんや心臓に問題がある人や先天性障害をもつ子どもの親など，本当に多くの人とかかわってきました．それから，たくさんの問題をかかえる，スラム街の若者のためにも働いてきました．ねえ，想像してみて！　自分は問題を解決するたいそうな人間だと思っていたのよ．でも，自分の問題となると，話は別ね．問題に正面から向き合わなかったせいね．でも，今は何を解決したらよいかわからないの．自分の内面的なものに尽きるわ．何かスピリチュアルなもの．そう結局そこに行きつくわ．だからわからなくなってきたの．私が心配なのは，ただ息子のことなの〔泣く〕．息子を学校に送って行ったり，アドバイスを与えたり．息子にはパパやおばあちゃんがいる……．でも，息子は私を失うことになるわ．こんなふうに考えると，私のなかの誰かが，「それって本当に傲慢よね」って話しかけてくるの．

　どうしてがんなんかになったのか，その意味を探そうとするの，堂々巡りだわ．後を追っかけるようなものよ．（激しい声で）これは賭け，天の賭けだわ．きっと賭けよ．いや,賭けじゃないわ．そんな考えが行きつ戻りつしているわ．私はあそこの通りを横切っているただの人なのよ．でもまた別のときには，このことには何か理由があると考えるの〔声はさらに不安定になる〕．私はそれが何なのかをはっきりさせたいの．私は，人にもっと何かをしてもらえると思っているわ．でもこれは，おそらく人生で学ばなくてはならないことなんだわ……（泣く）．

（つづく）

表5-2　Fitchettのモデルの適用例：あるナースのストーリー(つづき)

〔分析〕
　信念とその意味　リンは自分の病気や人生，やがて迎える死の意味を問い，その苦悩をはっきりと述べている．天上の賭博師，または，ある意図をもった宇宙の道理の犠牲者ではないかと苦闘している．

　権威と導き　病気になる前，リンは人生の問いには満足に答えられると思っていた．しかし今や自己の威信が揺らいでいる．彼女は，安らぎ，安全，行くべき方向，あるいは答えを出してくれるどの道を曲がろうかと迷っている．インタビューの間，彼女は診断がついたときから，聖人のように思っている祖母に祈っていると述べた．彼女はサポートグループや癒しの音楽，がん闘病記などに導きを見いだしている．

　経験と感情　リンのスピリチュアルな問題は，心配，怒り，悲しみに表れている．苦悩のただなかでがん体験から得た自己洞察への理解が見てとれる．また彼女は，自分の体調とスピリットとが直接関係していることを認識している．

　交わり　地域社会におけるかかわりはリンの人生に大きな目的意識を与えてきた．しかし，その交わりは彼女ががんに冒されてから少なくなった．彼女は誠実な夫や息子，友人との関係を生きがいにしている．

　儀式と慣習　彼女に慰めをもたらしてきた宗教的慣習を行うことが，今では少なくなった．しかし，彼女のアートワークが祈りとなり，それで自分を有意義に表現できるだろう．彼女のアートワークは，彼女にとって遺産を遺す1つの道であり，それはまた彼女の人生に意義を与える道でもある．

　勇気と成長　スピリチュアルな疑いや魂の暗闇と正面から向き合うことに，リンの勇気が表れている．彼女は，自分が問いかける多くのスピリチュアルな疑問に満足のいく答えを見いだしてはいないが，それと格闘することでスピリチュアルの成熟を可能にしている．この心の格闘や疑いは，現状の打開，方向転換，学習あるいは成長に先駆けて経験される．

　使命　どんな義務や責務がリンの人生を意義あるものとしているのだろうか．彼女は1人の母として，妻として，友としてあるいはアートワークを通して，人々に美と喜びを創造することに意味を見いだしている．

体的にあげられている．

- 神に対する怒り
- 悲嘆と予期悲嘆
- 死に行くことと死後の世界についての関心
- 信念に関する内なる葛藤
- 恥
- 未解決の罪悪感
- なぜ神は悪魔や苦難と共存されるのかという疑問
- 医療の道徳的・倫理的な問題に対する関心事

表5-3 スピリチュアルアセスメント・モデルの概要

著者/ 学問領域	スピリチュアリティの特性	特長
Stoll/看護	a. 神性あるいは神の概念 b. 強さと希望の源 c. 宗教的慣習 d. スピリチュアルな信念と健康との関係	・ナースが使って広く普及した最初のモデルである.
Highfield/看護	a. 与える愛のニード b. 受ける愛のニード c. 希望と創造性に対するニード d. 意味と目的に対するニード	・チャプレンのモデルが看護に導入された. ・観察可能な指標の概念をイラストで説明している.
Carpenito/看護*	a. 主観的データ ・診断指標：スピリチュアルな慣習，強さや意味の根源，霊的リーダーの存在，疾患や障害が信念に及ぼした影響	・〈霊的苦悩〉という看護診断の必要条件として提示している.

*カルペニート，リンダ J.：カルペニート 看護診断マニュアル，第3版，医学書院，2005 を参考に作成.
（つづく）

スピリチュアルアセスメントの実施に関するSalisburyらの貢献は，クライエントのスピリチュアリティに関する記録を体系化したことであろう．スピリチュアル面の関心事を具体的にコード化したことにより，臨床家や研究者がクライエントのスピリチュアリティについて容易に理解しあえるようになり，また，クライエントのスピリチュアル面の関心事について，定量化可能なほかの要因との比較や統計分析ができるようになった．

c. スピリチュアルアセスメント・モデルの概要

これまでみてきた種々のスピリチュアルアセスメント・モデルは，アセスメントすべき具体的側面を示している．このようなモデルのほとんどは，スピリチュアリティの特性を規定しているが，おそらく別の名がつけられたほかのモデルと重複するものもあると思われる．モデルのあるものは大いに助けになるが，それは，アセスメントすべき新たな特性を提示したためではなく，アセスメントの助けになるさまざまな方略があるからである（例えばMaugens, 1996）．表5-3はこれらのモデルを要約したものである．

表5-3 スピリチュアルアセスメント・モデルの概要(つづき)

著者／学問領域	スピリチュアリティの特性	特長
Carpenito／看護*	・関連因子：スピリチュアルな強さを維持することに対してナースはどんな援助ができるか． b. 客観的データ ・現在実践していること，スピリチュアルアセスメントに対する応答，スピリチュアルな慣習への参加	
Dossey／看護	a. 意味と目的 b. 内なる強さ c. 相互結合性	・宗教的偏見を招く用語の使用を回避した．臨床で用いるアセスメント用の質問項目を具体的に提示している．
Pruyser／心理学と牧会カウンセリング	a. 聖なるもの，神についての意識 b. 恵みと愛の享受 c. 信仰と人生への献身 d. 悔い改めと責任 e. 摂理であるとの自覚 f. スピリチュアルなコミュニティへの参画	・長年にわたりチャプレンに影響を与えた独創性のある業績． ・スピリチュアルな問題は「診断」可能であるという考えを導入した．
Muncy／チャプレン	a. 自己理解と他者に対する態度 b. 宗教およびスピリチュアルの個人歴 c. スピリチュアルの目標	・クライエント自身のスピリチュアルな目標の特定を可能にした．
Maugens／医学	a. スピリチュアルな信念体系 b. 個人のスピリチュアリティ c. スピリチュアルな共同体との融合 d. 儀礼と制約 e. ヘルスケアの意味づけ f. 終末期のイベントの計画	・アセスメントの構成要素の記憶術を提起した．
Fitchett／チャプレン	a. 信念と意味 b. 権威と指導 c. 経験と感情 d. コミュニティと交わり e. 儀式と慣習 f. 勇気と成長 g. 使命	・多くの学問領域からなるチームの研究業績を反映し，包括的である．
McSherryら／医学	a. 重要他者との関係 b. 神および宗教との関係 c. スピリチュアルな資源 d. スピリチュアルな関心事	・スピリチュアルな関心事の定量化，コード化を臨床家に働きかけた．

*カルペニート，リンダ J.：カルペニート 看護診断マニュアル，第3版，医学書院，2005を参考に作成．

2. スピリチュアルアセスメントに関する研究

　看護研究者は，スピリチュアルアセスメントの普及率とその実施に関する調査研究を行っている(Boutell & Bozett, 1987 ; Highfield & Cason, 1983 ; Highfield, 1991)．なかでも Highfield は，がん看護専門ナースがしばしばクライエントのスピリチュアルニーズを見落としたり，心理社会的ニーズと取り違えやすいことに気づいた(Highfield, Highfield, & Cason,)．Boutell と Bozett (1987)は，直接患者ケアを行っているオクラホマ市のナース238名を対象に調査を行ったところ，スピリチュアルニーズアセスメントを「頻繁に，あるいは常に行っている」と答えた者は34％，「ときたま」と答えた者は38％であった．スピリチュアルアセスメントを実施する者の割合が高かったのは，研究対象となったナースの74％が，教会活動に積極的に関与している事実と関連があるのではないかと，研究者らは推測している．ソーシャルワーカーである Dudley ら(1995)の研究は，53か所のホスピスから返送されたスピリチュアルアセスメント質問紙の内容分析であった．質問紙の内容は，患者の所属宗派，問題あるいは障壁，儀式，スピリチュアリティ(宗教と関係のない)などであった．質問紙には自由回答式質問のほか，スピリチュアルケア計画に関する質問も含まれていた．

　近年，多くの研究者により，クライエントのスピリチュアリティを定量的に分析するための研究用具がいくつも開発され検証されつつある(Humgelmann, Kenkel-Rossi, Klassen, & Stollenwerk, 1989 ; O'Brien, 1999 ; Reed, 1987)．いわゆる「紙と鉛筆」による筆記式の方法では，回答者に対して2～3ページ程度の質問に回答をしてもらうようになっている．このような研究用具は回答に多くの時間を要し，また，教育レベルの低いクライエントには混乱を与え，宗教心に乏しく神を信じない人に対する配慮に欠けている．

　クライエントのスピリチュアリティをアセスメントするために，研究用の測定用具を臨床目的に利用することは理論的には可能である．2つの研究チームは，彼らのスピリチュアリティ測定用具は，臨床でのアセスメント目

的にも応用可能であると提案している(O'Brien, 1999 ; Salisbury, Ciulla, & Mc-Sherry, 1989). しかし, 臨床の場で使われる測定用具は簡潔なものが求められる(おそらく 10 〜 15 項目以下). したがって, 宗教的偏見のない言葉や, 採点や解釈が容易でクライエントのさまざまな状況に適用可能であることが求められる. 定量的スピリチュアルアセスメント用具の臨床における使用について, その妥当性と感受性, 実施可能性の検討は, 今後さらに研究を要する領域である.

3. スピリチュアルアセスメントの実施

そもそもスピリチュアリティは, 特に人が健康問題に直面しているときに, なくてはならないものであり, また行動を規定する力であり, その人のスピリチュアリティについて知ることは, ナースにとってきわめて重要である. クライエントのスピリチュアルな個人歴は, ヘルスケアチームに貴重な情報を提供してくれる. すなわち, クライエントにとって何が生きる目的なのか, 治療法の決定とその応諾に影響する信念があるのか, どんなスピリチュアルな痛みが健康を害しているのかなどについて知ることができる. 平たく言えば, スピリチュアルアセスメントから得る情報が,「あのクライエントは, どのような動機からあのようなことをするのだろうか」,「何がクライエントのスピリットを元気づけているのだろうか」など, ナースの理解を助ける.

以上概観してきたアセスメントモデルを通して, 人間のスピリチュアリティの複雑さやすべての人に共通するスピリチュアリティの表出について紹介してきた. ナースがスピリチュアルアセスメントの専門的能力を身につけるまでは, その実施に当たっては戸惑いを感じたり, あるいは萎縮すら感じるかもしれない. とはいえ, スピリチュアルアセスメントを実施する上で, ほかの看護業務を行うのと同じように注意と分別を傾けるなら, 必ずうまくいくだろう.

a. スピリチュアルアセスメントのガイドライン

　BurkhardtとNagai-Jacobson(1985)，またHighfield(1993)は，2段階に分けてアセスメントすることを提唱している．これは，まず霊的苦悩の指標を観察してから，綿密に焦点を絞ったアセスメントを実施することである．つまり，最初はクライエントのスピリチュアリティについて一般的なアセスメントを簡潔に行い，引き続き重要と思われる特定の分野に焦点を絞ったアセスメントをするのが，効果的でありまた適切である．このような手法に従うのは，今日のように時間の制限が余儀なくされているヘルスケア環境においては，理にかなったことである．このようなスピリチュアルニーズの指標に基づいた手法では，不適当な干渉を減らすことができる．以下の手順はナースの助けとなる．

　入院時には，簡単なアセスメントを行って以下のことを確かめる．
- 全般的なスピリチュアルの状態(例：「今のあなたの精神面はどのような状態ですか」)
- スピリチュアルニーズ(例：「いちばん気がかりなのはどういうことですか」)
- スピリチュアルな助け(例：「あなたの心配事について，何か助けになるものはありますか」「医療チームのメンバーは，あなたを元気づけてくれると思いますか」)

　口頭によるかあるいは筆記式で，この簡単なアセスメントを行う．クライエントの一般的なスピリチュアルの状態をさらに詳しくアセスメントするときは，質問紙に書き込むことができる．このアセスメントの後，スピリチュアルな心配事が明らかになれば，さらなるアセスメントのために時間をとるか，あるいはスピリチュアルケアの専門家に依頼するかを考える．

b. 重点的スピリチュアルアセスメント

　ナースは患者とのかかわりを通して，スピリチュアルの状態，ニーズ，よりどころとしているものなどのアセスメントを継続すべきである．全般的なアセスメントによって，スピリチュアルな問題が見えてきたときは，その問

題をもっとよく理解するために，焦点を絞ったスピリチュアルアセスメントを実施する．Dosseyのモデルを使ってクライエントに生きる意味や目的，内なる力，相互結合性（自分自身との，他者との，超越他者との）などについての不安やニードがあるのを観察した場合，ナースはクライエントのかかえる本当の問題は何なのか，どんな助けが必要なのかを，さらに深くアセスメントする．

例えば，クライエントがスピリチュアルな資源である祈りに対して困難を覚えているときは，何が難しいのか，どんな助けを求めているのか，祈れないとはどういう意味なのかを，さらにアセスメントする．この場合，次のように焦点を絞った質問をするとよい．

- 「病名を告げられて以来，ずっと祈れなくなったとおっしゃいましたが，その原因は何なのかもっとお話しいただけますか．それは，病気のストレスからか，薬のせいか，あるいは何かほかのことと関係があるのでしょうか」
- 「祈れないことで，あなたにどんな影響がありますか」
- 「癒しの祈りを理解してもう一度お祈りができるようになるために，どのようなお助けをしたらよいでしょうか」

別の例では，末期患者の配偶者が「どうして，神は私の愛する人を奪い去らなければならないの」と号泣している．そのときナースは，どんな要因がスピリチュアルな痛みをひき起こしているのか，あるいは，どうしたらその痛みを軽減できるかを知りたいと思うだろう．その場合，問題に焦点を当てたアセスメントをするということは，配偶者の"なぜ"という問い，不幸な出来事に対する考え方，神についての理解，あるいはスピリチュアルな対処法などを探りながら質問することである．

より専門的で複雑なスピリチュアルの問題をアセスメントしなければならない場合は，スピリチュアルケアの専門家（訓練を受けたチャプレン）に相談することになる．詳しくは，第8章の「紹介の基準」を参照してほしい．

c. アセスメント方略
□ タイミング

　医療機関では入院時に宗派を尋ねるのが一般的である．ほとんどのホスピスでは，入院時にスピリチュアルアセスメントを済ませておくことが通例になっている(Dudley, Smith, & Millison, 1995)．しかし，専門家のなかには，スピリチュアルアセスメントは継続的に行う必要があるとする人もいる(Maugens, 1996 ; Peterson, 1987)．一般的にみて，入院時面接の際にナースが宗教やスピリチュアリティについて2, 3の質問をするだけでは，十分なアセスメントができていない．前にも述べたように，スピリチュアルアセスメントはナースとクライエントとの関係が持続する限り，継続されるものである．Stoll(1979)は，スピリチュアリティに関する質問について，スピリチュアルアセスメントと性的なアセスメントは個人的なことにかかわるデリケートな事柄であるため，どちらも別途に行うべきであると述べている．

□ ラポール(健全な人間関係)と信頼の確立

　クライエントにとって，自分が信頼していないナースとスピリチュアルな個人的な問題を話し合うことは難しいので，まずはラポールを築くことが重要である(McSherry, 1996 ; Peterson, 1987 ; Stoll, 1979)．ラポールは，ナースが一貫してクライエントに尊敬と同情の念を示すならば，容易に築かれる．これとは対照的に，苦痛に対して鈍感になったり，"燃え尽き"てしまったり，あるいはスピリチュアルな事柄に対する個人的嫌悪感を投影してしまうナースは，結果的にクライエントとの間にラポールを築けなくなる．誠実さと共感を維持した上で，第4章で示したクライエントとの間にラポールを築く基本的なコミュニケーション方略を活用することである．

　スピリチュアリティと信仰心は，個人的な問題である．またナースがアセスメントする事項のなかにも個人的なことが多くあるので，スピリチュアルアセスメントの実施に先立って，クライエントにこの領域がデリケートな問題であることを理解してもらうことは，大いに礼儀にかなったことである(Maugens, 1996 ; Stoll, 1979 ; Taylor, 2001)．このような前置きをすることは，

クライエントから許可を得る手段の1つでもあり，HighfieldのPLANモデル(1993)の第1段階に相当する．

Maugensは，スピリチュアルアセスメントの前に行うアプローチとして，次の例を紹介している．

「多くの人はしっかりとした信念や宗教心をもっています．このようなことは，健康なときも病いのときも，その人の生き方に影響を与えるものだと思います．もし，ご自分が大切にしておられる信仰や慣習について，ざっくばらんにお話しできるようでしたら，少し聴かせていただけませんか……」(p.12)．

このほか，次のようなアプローチがある．

「最近の研究では，私たちの体の健康と心の健康との間には確かな関係があるという報告があります．そこで，あなたの健康全般にわたって何が影響しているのか知りたいので，スピリチュアルな面についていくつかお尋ねしたいと思います．私はナースとして，身体面だけでなく，心理社会的にも，精神的にも，全人格をもった人として，心からお世話させていただきたいと願っていますので，スピリチュアルな面についても少しお話を聴かせていただきたいのです．

ここに紹介した例は，クライエントにとってもナースにとってもアセスメントの助けとなるであろう．

□ 適切な言葉づかい

クライエントへの質問はスピリチュアルアセスメントに不可欠な部分なので，質問の仕方の基本を覚えておくほうがよい．事実に基づいて，簡潔に，「はい」，「いいえ」式の回答を求める選択肢式質問は，時間の制限があったり，詳しいアセスメントをすることができない場合は助けになる．そうでない場

合は，個人のスピリチュアリティの複雑さや特性を理解するために，自由回答式質問に的を絞り十分アセスメントをするほうがよい．最も適切な自由回答式質問は，いつ，誰が，何を，どのように，あるいは"〜について聴かせてください"などで始まる質問である．一般的には，「なぜ」で始まる質問（例：「なぜそれを信じるのですか」）は好ましいとはいえず，脅しや挑戦的な感じを与えてしまうことが多い．**表5-4**は，ナースがスピリチュアルアセスメントに使える包括的な質問表である．このような一連の質問は，上に述べたモデルで確認されたスピリチュアリティの主要な特性をすべて反映していることに注目したい．

　宗教的な言葉を用いることで，宗教をもたないクライエントにつまずきを与えはしないかと懸念するナースもいるが，これはスピリチュアルアセスメントの障壁の1つとなっている．しかし，スピリチュアリティには宗教的ではない特性もあることを思い出してほしい．そうすれば，この障壁は理論的には消滅するはずである．スピリチュアリティについては，「神」という言葉を使わなくとも，あるいは宗教と結びつけなくても話し合えるものである（表5-4には，宗教用語を用いない質問例が多数あげられている）．

　スピリチュアルアセスメントの実施にあたり，相手が不快に感じないような言葉を理解するために，次の2つのガイドラインを覚えておくとよい．第1は，宗教的な前提を抜きにした一般的な質問をすることである．例えば，「この病気とうまく向き合っていくための強さはどこからくるのでしょう」とか，「病気とうまく付き合うために，大切にしておられるスピリチュアルな信念や習慣がありますか」という質問である．第2は，クライエントの言葉をよく聴くことである．そして具体的な追加質問にそれを用いることである．「信仰と祈りが私を支えてくれるのです」という応答があれば，「信仰」や「祈り」という言葉が不快を与えないことがわかる．「偉大な聖霊のお導きです」という言葉が返ってくれば，敏感なナースは「イエス・キリストはどのように導いておられますか」などと聴かないであろう．

表5-4　スピリチュアリティの特性に対応したアセスメントの質問リスト

□ 神あるいは超越者についての個人的体験
- あなたは宗教や神を大切にしていますか．それはなぜですか．そうではない場合，それはなぜですか．
- 神(より高い権能，究極他者，超越者など)は，あなたに近い存在ですか．今，近い存在だと感じていますか．
- 神あるいは神性はあなたの人生のなかでどのように働いておられますか．
- あなたの礼拝の対象/神は，どのような方ですか．
- あなたの神をどのようにイメージしていますか．
- 神にとって，あなたはどのような存在だと思いますか．
- あなたと神の間になんらかの隔たりがありますか．神から許されないと思うことがありますか．
- あなたは神に対する怒りの感情をどのように理解していますか．
- あなたの祈りに，神はどのように応えてくれますか．
- 神あるいはスピリチュアルな存在が愛の源と感じますか．
- 神はいったいどこにおられると思いますか．

□ スピリットを高める慣習・儀式
- あなたのスピリチュアリティ(人生哲学)について述べてください．
- あなたが大切にしているスピリチュアル的・宗教的慣習は何ですか．
- 病気になったことで，スピリチュアル的慣習に影響がありましたか．
- 病気になったことで，祈り(瞑想，聖書朗読，断食，秘跡，礼拝など)に影響がありましたか．
- あなたは，何をどのように祈っていますか．
- どのようなスピリチュアル的図書，宗教書，象徴が助けになりますか．
- 病気になったことがスピリチュアル的慣習や信念に良い影響を与えると思いますか．
- どのような図書や芸術作品，あるいは音楽が心を癒してくれますか．
- 日々，どのような聖典に助けを見いだしていますか(コーラン，聖書など)．
- スピリチュアルな慣習を続けるために，お助けできることがありますか．
- 宗教的慣習は，どのようにあなたの心を育んでいますか．

□ スピリチュアルなコミュニティ〔教会，寺院，カブナント・グループ*〕への参加
- あなたはスピリチュアルな団体やコミュニティ，宗教的な団体やコミュニティにどのようにかかわっていますか(訪問者/会員/指導者として)．
- スピリチュアルなコミュニティの指導者(祭司，ラビ，グル)とどのようなかかわりがありますか．
- スピリチュアルなコミュニティは，病人にどのような助けを差し伸べますか．
- 宗教的信念について，どのような戸惑いや疑いを感じていますか．
- 宗教上の義務を継続する上でどのような困難がありますか．

*訳注：ユニテリアン普遍救済主義の人々による小グループの奉仕活動あるいは伝導活動

(つづく)

表 5-4　（つづき）

□ **意味の認識**
- あなたの人生に最高の意味をもたらすのは何ですか．あなたの人生で最も大切なことは何ですか．
- 病気になったとき，それは天罰だと感じますか．あるいは，神のご意思でしょうか．
- 苦難についてどのように考え，それをどう説明しますか．
- あなたの信念は助けになるでしょうか．
- あなたの人生の目的，あるいは宇宙/神のご計画をどのようにとらえていますか．
- 病気になると，しばしば「なぜ」という疑問が起こります．何か答えが見つかりましたか．
- 人生の苦しみのなかから何か良いものが得られたとしたら，それは何でしょうか．
- 元気になりたいという動機づけになるものは何でしょうか．

□ **愛し愛されること，自己との結合性（自己認識），他者との結合性**
- 自分自身を愛していることをどのように示しますか．
- これまであなたが人から受けた最大の愛の行為はどのようなものでしたか．また，あなたが人にしてあげた最大の愛の行為はどのようなものでしたか．
- あなたは今，人からどのように助けられていますか．人の助けを受け入れることは容易なことですか．
- あなたは今，どのような希望をもっていますか．どのような希望を体験していますか．
- あなたは人生や病気のなかで，どのような許しを経験しましたか（自分を許す，他者を許す，他者から許される，神からの許し）．

□ **希望と力の源**
- 今の問題に向き合えるのはなぜでしょう．
- あなたの希望と力はどこからくるのですか．それはどのような助けになりますか．
- あなたは助けが必要なとき，誰に頼りますか．その人はすぐに応じることができますか．
- 恐ろしいとき，特別の助けが欲しいとき，いちばん助けになるのは何ですか．
- あなたのスピリチュアルな力となるために，どんなお助けをしたらよいでしょうか．
- 病気をかかえていてもスピリチュアルの力をもち続けるには，どんな助けが欲しいと思いますか．
- ご自分の将来を，どのように神に委ねておられるのですか．
- あなたの人生に喜びと平和をもたらすものは何ですか．
- あなたは何を信じていますか．
- あなたは活気に満たされるために，何をしていますか．

（つづく）

□ **質問紙の利用**

　研究者は自記式質問紙を使って，個人のスピリチュアリティを定量的にアセスメントすることが多い．一方，ヘルスケアの専門家は，一般に定性的分析法（参加観察法，半構成的インタビュー）を用いてスピリチュアリティをア

表5-4　スピリチュアリティの特性に対応したアセスメントの質問リスト(つづき)

□ スピリチュアリティと健康の関係
- あなたのスピリチュアリティは，病気体験にどのような影響を与えていますか．
- この病気体験は，あなたの信仰にどのような影響を与えましたか．
- 病気をもっているということは，自分が何者かという意識に影響を与えましたか(あるいは，スピリチュアルな面に影響を与えましたか)．
- 病気になったことで(あるいは，現在の経験で)最も悩んでいることは何ですか．
- 心を癒すためにあなたは何をしていますか．
- 病気になってから，神に対するあなたの思いや信仰体験に何か変化がありましたか．
- 現在，あなたにとって特に驚くべき意味深い変化が起こっていますか．
- 病気が良くなるために，もっと信仰が欲しいと思うことがありますか．
- 病気になったことに対して，怒りや罪意識，恨み，憤慨などの感情をもったことがありますか．

Dossey, B.M.(1998). Holistic modalities & healing moments, *American Journal of Nursig, 98*, 44-47, Stoll, R.L.(1979), Guidelines for spiritual assessment, *Ameirican Journal of Nursing, 79*, 1474-1577. ほかより改変．

セスメントする．しかし，質問紙を使ってスピリチュアリティに関する情報をひきだすこともできる(O'brien, 1999 ; Salisbury, Ciulla, & Mcsherry, 1989 ; Taylor, 2001 ; van der Poel, 1998)．この方法を用いたスピリチュアルアセスメントは，その人のスピリチュアルな信念や慣習を確認し，文章化し，測定可能なものにする．表5-5には，スピリチュアルの状態やニーズ，その資源をアセスメントするための定量的用具を紹介しているが，さまざまなヘルスケアの場や状況を考えると，この用具が唯一無二というのではなく，むしろもっと詳しいアセスメントを実施するためのきっかけとするべきである．

　定量的用具を用いる場合には注意が必要である．このようなツールは，決して人と人との触れ合いにとって代わるものではなく，人との触れ合いを円滑にしてくれるものである．また，質問紙に使われている言葉を，ナースが考えるのとは違った意味にクライエントが解釈することもあり得る．このことは言葉によるインタビュー中にも起こり得るが，定量的用具を用いるときには，間違ったコミュニケーションになりやすい．クライエントが用紙に記入し終えたとき，ナースは次のような質問をしてフォローアップをする．「質問紙に，混乱したり意味を間違えそうなことがありませんでしたか」，「この質問紙について，特にご意見はありませんか」など．

3. スピリチュアルアセスメントの実施

表5-5 スピリチュアル・セルフアセスメント用紙

人は健康問題に直面すると，自分のスピリチュアリティ（心の問題）について今まで以上に意識するようになります．問題が生じたとき，スピリチュアルな生き方や物の考え方が特に助けとなることもあれば，心のなかに疑問や疑いが生じてくることもあります．

この質問紙は，心のなかの問題について考えさせてくれるでしょう．記入し終えた後，ご自分で保存されるか，ナースに手渡していただいても構いません．ナースに手渡される場合は，ほかのヘルスケア専門家と情報を共有させていただきたいと思います．

氏名 ＿＿＿＿＿＿＿＿＿＿＿＿＿＿＿＿＿
部屋番号 ＿＿＿＿＿＿＿＿＿＿＿＿＿＿＿

あなたのお気持ちに最も近いと思う部分に ✓ 印を付けてください．

最近，私の心の状態は

とてもひどい .... ひどい ...... まあまあである ..... 良い .... とても良い ....

全般的にみて私自身は

全く スピリチュアル ではない	いくらか スピリチュアル	どちらかというと スピリチュアル	かなり スピリチュアル	非常に スピリチュアル

全般的にみて私自身は

全く 宗教的ではない	いくらか 宗教的である	どちらかというと 宗教的である	かなり 宗教的である	非常に 宗教的である

あなたの精神や心が癒され活気づくようになるため，ナースにしてほしいことはどれですか．
（該当するものはすべてチェックしてください）．

- ☐ 共に静かな時間を過ごす．
- ☐ 共に祈る．
- ☐ 瞑想ができるような環境を整える．
- ☐ 個人的な祈りや瞑想の時間，場所を与える．
- ☐ ナースがあなたのために祈っていることを知らせる．
- ☐ 精神や心の助けとなる書籍を読んで聴かせる．
- ☐ 精神や心のためになるアートや音楽を用意する．
- ☐ スピリチュアルな助けになる本を用意してくれる．
- ☐ スピリチュアルなコミュニティとの関係を保てるよう助ける．
- ☐ 宗教上の慣習を守る手助けをする．

(つづく)

表5-5 スピリチュアル・セルフアセスメント用紙(つづき)

☐ 精神や心にかかわる問題について,あなたの考えを傾聴する.
☐ 苦しかった人生経験をどのように乗り越えたかを思い起こさせる.
☐ あなたが人生のストーリーを語れるよう手助けをする.
☐ つらい疑問や疑い,苦痛に直面できるよう助ける.
☐ 話すよりも,ただそばにいてほしい.
☐ ただ,偽りのない誠実さと個人的な関心を示してほしい.

　私は,自分の精神と心を元気づけるために以下の人の助けを望んでいる.
☐ 友人と家族
☐ ほかのヘルスケアの専門家
☐ 私の牧師やスピリチュアルな指導者
☐ ほかの牧師やスピリチュアルな指導者
☐ この施設のチャプレン

　あなたの祈りや黙想,信念や慣習など,ナースに理解してほしいことがあれば,お書きください.
_____
_____
_____

　あなたの精神や心を育む書籍やアート,音楽は,どのようなものですか.
_____
_____
_____

　宗教的な慣習や交わりのために,どのようなことをナースに助けてほしいですか.
_____
_____
_____

　スピリチュアルな事柄について,どのようなことをいちばん話し合いたいですか.
_____
_____
_____

　精神や心を元気づけるために,このほかにナースにしてもらいたいことはありますか.
_____
_____
_____

(つづく)

表5-5 （つづき）

スピリチュアルな交わりのために特にお会いしたい人があれば，お名前をお書きください．また，私たちに連絡をとってほしい人があれば，連絡先を教えてください．

_____
_____
_____

□ 非言語的指標

スピリチュアルアセスメントについてのここまでの議論は，言葉による質問のつくり方と，クライエントが応答を言語化できるようにすることを中心にしてきたが，しかし思慮深いナースは，多くのコミュニケーションが非言語的に行われることを知っている．そのため，非言語的コミュニケーションやクライエントを取り巻く環境を成功裏にアセスメントすることができるのである．チャプレンの John Pumphries は，スピリチュアルアセスメントの「ABC」を守るよう提案している（本人から直接得た情報，John Pumphries, 1986年10月）．観察者はクライエントの情動（Affect），態度（Behaviors），コミュニケーション（Communication）をアセスメントし，この3つの要素が調和しているかどうかを見定める必要がある．

- **情動（Affect）**は，クライエントの感情表現である．その人の情動が語調や速さ，音量，声の調子，姿勢，物腰などに転換され，怒りや喜び，悲しみなどの感情を伝えていないだろうか．
- **態度（Behaviors）**は観察可能な体の動きのことである．体の動き，あるいはじっと動かないことは何を意味するのか．振る舞いや体の動きなどは何を意味しているのか．
- **コミュニケーション（Communication）**は，クライエントが用いる言語のことである．クライエントはどんな言葉を選んでいるだろうか．

情動と言葉が一致しない場合は，その領域についてさらにアセスメントとケアが必要である．例えば「ご気分はいかですか」という問いに「元気です」とクライエントが答えたとしても，怒った声であったり視線を落としている場合は，その不一致がよく表れている．

クライエントのスピリチュアリティについて，非言語的な指標を通して知るもう1つの方法は，その人の身の回りの環境をアセスメントすることである(Taylor, 2001)．床頭台に礼拝の対象物が置かれているか．宗教画や十字架像が壁に掛けてあるか．お見舞いカードや宗教関係の図書が置かれているか．愛情を注ぎ仲間意識を感じさせてくれる友人や家族が何人もいる証拠があるだろうか．カーテンが閉まっていたり，シーツで顔を覆ったりしていないか．動揺したり怒ったりしていないか，等々．ナースが通常アセスメントする事項の多くは，心理社会的なアセスメントであると同時にスピリチュアルアセスメントのデータともなるのである．

d．家族・地域のアセスメント

個人のスピリチュアリティが，その人の健康問題に対する反応に影響を与えるように，家族や地域のスピリチュアリティは，その集団の健康や社会問題に対する反応に影響を与える．スピリチュアリティは家族や地域に影響を与えるだけでなく，その対処資源ともなる．地域保健に携わるナースは地域のスピリチュアルアセスメントを通して，地域のニーズや資源についての貴重な情報を得る．この情報を通して，彼らは人々のスピリチュアルな健康に決定的な効果が期待される計画を立案し，ケアを提供する．

ホームヘルスナースは，家族のスピリチュアリティについてアセスメントする．また産業ナースは，職場内のスピリチュアルの状態をアセスメントする．この章で明らかにしたガイドラインは，このような集団のアセスメントにも応用することができる．スピリチュアルな状態については，メンバーに質問紙を配布して記入してもらう方法と，フォーカスグループ参加者から，全般的なスピリチュアルヘルスの状態とスピリチュアルニーズや資源について情報を得る方法がある．近隣や企業，宗教団体，地域などのスピリチュアルな状態を調査するためには，鍵となる情報提供者の面接や直接観察法も用いられる．ある特定の地域に的を絞ったアセスメントをする際には，以下のような質問を含める．

・「この地域の人たちは，どのような使命や活動に意味や目的意識をもっ

ているのですか」
- 「この地域にはどのような宗教的資源がありますか」
- 「その宗教的資源を地域の人々はどのように利用していますか」
- 「この地域社会には，スピリチュアルなものを育成する非宗教的資源がありますか」
- 「地域住民の連帯感を育てるための，社交クラブや地域サービスがありますか」
- 「家族や地域に伝わる神話や言い伝えは，どのような価値や信念を教えていますか」
- 「この地域の家族や社会は，何に安全，安楽，導きを仰いでいますか」
- 「その当局者はスピリチュアルな健康をどのように育成していますか」

e. 年齢に応じたアセスメント方略

　広い年齢層にわたるクライエントをケアするナースは，スピリチュアルアセスメントを行う際に，その人の認知的な発達段階とスピリチュアリティの発達段階を考慮する必要がある(第1章の「スピリチュアリティの発達」を参照)．質問事項は年齢相応の用語で構成すべきである．例えば，"スピリチュアルの資源"といっても4歳児には理解できないので，「怖いときに助けてくれるのは何？」という表現のほうが理解されやすい．子どもたちと徐々に信頼関係をつくっていくことは，確かなスピリチュアルアセスメントを実施するために欠かせない(Hart & Schneider, 1997)．また子どもは，信頼できる大人かどうか確かめる特別な能力をもっている．子どもは宗教についての質問を嫌がることも少ない．何でも気楽に話せて，批判的でない雰囲気をナースがつくり出せれば，子どもはスピリチュアルなことを話し出すであろう．さらに子どもの語彙が限られている場合は，発想を豊かにして，子どもにわかる言葉を工夫しなければならない．例えば，「あなたの支えになる宗教的な儀式」と言うよりも，寝る前には何をするのか(例：「寝る前にはお祈りするの？」)，また週末は何をして過ごすのか(例：「いつも教会の礼拝に行くの？」)を尋ねるほうがよい．

思春期の青年は，自分自身の宗教を確かめ，それと両親の宗教とを見極めようとする過程にある．青年は古い世代の宗教に対して皮肉な態度を示したり，否定的な見方をしがちなので，スピリチュアルアセスメントをする際には，特にそのことに注意して接しなければならない．青年は，宗教的な用語を使わないスピリチュアルアセスメントの質問に対しては，オープンに応じてくれるだろう．

青年は人生の意味を探し求め，内面のスピリチュアルな疑問への答えを探している．このような探求が，伝統や既成宗教とは異なる安楽と意味の源の追求に向かうことがある（Mabry, 1999）．スピリチュアルアセスメントを実施する際には，開放的な雰囲気をつくり，この若者の求めに対して感受性豊かに接しなければならない．

高齢者のアセスメントについては，特有のスピリチュアルな問題がある（Peterson, 1987）．人は人生経験を重ねていくと，それまで生きてきた人生を意味あるものにしたいというニードが強くなり，差し迫ってくる死を考えるようになる．高齢者が人生の意味づけによく用いる方法の1つに，過ぎし日の回想，人生物語がある．そこで，高齢者が語る記憶によく耳を傾けると，その人のスピリチュアリティについて多くのことを知ることができる．具体的なスピリチュアルアセスメントの質問などしなくてもよい．高齢者は，このような人生のスピリチュアルな問題を理解などしてくれそうもない若者に自分の人生を語ることを快く思わないという事実を，ナースは知っておかなければならない．

f. コミュニケーションの課題

言葉による会話はスピリチュアルアセスメントに欠かせないが，クライエントのなかには，話すことができなかったり，耳が聴こえなかったり，言葉によるアセスメントを理解できない人もいる．このような状況では，別の情報源が必要である．家族とのインタビューを通して，クライエントの環境や非言語的コミュニケーションなどを観察する．会話に代わる手段，例えば，文字を書けるクライエントには紙と鉛筆による質問紙（表5-5を参照）が非

常に役に立つ．また，このようなアセスメントのときに流される涙を恐れないように，心の備えをしておくべきである．言葉によるコミュニケーションができないクライエントは，無視されたと感じることがある．人間の最も深い部分といえるウェルビーイングに対する懸念があからさまになる質問により，涙のはけ口が開いてしまうことがある．

　外国語を話すクライエントのスピリチュアルアセスメントをする際に，ナースはまごつくことがある．このようなクライエントには，簡単な絵を描いて宗教を確かめるようにする（例えば，ローマ・カトリック教の信者であることがカルテに書かれていれば，教会の絵を描いてみる．そうすれば，クライエントはカレンダーを指さして教会出席の回数を示すことができる）．あるいは通訳を介してアセスメントを行う場合，専門の通訳者ではない（例えば，家族など）場合は，多少の解釈が入り込む傾向がある．もし問題になるようであれば，「はい/いいえ」で答えられるような質問を考える．最小限の通訳つきの質問で最大限の情報を引き出せるように，注意深く質問を選ぶようにする．

g. スピリチュアルアセスメントの障壁の克服

　スピリチュアルアセスメントに求められる知識をもち合わせていても，アセスメントの妨げとなる障壁を克服することの難しさをナースは感じることだろう．このような障壁には，時間の不足，スピリチュアリティを話題にすることへの戸惑い，その話題についてクライエントとどのように話したらよいかの不安などがある．

□ 時間の不足

　ヘルスケアの専門家は，スピリチュアルアセスメントを実施するための十分な時間がないと思っている．Maugens(1996)は，彼が提唱した質問紙「SPIRITual History」をクライエントに実施したところ10～15分を要したが，これは予想よりも少ない時間でできることがわかった．今日のめまぐるしいヘルスケア環境においては，それでも大変な時間である．スピリチュアリティ

は基本的なことで，しかも影響力が強いことを考えれば，時間の余裕がないなどとは決して言えない．これが，1つの単純な答えであろう．

しかし，時間の経過のなかで，ナースがクライエントの信頼を徐々に獲得してはじめて，より深いスピリチュアルアセスメントができることを覚えておきたい．さらに，スピリチュアルアセスメントのデータは，ほかのアセスメントをする際に，あるいは処置を行うとき（入浴，就寝時のケアなど）や相互作用の場で同時に収集することができる．クライエントが家族について話している間に，愛し愛されることに対するクライエントの意識や，人生の意味，目的などについて，多くのことをアセスメントできるに違いない．また，その配偶者が毎日の世話について説明している様子を見て，内なる力や勇気，希望をどこから受けているのかをアセスメントすることができるであろう．

□ ナースの戸惑い

スピリチュアルアセスメントの実施に関するもう1つの障壁は，クライエントとスピリチュアリティについて話し合うナース自身の苦手意識から生じる．このような苦手意識は，「スピリチュアリティについて尋ねるのは，個人の領域に立ち入りすぎる」とか「私は誰も傷つけたくない」などの言葉に表れている．スピリチュアルな状態をアセスメントすることに戸惑いを感じるのは，ナースの知識不足と経験不足によるものと思われる．

本書を読んでその知識不足を補ったとしても，自分が実際に技能を習得するまでは居心地が良くないであろう．経鼻胃管の挿入そのほか，看護手順に従って繰り返し実施する看護行為と同じく，何度もアセスメントを行うまで不安は消えないものである．

ナース自身のスピリチュアルな経験，あるいは未解決のスピリチュアルニーズは1つの障壁となってしまう．例えば，苦しみの意味について神をどう解釈すればよいのかと，心の内に葛藤を秘めているナースは，病気になったことで神に対する見方がどう変わったかを尋ねるのは容易ではないであろう．

スピリチュアルアセスメントを行ったことのないナースは，最初のうちは

クライエントの前でスピリチュアリティを話題にするのは容易ではないだろう．そのとき，どう尋ねたらよいか戸惑うに違いない．スピリチュアルアセスメントのデータを引き出す短い一般的な質問を覚えておくと，障壁を乗り越えるのに役立つ（表5-4を参照）．

ナースのなかには，スピリチュアリティは自分にふさわしい領域ではないと信じている人もいる．礼儀正しい人は，特に知らない人に対しては宗教や政治のことを議論したりしない．それでも，排泄や性的行為のようなきわめて私的な領域を通常はアセスメントしている．

第2章で検討したように，スピリチュアリティは，ナースが取り扱うのにふさわしい，しかも必要な領域である．したがって，スピリチュアルアセスメントに反対する言葉にはなんら合理的説明を見いだせない．異議を唱えることに裏づけとなる根拠のある説明はない．スピリチュアリティについて尋ねるのは個人の領域に立ち入りすぎると思っているナースは，自分の不快感をそこに投影しているのである．アセスメントすることを恥ずかしいことだと感じていると，クライエントはそれを感じとり同じように恥ずかしいと思うであろう．その結果，スピリチュアルアセスメントを行うことは，ナースとクライエントとの関係のきわめて私的な話題であり，そのことを示す正当な証拠があると理解してしまうのである．

ナースのなかには，クライエントがスピリチュアルな問題に触れるまで待つべきだという人もいる．スピリチュアルケアの実践と将来の展望に関する研究（Taylor & Amenta, 1994 ; Taylor, Highfield, & Amenta, 1995）によれば，がん病棟やホスピスで働くナースはこの主張に対して中立的であると回答している．

多くのナースは，スピリチュアルな話題をもち出すべきかどうかについて曖昧な態度をとっている．しかしスピリチュアリティが健康に及ぼす重要性を考えると，ナースがこの話題を回避するようなことがあれば，怠慢のそしりは免れない．ほとんどのクライエントが，感受性豊かで心からケアをしてくれるナースと話し合いたいと願っているのもまた事実である．ナースがこの話題に話し合いの窓を開いてくれれば，多くの人たちが安堵するに違いない．

□ 傾聴の大切さ

　経験の浅いナースは，アセスメントの実施中に何を話すかに気をとられがちであるが，クライエントの反応を傾聴する大切さを忘れてはならない．第4章では，能動的傾聴についてかなり詳しく述べている．ここでは，いくつかの要点を順に整理しておく．他人のスピリチュアルなことや宗教上の話を傾聴しているときには，沈黙がふさわしい．言葉以上に，象徴や隠喩に耳を傾けること．クライエントが力を込めているものに耳を傾けること．その人の思いの上に，さらにその感情に耳を澄ますこと．ナースは，自らの内なる感応にも耳を澄ますことによって，クライエントの気持ちを察知できる．なぜなら自分が感じたものが，クライエントの感情を示しているからである．

　例えば，密かに怒りを表すクライエントにナースが耳を傾け，その怒りを自分の内に感じたとき，クライエントが怒っていることを知ることになる．

●要点整理

・スピリチュアルアセスメント・モデルのなかには，スピリチュアリティの特性を明らかにし，アセスメントの方略を示してくれるものがある．
・スピリチュアルアセスメントは2段階方式の手順が薦められる．すなわち，初期の全般的なアセスメントの後に，焦点を絞り込んだ問題ごとのアセスメントが行われる．
・クライエントのスピリチュアルな状態やニーズ，資源のアセスメントには，言葉による対話と自記式質問紙の両方が使われる．
・質問は宗教的なもの，宗教的でないものにかかわらず，不快を与えないように配慮して行う．
・スピリチュアルアセスメントには，クライエントを取り巻く環境と非言語的コミュニケーションの観察が含まれる．
・個々のクライエントに対するスピリチュアルアセスメントの方法は，家族と地域のアセスメント（質問紙，フォーカスグループ・インタビュー）にも応用することができる．
・小児や青年，高齢者をアセスメントする場合，その認知的発達段階やス

ピリチュアル的発達段階を考慮し，ライフステージによくみられるスピリチュアルの問題に絞ってアセスメントする．
・コミュニケーションの困難なクライエントについては，通訳者の援助や家族成員との面接，あるいは絵を描くなどの方法でアセスメントを行うことができる．
・スピリチュアルアセスメントの障壁には，時間の不足，戸惑い，何を話しどう尋ねたらよいかについての心配がある．このような障壁は，ほかの看護ケアを行いながら傾聴してアセスメントすることで克服できる．

●考察課題

1) クライエントのスピリチュアリティのアセスメントに抵抗を感じる場合，何が原因だと思いますか．どのようなスピリチュアルアセスメントの障壁が，あなたの能力や自発性に影響を与えていると思いますか．
2) 自分自身のスピリチュアリティについて考えるとき，心にどのようなことを感じますか．あなた自身のスピリチュアリティについて（表5-4，5-5を使って），容易に考えることができる特性はどれですか．戸惑いを感じるのはどれですか．戸惑いを感じる要因は何だと思いますか．
3) あなた自身のスピリチュアリティは，他者のスピリチュアリティとのかかわり方にどのような影響を与えていますか．また，あなた自身のスピリチュアリティは，スピリチュアルアセスメントの取り組み方にどのような影響を与えていますか．

(訳＝安ヶ平伸枝)

●文献
太字の文献は特に推奨する文献である．

Boutell, K. A., & Bozett, F.W. (1987). Nurses' assessment of patients' spirituality: Continuing education implications. *Journal of Continuing Education in Nursing, 21,* 172–176.
Burkhardt, M. A., & Nagai-Jacobson, M. G. (1985). Dealing with spiritual concerns of clients in the community. *Journal of Community Health Nursing, 2,* 191–198.
[*1] Carpenito, L. J. (2000). *Nursing diagnosis: Applications to clinical practice* (7th ed.). Philadelphia: Lippincott.

Dossey, B. M. (1998). Holistic modalities & healing moments. *American Journal of Nursing, 98,* 44–47.
Dudley, J. R., Smith, C., & Millison, M. B. (1995). Unfinished business: Assessing the spiritual needs of hospice clients. *American Journal of Hospice & Palliative Care, 12*(2), 30–37.
Fitchett, G. (1993). *Assessing spiritual needs: A guide for caregivers.* Minneapolis: Augsberg.
Hart, D., & Schneider, D. (1997). Spiritual care for children with cancer. *Seminars in Oncology Nursing, 13,* 263–270.
Highfield, M. F., & Cason, C. (1983). Spiritual needs of patients: Are they recognized? *Cancer Nursing, 6,* 187–192.
Highfield, M. F. (1993). PLAN: A spiritual care model for every nurse. *Quality of Life, 2*(3), 80–84.
Highfield, M. F. (1997). Spiritual assessment across the cancer trajectory: Methods and reflections. *Seminars Oncology Nursing, 13,* 237–241.
Hungelmann, J., Kenkel-Rossi, E., Klassen, L., & Stollenwerk, R. (1989). Development of the JAREL Spiritual Well-Being Scale. In R. M. Carroll-Johnson (Ed.), *Classification of nursing diagnoses proceedings of the eighth conference, North American Nursing Diagnosis Association* (pp. 393–398). Philadelphia: Lippincott.
Kloss, W. E. (1988). Spirituality: The will to wellness. *Harding Journal of Religion and Psychiatry, 7,* 3–8.
Koenig, H., & Pritchett, J. (1998). Religion and psychotherapy. In H. Koenig (Ed.), *Handbook of religion and mental health* (Chapter 22). San Diego, CA: Academic Press.
Mabry, J. R. (1999). The Gnostic generation: Understanding and ministering to Generation X. *Presence: The Journal of Spiritual Directors International, 5*(2), 35–47.
Maloney, H. N. (1993). Making a religious diagnosis: The use of religious assessment in pastoral care and counseling. *Pastoral Psychology, 41,* 237–246.
Maugens, T. A. (1996). The SPIRITual history. *Archives of Family Medicine, 5,* 11–16.
McSherry, W. (1996). Raising the spirits. *Nursing Times, 92*(3), 48–49.
Muncy, J. F. (1996). Muncy comprehensive spiritual assessment. *American Journal of Hospice & Palliative Care, 13,* 44–45.
O'Brien, M. E. (1999). *Spirituality in nursing: Standing on holy ground.* Boston: Jones and Bartlett.
Peterson, E. A. (1987). How to meet your clients' spiritual needs. *Journal of Psychosocial Nursing, 25,* 34–39.
Pruyser, P. W. (1976). *The minister as diagnostician.* Philadelphia: Westminster Press.
Reed, P. G. (1987). Spirituality and well-being in terminally ill hospitalized adults. *Research in Nursing & Health, 10,* 335–344.
Salisbury, S. R., Ciulla, M. R., & McSherry, E. (1989). Clinical management reporting and objective diagnostic instruments for spiritual assessment in spinal cord injury patients. *Journal of Health Care Chaplaincy, 2,* 5–64.
Stoll, R. I. (1979). Guidelines for spiritual assessment. *American Journal of Nursing, 79,* 1574–1577.
Taylor, E. J. (2001). Spiritual assessment. In B. Ferrell & N. Coyle (Eds.), *Textbook of palliative nursing care* (pp. 379–406). New York: Oxford University Press.
Taylor, E. J., & Amenta, M. O. (1994). Midwifery to the soul while the body dies: Spiritual care among hospice nurses. *American Journal of Hospice & Palliative Care, 11*(6), 28–35.
Taylor, E. J., Amenta, M. O., & Highfield, M. F. (1995). Spiritual care practices of oncology nurses. *Oncology Nursing Forum, 22,* 31–39.
VandeCreek, L., Ayres, S., & Bassham, M. (1995). Using INSPIRIT to conduct spiritual assessments. *Journal of Pastoral Care, 49*(4), 83–89.
van der Poel, C. J. (1998). *Sharing the journey: Spiritual assessment and pastoral response to persons with incurable illnesses.* Collegeville, MN: Liturgical Press.
Yeadon, B. E. (1986). Spiritual assessment for a community-based hospice. *Caring, 5*(10), 72–75.

●邦訳のある文献

1）新道幸恵監訳：カルペニート　看護診断マニュアル，第2版，医学書院，2000（原書第7版）．

第6章
スピリチュアルニーズの看護ケア

1. スピリチュアルニーズの診断
    a. 霊的苦悩
    b. 霊的安寧促進準備状態
    c. 霊的苦悩リスク状態
    d. 研究と考察
2. スピリチュアルケアの計画
3. スピリチュアルケアの看護介入
4. スピリチュアルケアの有効性の評価
5. スピリチュアルケアの記録
要点整理
考察課題

　看護の真髄はケアリングである．看護は，クライエントの生理的，情緒的，スピリチュアル的なニーズに応える全人的ケアを探求する．そのためにナースは，看護過程という一連の組織立った手法を用い，アセスメント，クライエントの強みやニードの特定，明確な目標と計画の立案，実施および成果の評価を行う．優れた看護ケアの成果を追求するには，健康とウェルビーイングに欠くことのできないスピリチュアリティに，真摯に取り組まなければならない．そのとき，看護過程はスピリチュアルケアを提供する道具となり得る．

　どのような健康問題についても，アセスメントを行って計画を立案する前

に，クライエントのニーズを示す診断と，もし可能ならば，その原因を特定する必要がある．診断とは，単にヘルスケア専門家間のコミュニケーションを図るためにラベルをつけることではない．それは，診断とその原因を明らかにすることによって，適切な看護介入を決定するためである．例えば，嘔気を訴える女性が救急外来で誤診されたとしたら，この人は妊娠に対する適切な治療ではなく，腸閉塞の治療を受けてしまうかもしれない．

同様に，スピリチュアルの問題にも正確な診断が不可欠である．クライエントのスピリチュアルニーズが診断されなければ，専門的な介入は考えられない．また，クライエントのスピリチュアルニーズが十分に特定されず，原因も不明のまま診断されれば，適切な介入はあり得ない．それは効果がないどころか，むしろ有害であるかもしれない．さらに診断とそれに基づくケア計画が記録されなければ，ケアの協調を欠き，達成もあり得ないであろう．そこで，この章のねらいは，スピリチュアルヘルスを促進する看護ケアの重要な要素として，診断・計画・介入・評価，そしてスピリチュアルケアの記録方法を提示することにある．

1. スピリチュアルニーズの診断

スピリチュアルニーズをかかえるクライエントに明確な診断をすることが大いに役立つことは，医師やメンタルヘルスの専門家，チャプレンや牧会カウンセラーと同様に，ナースも知っている(Carpenito, 2000 ; Kelly, 1995 ; Maloney, 1993 ; Turner, Lukof, Barnhouse, & Lu, 1994)．

これまで，表6-1のようなスピリチュアルニーズに関するさまざまな診断ラベルが提案されてきた．しかし，今日多くのナースはNANDA(現在はNANDAインターナショナル)によって開発された診断を支持している．NANDAはその歴史の初期(1978年)から，スピリチュアルニーズの存在を認めている．

『NANDA看護診断—定義と分類1999-2000』に掲載されたスピリチュアルニーズに関する診断は，NANDA看護診断分類のパターン4「価値」に分類さ

1. スピリチュアルニーズの診断

表6-1 スピリチュアルニーズを示す診断ラベル

著者	ラベル	備考
NANDA-I (NANDA-I, 2007)	a. 霊的苦悩 b. 霊的安寧促進準備状態 c. 信仰心障害 d. 信仰心促進準備状態	〈霊的苦悩〉の関連因子： ・実際の死の過程，不安，慢性の病い，死，生活の変化，孤立，疼痛，自己疎外，社会的疎外，社会文化的な遮断 〈信仰心障害〉の関連因子： ・加齢，人生の最晩年期の危機，人生の移行，疾患，疼痛，不安，死の恐怖，非効果的コーピング，効果的でない支援，安心できない，個人的な危機，人心を操作するために宗教を用いる，宗教実践を行うことに対する文化的・環境的障壁，社会的なまとまりの不足，社会的相互作用の不足，霊的危機，苦難
米国精神医学会 (Turner et al, 1995)	〔宗教的問題〕 　例：特定の宗派への転向，信仰や儀式に対する強い執着，信仰を失う，または疑念，罪意識，カルトへの入会 〔精神的問題〕 　例：超自然体験や臨死体験，終末期疾患に関連した統合性の欠如，緊迫したスピリチュアルな経験，	この診断カテゴリーは1994年に刊行されたDSMの第4版に加えられ，「臨床で注目すべき他の状態」という欄に掲載されている．
O'Brien (2000)	a. スピリチュアルペイン b. スピリチュアルな疎外感 c. スピリチュアルな不安 d. スピリチュアルな罪悪感 e. スピリチュアルな怒り f. スピリチュアルな喪失 g. スピリチュアルな失望	これらの診断は，〈霊的統合の変調〉に関連するものとして紹介されている．
Hay(1989)	a. スピリチュアルな苦悩 b. 内なる資源(力)の不足 c. 信念システムの問題 d. 宗教的ニーズ	定義： a. 原因不明の対人的・内的苦悩 b. 精神力の低下(例：気力・活気の低下，意欲の低下) c. 個人的意味体系に対する意識の欠如 d. 特に表明した宗教上の要求

資料6-1 スピリチュアルニーズに関する看護診断の変遷

版	分類法	配置
1999-2000	(NANDA診断分類法Ⅰ)	パターン4：価値　4.1.1　霊的苦悩（魂の苦悩） 　　　　　　　　　　4.1.2　霊的苦悩のリスク状態 　　　　　　　　　　4.2　　霊的安寧促進への準備状態
2001-2002	(NANDA診断分類法Ⅱ)	領域10：生活原理 　類1　価値観 　類2　信念 　　　霊的安寧　00068　霊的安寧促進準備状態 　類3　価値観/信念/行動の一致 　　　霊的苦悩　00066　霊的苦悩 　　　　　　　　00067　霊的苦悩リスク状態
2003-2004	(NANDAインターナショナルに名称変更)	領域10：生活原理 　類1　価値観 　類2　信念 　　　霊的安寧　00068　霊的安寧促進準備状態 　類3　価値観/信念/行動の一致 　　　霊的苦悩　00066　霊的苦悩 　　　　　　　　00067　霊的苦悩リスク状態
2005-2006	(*追加)	類3　価値観/信念/行動の一致 　　　信仰心*　00169　信仰心障害 　　　　　　　00170　信仰心障害リスク状態 　　　　　　　00171　信仰心促進準備状態

『NANDA看護診断—定義と分類』の1990-2000年版, 2001-2002年版, 2003-2004年版, 2005-2006年版をもとに訳者が作成.

れた〈霊的苦悩〉，〈霊的苦悩リスク状態〉，〈霊的安寧促進準備状態〉の3つであった*.

*訳注：2001-2002年版では「診断分類法Ⅱ」により，領域10「生活原理」の類2「信念」に〈霊的安寧促進準備状態〉が，また類3「価値観/信念/行動の一致」に〈霊的苦悩〉と〈霊的苦悩リスク状態〉が追加された．2005-2006年版では，類3「価値観/信念/行動の一致」に新設された「信仰心」に〈信仰心障害〉，〈信仰心障害リスク状態〉，〈信仰心促進準備状態〉が追加された．**資料6-1**に，スピリチュアルニーズに関する診断の変遷をまとめた．

表6-2 〈霊的苦悩〉の診断指標

- □ 自己との結合
  - ・怒り
  - ・受容の欠如を表明する.
  - ・勇気の欠如を表明する.
  - ・自己への寛容の欠如を表明する.
  - ・希望の欠如を表明する.
  - ・愛の欠如を表明する.
  - ・生の意味の欠如を表明する.
  - ・生の目的の欠如を表明する.
  - ・平静さの欠如を表明する.
  - ・罪悪感
  - ・低いコーピング能力
- □ 他者との結合
  - ・疎外感を表明する.
  - ・重要他者との相互作用を拒絶する.
  - ・霊的指導者との相互作用を拒絶する.
  - ・サポートシステムから切り離されていると言葉に出す.
- □ 美術・音楽・文学・自然との結合
  - ・自然に興味がない.
  - ・霊的な書物を読むことに興味がない.
  - ・以前の想像力の状態を表明できない(例:音楽を歌う/聴く, 読み物を読む/聴く).
- □ 自分自身より偉大な力との結合
  - ・見捨てられていると表明する.
  - ・神に対して怒っていると表明する.
  - ・希望がないことを表明する.
  - ・苦痛があることを表明する.
  - ・内省的になれない.
  - ・超越的なものを経験できない.
  - ・宗教的活動に参加できない.
  - ・祈ることができない.
  - ・霊的指導者に会うことを求める.
  - ・霊的実践の突然の変化

NANDAインターナショナル, 日本看護診断学会監訳:NANDA-I看護診断―定義と分類2007-2008, 医学書院, 2007より.

a. 霊的苦悩(Spiritual Distress)

〈霊的苦悩〉とは,「自己, 他者, 美術, 音楽, 文学, 自然, または自分自身より偉大なパワーとの結合性を通して, 生の意味と目的を経験し, 結合する能力の障害」である(日本看護診断学会監訳:NANDA-I看護診断―定義と分類2007-2008, p.249, 医学書院, 2007).〈霊的苦悩〉(すなわち魂の苦悩)とは,あらゆる心の崩壊や安楽・安寧ではない状態(dis-ease)も意味する.〈霊的苦悩〉の診断は「落ち込んでいる」とか「悲嘆にくれている」と訴えるクライエントにも適用することができる. これらの指標は, 神や人々から「見捨てられた」という思いから「宗教的, スピリチュアル的信念に対する疑い」まで, 心・精神の問題に広く適用できる. 表6-2に,〈霊的苦悩〉の診断指標を要約した. 以下はNANDA-I看護診断〈霊的苦悩〉の例である.

- 病気の意味の探求に関連した〈霊的苦悩〉．「なぜこの私が」という疑問により明らかである．
- 生きる意味や自己価値の追求に関連した〈霊的苦悩〉．「私は車椅子の身となった．もはや生きる意味があるのだろうか」と表出することにより明らかである．
- 宗教的慣習を守れない（モスクに行けない，イスラム教の祈りや体の清めなどを受けられない）ことに関連した〈霊的苦悩〉．「いつものようにひざまずいて祈ることができない．アラーの戒めにそむいているような気がする」と表出することにより明らかである．

b. 霊的安寧促進準備状態（Potential for Enhanced Spiritual Well-Being）

〈霊的安寧促進準備状態〉は，「強化される力をもっている，自己，他者，美術，音楽，文学，自然，そして／または自分自身より偉大なパワーとの結合性を通して生の意味と目的を経験し，統合する能力」と定義されている（日本看護診断学会監訳：NANDA-I 看護診断──定義と分類 2007-2008，p.235，医学書院，2007）．

これは，クライエントが高いレベルのスピリチュアルな安寧状態に到達したいという願望をもっていることを認める診断である．内なる力や平和，喜び，目的意識，神秘に対する崇敬の念，人生への挑戦，あるいは，他者，世界，絶対者との調和と結合性という徴候が明らかにみられる場合，この診断は適切であると考えられる．以下は診断例である．

- 差し迫る死に関連した〈霊的安寧促進準備状態〉．「がんにかかって，不思議なことに私は変えられました．私は，まだ若いけど命はもう長くありません．何かを遺して逝きたい」と表出することにより明らかである．
- 不明の原因による〈霊的安寧促進準備状態〉．「私はもっと自分の心と向き合いたい．もっと自分のスピリチュアルな核心に触れたい」と表出することにより明らかである．
- 重篤な状態から生還したことに関連した〈霊的安寧促進準備状態〉．「私はもう死んでいたはずです．でも，生かされたのは，きっと何かの目的

があるに違いない．それを見つけたい」と表出することにより明らかである．

c. 霊的苦悩リスク状態(Risk for Spiritual Distress)

〈霊的苦悩リスク状態〉は，「自己，他者，美術，音楽，文学，自然，または自分自身より偉大なパワーとの結合性を通して生の意味と目的を経験し，結合する能力の障害の危険がある状態」と定義されている(日本看護診断学会監訳：NANDA-I看護診断—定義と分類2007-2008，p.252，医学書院，2007)．

この診断名は，現在クライエントにスピリチュアルな次元での混乱の徴候はみられないが，ナースが介入しなければ徴候が表れる可能性がある場合に適用される．やがて激しい体の痛みに襲われる病気と闘っているクライエントは，〈霊的苦悩リスク状態〉にあるといえる．それは，このような痛みのために「なぜ私が？」とか「私が苦しいとき，神はいったいどこにおられるの？」といったスピリチュアルな問いかけがしばしば起こってくるからである．また暴力の犠牲者も同様に〈霊的苦悩リスク状態〉にある．なぜなら，被害者には，自己価値や人の善意に対する不信感や許しの問題などの反応がしばしば生じるからである．

表6-3に〈霊的苦悩リスク状態〉の危険因子を示す．〈霊的苦悩リスク状態〉の看護診断の例を以下に示す．

- 動くことができないこと，毎週会堂に行けないことに関連した〈霊的苦悩リスク状態〉．悲しい表情と「いつものように安息日の礼拝に行けないので，神の存在を身近に感じることができなくなる」と表出することにより明らかである．
- 自分自身を許せないことに関連した〈霊的苦悩リスク状態〉．「たばこは悪いとわかっているのに自分は吸っていた．そんな弱虫だったのね！考えてもみてよ．こんな自分でも許さなければならないのね」との皮肉な言葉により明らかである．

上にあげたようなスピリチュアルヘルスの問題のほかに，NANDA-I看護

表6-3 〈霊的苦悩リスク状態〉の危険因子

☐ 発達因子
　・生活の変化
☐ 環境因子
　・環境の変化
　・自然災害(天災)
☐ 身体的因子
　・慢性の病い　　　　　　　・物質乱用
　・身体疾患
☐ 心理社会的因子
　・不安　　　　　　　　　　・喪失
　・愛を体験することに対する障害　・自己尊重低下
　・宗教的儀式の変化　　　　・乏しい人間関係
　・霊的実践の変化　　　　　・民族的葛藤
　・文化的葛藤　　　　　　　・サポートシステムからの分離
　・抑うつ　　　　　　　　　・ストレス
　・許しを与えることができない.

NANDAインターナショナル，日本看護診断学会監訳：NANDA-I看護診断―定義と分類2007-2008, 医学書院，2007より．

表6-4 〈霊的苦悩〉を伴うことの多い看護診断

・非効果的役割遂行	・社会的相互作用障害
・予期悲嘆または悲嘆機能障害	・非効果的コーピングまたはコーピング促進準備状態(個人，家族，地域社会の)
・ボディイメージ混乱	
・慢性悲哀	・ノンコンプライアンス
・死の不安	・無力
・意思決定葛藤	・孤独感リスク状態
・防御的コーピング	・自己傷害リスク状態
・恐怖	・自己尊重混乱
・絶望	・社会的孤立

診断には，スピリチュアルウェルビーイングのニーズを伴う診断もある．**表6-4**は，このような心の底に潜む苦悩を伴う状態をあげたものである．このような状態の人には，スピリチュアルニーズがあることに注意を払わなければならない．例えば「顔面の熱傷に関連した〈ボディイメージ混乱〉と診断されたクライエントは，自分の身に傷害が起こるのを許した神に怒りを向け，周りの人は気持ち悪がるのではないかと気にするだろう．したがって，スピ

リチュアルウェルビーイングにつながるこのような診断に対して介入計画を立案するときも，スピリチュアルケアは1つの重要な要素となるであろう．

d. 研究と考察

　スピリチュアリティに関するNANDA看護診断は，1980〜1990年代の看護学の知識に基づいて公式化された．その後，何人かの看護研究者が，〈霊的苦悩〉の診断名の妥当性について研究を行っている．これらの研究は，〈霊的苦悩〉の徴候である診断指標を決定するのに貢献した(Hensley, 1994 ; McHolm, 1991 ; Weatherall & Creason, 1987)．これらの研究により，〈霊的苦悩〉の診断の妥当性は認められたが，診断指標についてはさらに洗練が必要であることが指摘された．Pehler(1997)は，小児に対するこの診断の妥当性について調査した．その結果，あるチャプレンの専門委員会は，NANDAの〈霊的苦悩〉の診断指標は，小児ではなく10代後半の思春期における〈霊的苦悩〉をよく示しているようだとしている．Pehlerは小児にみられる〈霊的苦悩〉のいくつかの指標が，NANDAの指標には含まれていないことを明らかにした(例：不公平感，将来や未知への恐れ，欲求不満)．

　Heliker(1992)は，〈霊的苦悩〉の診断には有用な診断ラベルに必要な差別化と普遍性，柔軟性が欠けていると主張した．Helikerは，診断的推論を促進するために，スピリチュアリティに対するナースの観点を宗教的なものにとどめず，さらにスピリチュアルな信念の多様な文化的・哲学的な視座を認識すべきであると提案した．

　Engebretson(1996)は，西洋のスピリチュアルに関する3つの仮説，すなわち，一神教(唯一神という仮説)，二元論(肉体と精神は分離したものであるとの仮説)，さらに，超越とは自己を越えたスピリチュアルな存在のみを意味するという考え方をあげ，これらは，スピリチュアリティについての看護の視点に偏見を与え，また診断を誤ることさえあると論じた．

　〈霊的苦悩リスク状態〉や〈霊的安寧促進準備状態〉という診断はNANDA-Iの診断リストに比較的新しく追加されたもので，組織的な研究はまだ十分行われてはおらず，妥当性の検証が必要である．〈霊的苦悩〉の妥当性を検証す

るために行われた多くの研究は，重大な方法論の限界をかかえている(例：診断指標の評価方法に西洋以外の視点をとり入れていないこと，サンプルサイズが小さいこと，専門家であるクライエントやチャプレンを含めずナースだけを対象としていること)．今後は，これらの限界を克服し，より大きな多様な標本(すべての年齢層や文化的背景の対象者)について研究することで，研究結果を高めることができるであろう．

　看護界にはクライエントの健康問題，特にスピリチュアリティに関連する問題を分類し診断することに抵抗を示す人もあった．Mayer(1992)は，スピリチュアルニーズを診断の対象にすべきかどうか，以下のような質問を投げかけている．

　スピリチュアリティは，これを分類し，制御し，量的に測定して看護記録に記載することができるということ，つまり，体液バランスや排便，あるいは生化学的なことについて質問するのと同じ方法で，究極的な価値観や一身上の事柄について質問し，その答えを見いだし，また記録することができるという仮説を疑問視し続けることは当を得ている．仮にそれが少しでも可能であると考えるのであれば，そうすべきかどうか，さらなる疑問を問いかける必要がある(p.33)．

　スピリチュアリティのつかみがたい特質に対する感受性から，Mayerは，伝統的な記述方法によっては，スピリチュアリティに関するコミュニケーションは困難であるとの見解を示した．

　実在するスピリチュアルニーズや潜在的なスピリチュアルニーズを診断するということは，そうしたニーズの存在を確認し診断名で記録することなのである．臨床において標準化された用語(例えばNANDA-Iの看護診断名)を使うことによって，スピリチュアルケアを系統的かつ効果的に計画・実践する機会が増える．しかし，このような診断ができなければ，ナースは癒しのための慰めと援助の機会を容易に見失ってしまうだろう．

2. スピリチュアルケアの計画

クライエントのスピリチュアルヘルス・ニーズを特定する診断を決定した後に，ナースはスピリチュアルケアの計画を立案する．計画の立案には期待される成果の決定と適切な看護介入の選択が含まれる．**表6-5**は，ケア計画の一例である．

表6-5　ケア計画：ゴダード氏の〈霊的苦悩〉

ゴダード氏(54歳)は腎細胞がんを患っている会社の重役で，自分は不可知論者だと自称している．今回の入院は化学療法を受けるためである．彼は心配そうに「人間は死んだらどうなると思うか」と尋ねた．
スピリチュアルアセスメントの焦点：終末期についての懸念，死後の世界についての考え方，死の不安に対する対処方法
看護診断：死や死後の世界についての不確実な信念に関連した〈霊的苦悩〉

期待される成果と成果の評価	看護介入
・死や死後の世界についての自分の信念に対する不安や不確実さが減少する(例：満足感や安心感が増加したと言う)． ・死の不安が緩和する(例：安らぎを得るコーピング方略を少なくとも1つ見つける)．	・内なる気づきを高めるために，自由回答方式の質問を行い，死についての信念を言葉に表せるように励ます(例：「これまでの人生で，死に対する考え方がどのように変化したか話してくださいますか」)． ・「共にいること」を実践し，死と死後の世界について自らを内観できるよう力づける． ・求められれば，チャプレンを紹介する(チャプレンがクライエントと同様の信仰をもつ聖職者を紹介してくれることがある)． ・クライエントが感じていることや夢について話すよう勧める(例：「死に対する恐れということから何かを学ばれましたか」，「何か不安な夢を見ることはありませんか」)． ・激しい感情をもってもよいこと，それは有益なこともあることを話す． ・これまでの人生の節目に役立った対処法を思い出し，今，最も有効な方法を見いだせるよう援助する． ・見いだした対処法を活用できるよう助ける(例：瞑想の方法を教える，絵や日記を書く道具を提供するなど)． ・求められれば，心理療法士やアートセラピスト，音楽療法士などを紹介する．

スピリチュアルヘルスは生理面や感情面の健康に影響するため，〈霊的苦悩〉の看護診断は，ケア計画のなかで一般に高い優先順位が与えられるべきである．しかし，この看護診断はそれにふさわしい優先順位を与えられていないことが多い．生理学的な過程を強調する医学的視点や，スピリチュアリティとスピリチュアルケアの提供に不慣れなケア提供者が，この看護診断の優先順位を低くしているのかもしれない．

　近年，標準看護計画の目標を開発する動きが進んでいる（Kozier, Erb, Berman, & Burke, 2000）．看護成果分類システム（Nursing Outcomes Classification system）は，〈霊的苦悩〉の看護診断の成果を〈霊的安寧状態〉（スピリチュアルウェルビーイング）と特定している．この広範な看護目標がかなりの融通性を可能にし，その範囲内でナースは測定可能な成果を設定することができる．看護研究者らはまた，看護介入を特定し系統立てた．アイオワ看護介入分類リスト（Iowa Nursing Interventions Classification list）には，「スピリチュアルサポート」という介入が含まれている．スピリチュアルニーズに取り組むためのケア計画を立案する際に看護介入分類を使用するか否かにかかわらず，クライエントの独自性，診断の具体性，そして問題の要因が明記されていなければならない．

　Brennan（1997）は，成果と介入を特定する際に生じる問題点を明らかにした．それは，スピリチュアルヘルスの改善が予測時間内に予測したとおり達成されるとは限らない，ということである．例えば，「クライエントは"どうして私がこんな病気になったの"という問いを3日以内に発しなくなる」という期待される結果をケア計画に書くことは，明らかに非現実的である．Brennanは，スピリチュアルウェルビーイングの向上はあくまでもプロセスであると述べている．そのプロセスがどれだけ進むかは，「共にいること」を実践するナースの能力にかかっている．このかかわりを通して，クライエントのスピリチュアルウェルビーイングを良好なレベルに到達させることができる場合もあれば，できない場合もある．またMayer（1992）は，クライエントのスピリチュアルニーズを制御・固定するようなケア計画を立てることは不可能であり，不適切でもあると指摘した．したがって，スピリチュアルウェ

表 6-6　ケア計画：カーンさんの〈霊的苦悩〉

　カーンさんは未婚の 22 歳の大学生である．彼女は，妊娠 5 か月で流産した．子宮内膜掻爬術（D & C）の術前処置が行われているとき，彼女は怒ったように「これはきっと天罰だわ！」と言い出した．両親はイスラム教徒であったが，彼女はこの 5 年間どの宗教ともかかわっていない．

　スピリチュアルアセスメントの焦点：　神の本質と，神と人間のかかわりについての認識，罰と天罰についての信念，（例えば胎児，純潔，幸せの）喪失と悲嘆の感情．

　看護診断：婚前性交渉の罪悪感と流産の悲しみに関連した〈霊的苦悩〉

期待される成果と成果の評価	看護介入
・罪悪感の排除（例：許されたとの気持ちを言葉で表す） ・神に対する見方が肯定的になる（例：自己と神に対する怒りの感情が減少したと言葉に表す）． ・怒りと悲しみの感情が減少する（例：より安らかで穏やかに見える）．	・「共にいること」や能動的傾聴を通して罪悪感を率直に表現するよう励ます． ・清めと許しを象徴する儀式をクライエントが独自につくり出すよう援助する． ・神による許しと自らによる許しを見つけるよう奨励する（例：日記，スピリチュアルな助言者との対話）． ・神の品性や人間とのかかわりについての信念を見いだせるよう励ます（例：日記，スピリチュアルな助言者との対話）*． ・「共にいること」を実践し，喪失の感情を外に出すよう助ける． ・対処方法が役立ったかを調べる（例：日記，瞑想，涙を流して泣くこと，友人や神またはカウンセラーとの対話）． ・クライエントが結果を前向きにとらえ，このつらい経験に意味を見いだせるよう援助する．

*参考になる質問
・「あなたにとって，神とはどのような方ですか」
・「神についてのそのような見方は何に影響されているのでしょうか」
・「神は愛の神ですか，それとも憎む神ですか」
・「神は人とどのようにかかわる方だと思いますか．両親，教師，心理学者，それとも政治家のようですか」
・「神のどこが両親のようだと思いますか」
・「あなたに，してはいけないことだと知らせるのは何者ですか」
・「悪いことをする人間に，神はどのようにかかわられると思いますか」
・「あなたの神は，あなたとどのようにかかわりたいと思っておられるでしょうか」
・「あなたは神とどのようにかかわりたいと思いますか」

　ルビーイングをサポートする介入は，具体的かつ測定可能なゴールではなく，その人が自らのより高いスピリチュアルの気づきへと向かうその過程を重視するのである．

表6-6は，クライエントのスピリチュアルニーズに取り組むためのケア計画のもう1つの例を示している．表6-5と表6-6のケア計画を比較すれば，〈霊的苦悩〉をかかえているクライエントへの介入は，苦悩の要因によって大きく異なることがわかる．

3. スピリチュアルケアの看護介入

ケア計画には介入を明記しなければならないが，この「介入」という言葉は，スピリチュアルケアに用いるには不適切な場合が多い（Mayer, 1992）．介入は「共にいること」よりも「行うこと」を示すものであり，「介入者」という言葉は優れた者が劣った人を直してあげることを暗に意味する．スピリチュアルケアは，概して「行為」よりも「共にいること」を意味し，ナースとクライエントとの調和ある関係を追求するのである．しかし，適切な言葉がないので，スピリチュアルケアの看護アプローチを表す言葉として「介入」（interventions）という用語が今後も使用されると思われる．

スピリチュアルニーズをかかえるクライエントをケアする際に，ナースは看護文献で明らかにされているさまざまな介入を活用することができる（Kozier et al., 2000 ; Taylor & Mickley, 1997）.

クライエントのスピリチュアルニーズはそれぞれ異なり，複雑で，画一的なものはない．そこで，スピリチュアルケアには無数のアプローチが必要である．スピリットを高める介入として，ほんの一部であるが表6-7に示した．期待される成果を達成しスピリチュアルヘルスを促進するような介入を選択・立案するとき，ナースは感受性を働かせなければならない．介入は，科学的知識や専門職のケア基準に基づいたものでなければならない．それと同時に，クライエントの哲学的視点や神学的視点を反映したものでなければならない．これは，ナースの哲学や信念を曲げるということではない．スピリチュアルケアは特に「共にいること」が大切であるから，効果的な介入となるように，クライエント自身の関与を重視するのである．

表6-7 スピリチュアルケアの看護介入

- 能動的傾聴
- 読書療法（精神が高揚する読み物を読む，聖典などを含む）
- ケアリングタッチ
- 夢分析
- 表現アート（例：音楽，彫刻，絵画，編物，ダンス）
- 宗教的慣習への参加
- ソーシャルサポート
- ユーモア
- イメージ療法
- 日記をつける，スクラップブックを作る．
- 瞑想
- 自然
- クライエントのために，またはクライエントと共に祈る．クライエントの祈りを助ける．
- 共にいる．
- カウンセリングや指導が受けられるように，スピリチュアルケアの専門家を紹介する．
- 人の話を聴く，自分の話をする，人生の回想

4. スピリチュアルケアの有効性の評価

　スピリチュアルケアを評価する際に，その効果の判断基準は，期待される成果がどこまで達成できたかということに重点がおかれる．期待される成果とは，ナースではなく，クライエントの目指す成果であって，それに照らして評価することを念頭におく必要がある．スピリチュアルケアの成果は測定可能なものもある（例：毎週1回礼拝に参加する，自己表現絵画の会に入会する）が，多くの場合，有形の評価が困難である．それでも，スピリチュアルウェルビーイングの向上が明らかに観察される場合がある．例えば，不安が減少して穏やかな表情になったり，スピリチュアルニーズについて自分から話すようになったりする．あるいは，「気持ちが明るくなった」などと表明することがある．

　スピリチュアルの自己意識を高めるために種々の訓練を受ける過程で，多くのクライエントはスピリチュアルな「成長の痛み」を経験する．これには，

例えば確かな答えを見いだせない問題に悩むときの不快感，喪失や変化の意味を理解しようとする際の精神的疲労，あるいは精神統一法の訓練（例：2分間以上の瞑想）の厳しさなどがある．このような精神の成長の痛みを通して，クライエントはスピリチュアルな癒しと健康への道を旅しているのであり，それはおそらく期待される成果の達成に向かって明らかに前進しているといえよう．

5. スピリチュアルケアの記録

「記録なくして実践なし」という記録についてのことわざは，スピリチュアルケアにもあてはまる．スピリチュアルケアの記録は，さまざまな目的の役割を果たす．記録があれば，ヘルスケアの専門家がそれぞれ明らかにしたクライエントのスピリチュアルニーズや有効な介入，スピリチュアルケアに対するクライエントの反応について相互にコミュニケーションを図ることができる．また記録は，監査や質保証をサポートするものとして，最終的にヘルスケアの向上につながる情報を研究者や分析専門家に提供することもできる．

現在，さまざまな記録システムが使用されている．ヘルスケア施設，特に急性期病棟では，労力と時間をできるだけ少なくするためのシステムがますます導入されている（例：例外のみの記載，フローシートなど）．スピリチュアルケアの看護記録にはどのような様式またはシステムでも使用できるが，この章では最小限の看護時間で対応できる対策に焦点を当てていく．

医療機関認定合同委員会（Joint Commission on Accreditation of Healthcare Organizations：JCAHO）は，ヘルスケア機関に対して，スピリチュアリティのアセスメントの記録をつけることを要求している．ほとんどの病院の入院時記録用紙には，スピリチュアリティに関する3つ以下の簡単な質問しか記載されていない．その典型は，クライエントの宗教，チャプレンの訪室を希望するか否か，そしてヘルスケアチームに配慮してもらいたい礼拝形式などの項目である．また，スピリチュアルな関心事の有無については，「はい」「い

いえ」式の回答をナースが素早くチェックできる入院時記録用紙もしばしば用いられている．

　宗教組織と提携のあるホスピスや病院では，クライエントのスピリチュアリティに関する情報を記録するための，かなり詳しい記録システムを使用している所が多い．潜在的なスピリチュアルの強みや気がかりなことについては，チェックリストにより迅速かつ正確に情報を記録することができる．スピリチュアルな診断が顕在しているときは，コンピュータ記録ならば，詳細なスピリチュアルアセスメント画面に入力する．筆記式の場合は，スピリチュアアセスメント用紙を用いてその詳細を記録する．

　個別のスピリチュアルケア計画を立案するのが理想的であるが，標準看護計画に頼らざるを得ないこともある．標準看護計画には期待される成果のリストが用意されているので，それにチェックすることで時間を節約できる．その多くは〈霊的苦悩〉の欄を設けているが，〈霊的安寧促進準備状態〉または〈霊的苦悩リスク状態〉の欄がないものが多い．その場合は，標準看護計画に「その他」の欄があれば，補うことができる．

　スピリチュアルケアの介入とそれに対するクライエントの反応についても，効率の良い記録方法がある．一部の施設では，スピリチュアルケア介入チェックリストが作成されており，実施したケアをそれに記録している．これは，スピリチュアルな介入あるいは宗教的秘蹟として分類されている場合もある．また，看護介入に対するクライエントの反応を記録するためのチェックリストを用いている施設もある．繰り返しになるが，「コメント」を記入できる記録用紙は柔軟な個別的ケアを促してくれる．

　表6-8は，さまざまなヘルスケア施設の多様なニーズに幅広く対応できるように作成されたスピリチュアルケアの標準看護計画の例である．施設で頻繁に遭遇するスピリチュアルニーズを明らかにして計画を簡素化することは，当を得ている．例えば，ホスピス患者のスピリチュアルニーズは，集中治療室に入院したクライエントのそれとは異なる．このように，この計画は施設・病棟のクライエントのニーズに合わせて改変することができる．この標準看護計画は，看護診断，期待される成果，看護介入の部分のみ示してい

表6-8 スピリチュアルニーズのための標準看護計画

　使用方法：クライエントに適合すると判断した問題，成果，介入にチェック印をつけ，必要に応じて情報を追加する．

〔看護診断〕
　□ 霊的苦悩
　□ 霊的苦悩リスク状態
　□ 霊的安寧促進準備状態

〔関連因子〕
　□ 苦しみや死の意味に対する懸念の表出
　□ 生きる目的，使命についての懸念の表出
　□ 愛情を与える/お返しをする，他者への思いやりを表したいというニード
　□ 他者の愛情を感じ，コミュニティに参加したいというニード
　□ 愛，自己尊重，尊厳（自己からの/神からの）へのニード
　□ （それまで信じてきた）世界観，信念や信条との対決
　□ 治療法に関する倫理上の疑問
　□ 自己，他者または神に対する怒りや挫折感
　□ 希望，平安，喜びへのニード
　□ 退屈，独創性表現へのニード
　□ 神に対する疑い，不安感，神から離れてしまったという思い
　□ スピリチュアルな理由あるいは感情的な理由により宗教儀式（例：祈り）を行えない．
　□ 身体障害のため宗教的礼拝に参加できないこと
　□ 信仰の共同体との疎遠あるいは対立
　□ 愛する人との疎遠あるいは対立
　□ （神や他者との）許し，あるいは和解へのニード
　□ （　　　　　　　　　）についての気がかり，恐怖
　□ 正しい選択であるか否かの問いかけ（例：倫理的ジレンマ）
　□ その他

　診断を下した理由，または，診断を裏づける症状・徴候を記入する．

〔期待される成果と成果基準〕
　□ スピリチュアルな対処方法の向上に満足感を表す．
　□ 満足のいく回答や意味づけができるようになりつつあると言う．
　□ スピリチュアルニーズまたはスピリチュアルな自己認識が高まったと言う．
　□ 愛されている，他者への愛情を注いでいることの自覚を表出する．
　□ 宗教儀式や宗教共同体への参加を再開する．
　□ 自分のスピリチュアルケア計画とその実施方法を確認する．
　□ 不安や恐怖が減少したと言う．安堵感が感じられる．
　□ 自己，他者，自然または神との調和/つながりが深まったと報告する．

(つづく)

表 6-8 （つづき）

□ 魂，喜び，独創性を表現する有益な方法を見いだす．
□ スピリチュアルケアの専門家の訪問を前向きに受けとめる．
□ その他：必要に応じて追加する．

〔看護介入〕
□ 「共にいること」を実践する．
□ 能動的傾聴をする．
□ 有益な質問をする．重点的にかかわる領域を特定する．
□ 宗教的慣習が行えるよう助ける．宗教的慣習を具体的に記す．
□ クライエントと一緒に祈る，クライエントのために祈る，またはクライエントが祈るのを助ける．
□ スピリチュアルケアの専門家を紹介する．専門家を具体的に記す．
□ 話を聴く，思い出話や人生の回想物語を傾聴する．
□ 瞑想やイメージングの方法を教える，あるいは促す．
□ 安らぎが得られる自然体験を提供する．
□ アートを通して内面を表現するよう促す．クライエントの好みを具体的にあげる．
□ 適切なユーモアを取り入れる．
□ 夢の分析について助言する．
□ 読書療法；読み物と方法を具体的にあげる．
□ 日記，スクラップブックに，思いや感情を表現するよう勧める．
□ ケアを実施するとき，あるいはほかの場合にもケアリングタッチを心がける．
□ ソーシャルサポートの機会をもつよう促す．
□ その他：クライエント個人のニーズに合った介入について詳細に記す．

るが，記録日やナースのサイン，そのほか必要な情報を追加することができる．

● 要点整理

- さまざまなスピリチュアルニーズの診断ラベルが専門家によって作られてきたが，最も広く使われている診断ラベルは，NANDA-I が開発した〈霊的苦悩〉（魂の苦悩），〈霊的苦悩リスク状態〉，および〈霊的安寧促進準備状態〉である．

- 〈霊的苦悩〉とは，クライエントの生活に浸透している原理の崩壊，または魂の安楽ではない(dis-ease)状態を指している．

- 〈霊的安寧促進準備状態〉とは，クライエントがより高いレベルのスピリチュアルウェルネスを強く求めると同時に，より健康的なスピリチュア

ルの状態に向かいつつあることを認める看護診断である．
- 〈霊的苦悩リスク状態〉とは，現時点で魂の崩壊の徴候はみられないが，ナースの介入がなければ，そうなるおそれのあるクライエントに適合した看護診断である．
- スピリチュアリティを特定しない看護診断（例：〈ボディイメージ混乱〉，〈慢性悲哀〉）もスピリチュアルニーズを反映している．このようなニーズをケア計画に取り込むことで，クライエントのウェルビーイングが高められる．
- 研究は〈霊的苦悩〉の診断の妥当性を認めているものの，その診断指標の確定にはさらなる精査が必要であると提言している．
- 個別のケア計画を立てることは望ましいが，スピリチュアルケアの標準看護計画は，基礎データと個別の情報を効率的に記録する方法である．
- スピリチュアルケアの効果を上げるためには，個々のクライエントニーズに合った具体的介入を慎重に選ぶ必要がある．
- 記録は，ヘルスケアチーム内でのスピリチュアルケアの過程と成果についての相互コミュニケーションを容易にしてくれる．同時に，さらなるスピリチュアルケアの研究を支援することにつながる．

● **考察課題**

1) スピリチュアルニーズについて診断することで，あなたの看護ケアはどのように変わると思いますか．
2) 初期アセスメントの記録内容は，その後のスピリチュアルケアにどのような影響を与えると思いますか．
3) 待望の赤ちゃん誕生の喜びというスピリチュアルニードをもったクライエントがいる．あるいは，生まれた子どもに重大な健康問題があることを知らされたクライエントがいる．あなたは標準看護計画（表6-8）から，どの看護診断を選びますか．また，どの成果と介入が適切だと思いますか．そのクライエントのために，どのような個別のケア計画を立案しますか．

4)あなたは申し送りのなかで，クライエントは〈霊的苦悩〉の状態（診断）にあり，人々の祈りに感謝しているのを観察したと口頭で報告したが，記録には残さなかった．このことは，クライエントのケアにどんな影響を与えると思いますか．

(訳＝安ヶ平伸枝)

●文献
太字の文献は特に推奨する文献である．

Brennan, M. R. (1997). Spiritual distress/Potential for enhanced spiritual well-being. In G. K. McFarland & E. A. McFarlane (Eds.), *Nursing diagnosis & intervention: Planning for patient care* (3rd ed.). (pp. 852–862). St. Louis, MO: Mosby.
*¹ Carpenito, L. J. (2000). *Nursing diagnoses: Application to clinical practice* (8th ed.). Philadelphia: Lippincott.
Engebretson, J. (1996). Considerations in diagnosing in the spiritual domain. *Nursing Diagnosis, 7*(3), 100–107.
Hay, M. W. (1989). Principles of building assessment tools. *The American Journal of Hospice Care, 6,* 25–31.
Heliker, D. (1992). Reevaluation of a nursing diagnosis: Spiritual distress. *Nursing Forum, 27*(4), 15–20.
Hensley, L. D. (1994). Spiritual distress: A validation study. In R. M. Carroll-Johnson & M. Paquette (Eds.), *Classification of nursing diagnoses: Proceedings of the tenth conference* (pp. 200–202). Philadelphia: Lippincott.
Highfield, M. F., & Cason, C. (1983). Spiritual needs of patients: Are they recognized? *Cancer Nursing, 6,* **187–192.**
Kelly, E. W., Jr. (1995). *Spirituality and religion in counseling and psychotherapy: Diversity in theory and practice.* Alexandria, VA: American Counseling Association.
Kozier, B., Erb, G., Berman, A. J., & Burke, K. (2000). *Fundamentals of nursing: Concepts, process, and practice* (6th ed.). Upper Saddle River, NJ: Prentice Hall Health.
Maloney, H. N. (1993). Making a religious diagnosis: The use of religious assessment in pastoral care and counseling. *Pastoral Psychology, 41,* 237–246.
Mayer, J. (1992). Wholly responsible for a part, or partly responsible for a whole? The concept of spiritual care in nursing. *Second Opinion, 17*(3), 26–55.
McHolm, F. A. (1991). A nursing diagnosis validation study: Defining characteristics of spiritual distress. In R. M. Carroll-Johnson (Ed.), *Classification of nursing diagnoses: Proceedings of the ninth conference* (pp. 112–119). Philadelphia: Lippincott.
*² North American Nursing Diagnosis Association. (1999). Nursing diagnoses: Definitions and classification 1999–2000. Philadelphia: Author.
Pehler, S. (1997). Children's spiritual response: Validation of the nursing diagnosis spiritual distress. *Nursing Diagnosis, 8*(**2**), **55–66.**
Taylor, E. J., & Mickley, J. R. (1997). Introduction. *Seminars in Oncology Nursing, 13,* 223–224.
Turner, R. P., Lukoff, D., Barnhouse, R. T., & Lu, F. G. (1994). Religious or spiritual problem: A culturally sensitive diagnostic category in the DSM-IV. *The Journal of Nervous and Mental Disease, 183,* **435–444.**
Weatherall, J., & Creason, N. S. (1987). Validation of the nursing diagnosis, spiritual distress. In A. M. McLane (Ed.), *Classification of nursing diagnoses: Proceedings of the seventh conference* (pp. 112–119). St. Louis: Mosby.

●邦訳のある文献
1) 新道幸恵監訳：カルペニート　看護診断マニュアル，医学書院，2000（原書第7版）．
2) 松木光子監訳：NANDA 看護診断―定義と分類 1999-2000，医学書院，1999．

第7章
人生の意味探しへの
スピリチュアルサポート

1. 苦しみの意味
2. 問いつつ意味を探す
   a. 意味探しの過程
   b. 問いかけのタイプ
   c. 自己開示の壁
3. 意味づけのアプローチ
   a. 認知行動的アプローチ
   b. 宗教的アプローチ
4. 看護実践への示唆
   a. 「共にいること」
   b. 活気づける
   c. 自己開示を促す
   d. 適切な対応
   e. 意味づけを支えるための方略
   f. 苦しみへの心理的適応

要点整理
考察課題

　多くのクライエントが，なぜこんなにひどいことばかり自分の身に起こるのだろうと，スピリチュアルな痛みを深刻に味わっている．次の抜粋は，意味探しの過程について多くのことを教えてくれる．

最初，私は怖くて泣いてばかりいました．「なぜ私に？」とか「なぜ私にこんなことが？」と口に出すことはありませんでした．私はこれまで，なぜ不幸なことばかり起こるのだろうと，ずっと自分の心に問いかけていました．でも今は，ものごとに道理などない，悪いことというのはたまたま起こるのであって，それが人生なのだと思っています．自分にこんな強さがあったのかと，初めて気がつきました．がんとの闘いが，こんなにも自分を強くしてくれたのかと驚くばかりです．ですから，それはチャレンジなのだと思っています．仏教徒は，「この世はことごとく悲哀なり」といいます．そのとおりだと思います．良いことも悪いことも偶然に起こるのです．私はじっと座って，残りの人生を泣いて過ごすこともできたでしょうし，前に向かっていくこともできたでしょう．私はついに前に向かっていこうと決めました．病気を悲しんで死ぬようなことはしたくないのです．自分らしい人生を生きます．もし病いが私をとらえるなら，それでいいのです．
　　　　　　　　　　　　　　——乳がんⅣ期にある43歳の女性

　思いがけない悪い出来事に見舞われたとき，クライエントの信念は粉々に砕かれ，この女性のように「なぜ」という疑問がその心の内に起こる．人は，人生の出来事に納得のいくまで答えを探し求め，その答えを試しつつスピリチュアルの成長へと導かれる．そこでこの章では，クライエントが体験する意味探しのいくつかの特性を探り，また，スピリチュアルな苦悩を味わっているクライエントを支えるための看護の対応について学ぶことにする．

1. 苦しみの意味

　苦しみはさまざまな人生経験に対する人間の反応である．病いは体や心，関係性，さらにはスピリチュアルの要素が絡み合って苦しみをひき起こす．この苦しみは身体的な痛み以上につらいものである．よく引用される定義によれば，人は自らの人間性に対する脅威あるいは自己の破滅や崩壊を感じるときに，苦しみが生じるという(Cassel, 1982)．またCassel(1991)は，その人に自己認識や時間の感覚があり，将来について考える能力がある場合にのみ苦しみは起こり得ると述べている．

　ライヒ(Reich, 1989)は，苦しみについて次のように述べている．

「人が経験する苦悩には2つのレベルがある．1つは，その人にある平静さや高潔さ，さらには自らの志が脅かされることであり，もっと深いレベルでは，自らが見いだした人生の確かな意味の挫折である．それは，自己が傷つき，あるいは傷つく恐れへの，ひいては自らの存在の意味に対する苦悩であり，これこそが苦しみの核心である」(p.85)．

苦しみは必ずしも耐え難い痛みに襲われるときに生じるとは限らない．しかし，痛みが無意味で不公平で，しかも人生の目標達成の妨げになると思われるときに起こる．また，倦怠感のために社交的な集まりや趣味の編み物など，自分の存在感や自己価値，共同体意識などを支えてきた活動が妨げられるときにも，苦しみはひき起こされる．

2. 問いつつ意味を探す

西洋の世界観の影響を受けた人々(Mohrmann, Healey, & Childress, 2000)は特に，苦しみを経験したり人の苦しみに居合わせたりするとき，解決できそうもない疑問に直面することがよくある．こんなにも善良な人が，なぜ不幸に見舞われるのだろう．そもそも悪は存在するのだろうか．それとも，不幸は訳もなく起こるのだろうか．このような疑問は次のような神学的領域に織り込まれことが多い．

もし神が愛であるなら，なぜ苦しみが存在するのか．もし神が全能者であるなら，なぜ悪がなくならないのか．このような疑問は，神がとられるさまざまな手段を弁護する，いわゆる弁神論(悪の存在が神の善と全能に矛盾するものではないことを弁証するもの)の問題を映し例示している(Harper, 1990)．

苦しみに直面したとき，神や絶対者を信じないクライエントは，実存的あるいは哲学的な疑問と格闘する．病気や障害に立ち向かっているクライエントは，一体この宇宙に秩序や公平さは存在するのかという疑念を抱く．あるいは，人生の目的ばかりでなく，自らの生きる意味についても問いかけるか

もしれない（Thompson & Janigian, 1998；Taylor, 1995）．終末期にあるクライエントは，死後はどうなるのだろうと，しばしば思い巡らすことだろう．

a. 意味探しの過程

　人は予期しない出来事に遭遇すると自然にその意味を問いかけることに，社会心理学者は気づいている（例：Janoff-Bulman, 1992；Tedeschi & Calljoun, 1995）．人は概して，自分自身と自分を取り巻く世界について，この世界は善意に満ちて意味深く，人は価値を有しているという一種の仮定を抱いている．しかし，身体機能を奪う大きな事故や，子どもの死，重篤な病気の宣告といった衝撃的な出来事が起こると，このような仮定は粉々に砕ける．その世界観がいったん崩壊すると，トラウマに対処しようとする葛藤から，もっと賢明な，もっと包括的な新たな世界観が再構築されていくことが多い．この葛藤は，つらい問題に正面から向き合おうとすることと，そこから逃避しようとの思い，つまり，取り組みと忌避との間で，自らの思考のあり方を調整することを意味している（Janoff-Bulman, 1992）．

　研究結果によると，深刻な健康問題をかかえる多くの人が何らかの意味探しをすることが示されている．Taylor（1993a）は，病いに襲われた人の意味探求が，必ずしも満足のいく結果には終わらなかったことに気づいている．多くの研究者は，意味探しは1つの過程だと考えている．Ferrelら（1993）は，がんの痛みの意味を見いだす過程には順序があると述べた．まず，直接の原因を明らかにする（例えば「がんの痛みがある」）．次に，直接的な結果を認識する（例えば「痛みのために，今までしてきたことができなくなる」）．そして最後に，苦しむ本人の口から究極的な原因が語られる（例えば「痛みは神のご意思である」）．

　Taylor（2000）は，乳がんの診断を意味づけるために女性たちが経験した過程について述べている．この女性たちが最初に経験したのは，「暗闇との遭遇」であった．それは，暗く困難で，心理的・スピリチュアル的な痛みを伴う問いかけを，自分自身に向けざるを得なかったことである．次に，彼女たちはいくつかの問いには答えがないことを受け入れ，疑問を越えて生きることを

選択した.それは,「暗闇の転換」であった.ついに女性たちは「光明との遭遇」,つまり病気は肯定的な利益をもたらすと考えるに至った.この経験を通して,「光明の反映」と呼べる内的変化が目に見えて表れるようになったのである.Taylorが命名したこの4段階の隠喩は,1人の情報提供者が言った次の言葉からひらめいたものである.「意味探しとは,ちょうど暗闇のなかで一筋の光明を見いだすようなもの,平安をもたらす明るいものの見方に出会うことだと思います」.

b. 問いかけのタイプ

なぜ我が身に災いが降りかかったのかと,その意味を探ろうとして人々が抱く疑問にはさまざまなタイプがある.Thompson(1991)は,3種類の帰属の方法をあげている.

- 原因の帰属(例:「これが起こった原因は何だろう」,「なぜこんなひどいことが起こるのだろう」)
- 選択的発生の帰属:(例;「なぜ私に?」,「これがほかの誰かではなく,なぜ私に起こったのだろう」)
- 責任の帰属(例:「これは神が下されたものなのか,運か,それとも環境のせいか」,「こんなことになったのは,私のせいだろうか」)

Taylor(1995)は,重篤なクライエントが時折投げかける意味深い帰属の方法が,もう1つあると述べている.クライエントは不運の原因にばかりとらわれるのではなく,それがもたらす利益にも目を向けるようになる.つまり,健康に降りかかった悲劇を,何らかの肯定的なものに一変させるのである.この能力は,苦しむ多くの人に観察されており(Tedeschi & Calhoun, 1995;Park, 1998;Barasch, 1993),Moch(1989)はこの種の変容を「病いの内にある健康」と仮定した.

多くのクライエントは「なぜ私に?」という問いかけから「なぜ私ではなかったのか」(例:「これは誰に起こってもおかしくなかったのに,なぜ私ではなかったのか」)に変わっていく.Taylor(1995)は,この「なぜ私ではなかったのか」と問いかける人は,「なぜ私が?」と問う人よりも,スピリチュアル

な苦悩が軽減していることに気づいた．それは彼らの意味探しが，悲劇は無作為に起こるものだという仮定に裏打ちされているからだろうと述べている．

c. 自己開示の壁

　理論や研究によると，人生の衝撃的な出来事に直面しているクライエントは，「なぜ？」と問いつつその意味探しをするが，ベッドサイドでその懸念をナースに話すとは限らないという．クライエントが躊躇する原因には以下のようなものがある．

- 「なぜ私が？」や「この悲劇をどう転じたらよいのだろうか」という問いをもち出す勇気がクライエントにない場合がある．その答えがわからない，答えを知るのが怖いので問題を声に出せないのかもしれない．
- クライエントによっては，疑問を抱いて堂々巡りするだけだから時間の無駄だと思っている場合がある．
- このようなつらい問いを聴くのはいやなことだというメッセージを，ナースが無意識のうちに伝えている場合がある．また，クライエントは，自分の思いを信頼して打ち明けられる人かどうかを試すことがよくある．「そんなに深刻にならないで」，「心配なさらないで，すべてはうまくいきますから」などといった応答をするナースや，自分の信念を押しつけようとするナースは，おそらくこのテストで失格となるに違いない．
- 意味を問うこと自体を否定されたり，あるいは避けたりする境遇におかれてきたため，そうしたことを口に出さないクライエントもいる．宗教志向の強いクライエントのなかには，「なぜ」と問うこと自体が罪深く，神の意思に背くことになると理解している人もいる．
- クライエントは，当初疑問を解決しようと葛藤していることを否定するが，遠回しに質問してくることがある．心の奥深くにある経験を語るように促されると，このような問題が浮かび上がってくる．この章の初めに紹介したがん生存者は，「私は決して"なぜ私に？"とは言いませんでした．でも，なぜこうもひどいことばかり私の身に起こるのだろうと，

あれこれ考えました」と言っている．
- クライエントによっては，意味探しを意識していないこともある．しかしナースは，クライエントの内に意味探しが潜んでいることに，会話のなかで気づく場合がある．人生の出来事を描写するのは，人生の遺産と目的を確かめようとするクライエントの試みなのかもしれない．「それが起こったのは，きっと理由があったのです」という述懐の言葉が，意味探しを表していることがある．このような遠回しの言葉は，意味を慎重に解釈しようとする試みである．

3. 意味づけのアプローチ

　科学は，健康と病気の原因について，根拠のある納得のいく答えを与えてきた．しかし，苦しみによってひき起こされる疑問の答えは究極的に立証不可能であり，疑問と葛藤するのが人間の常なのである．人生の意味づけのアプローチにはさまざまなものがあり，それらは苦しみと向き合うクライエントの対処を助けている．あるアプローチはものの考え方に，またあるものは行動の仕方に影響を及ぼす．意味づけのアプローチが認知的か，行動的か，または神学的か，あるいは仮定か，科学的裏づけのあるものかに関係なく，苦しみに意味を与える解釈は慰めを与えてくれる．

a. 認知行動的アプローチ

　社会心理学者やナース，ヘルスケア研究者は，どのようにしてクライエントが「なぜ？」という問いと向き合い，方向性を見いだしていくのかを記録している（例：Taylor, 2000；Janoff-Bulman, 1992；Thompson, 1991；Foley, 1988）．このテーマに関する初期の研究の1つに，Janoff-BulmanとWortman（1977）によるものがある．彼らは，脊髄損傷を経験したことのあるクライエントには，「なぜ私に？」の質問に対して6種類の反応パターンがあることに気づいた．それは予定説（「運命だったのだ」），確率（「この統計からみて，自分が当たったわけだ」，運（「全く無作為に起こったのだ」），「神には理由があった」，

表 7-1　苦しみの解釈(Foley, 1988)

解釈	実例
罰	「病気になったのは，罪を犯し神に背いたからだ」
試練	「病気になったのは信仰の試みだ．神は，耐えられないようなことを人に負わされないのだけれど……でも，試練を受けさせられたことは全く不愉快だ」
不運	「病気になったのは，運が悪かっただけだ」
自然の法則への従順	「黙って我慢しなければならない」，「ただ忍耐して自然に任せるしかない」
神の意思への従順	「これは神のみ心だ．なぜだかわからないけれど，神には何かの理由があったのだから……多分」
状況の受容	「私は人生を前向きに生きようと思う．たとえ病気で死ぬとしても，最期まで生きる目的を見失わずに奇跡が起こることを願う一方，多くの苦しみを味わわなければならないこともわかっている」
個人的成長	「神様は，この苦しみを通して何かを私に教えようとなさっているのだろう」
防御と否定	「苦しみを見ず，忘れるようにするのがいいと思う」
最小化	「少なくとも，私の状態はあの人よりはましだ」
聖なる視座	「この障害は神のみ心ではない．でも神はそれに意味を与えてくださる．今思えば，不幸に見えても実は祝福なのだ」
あがない(贖い)	「この苦しみをむしろ喜ぶことができる．キリストの苦しみや生と死の意味を理解し，それに与るのだから」

Foley, D.P.(1988)：Eleven interpretations of personal suffering. *Journal of Religion and Health, 27*, 321-328 より．

当然の報い(「私は罰を受けている」)，肯定的な利益思考(「これで自分はましな人間になった」)であった．続いて，病いのなかにある別のサンプルにも同様のカテゴリーが見いだされた．Foley(1988)は，ペインクリニックを訪れる慢性疾患患者に対し，どのように苦しみを解釈したのかを知るために面接による質問調査を行った．その回答は**表7-1**のように分類された．

Thompson(1985)は，自宅が火災の被害をこうむった人々が，どのような意味探しの過程を経験したかを調べるために，実証的な新聞・雑誌記事を調査した．その結果，人々が経験を肯定的なものと再評価する5つの方法を明らかにしている．

1)思いがけない結果を明らかにする(例:「これが起こってよかったのだ.家族が互いに1つになれたのだから」).
2)周囲の人と比較する(例:「お隣さんはもっと大変だった」).
3)もっと悪い事態を想像する(例:「もっと大変だったかもしれない.死んでいたかもしれない」).
4)悲観的なことを忘れる(例:「頭から忘れてしまった」).
5)再定義する(例:「もしこの痛みが軽く済むなら満足だ」).

脆くも崩れ去った仮説を再構築するためには,このような認知的方略に加え,自己批判することも助けになるという人もいる(Janof-Bulman, 1992).例えば,「それは自分が悪かったのよ.だから,もう二度と起こらないようにするわ」と言うとき,クライエントは,一見コントロール不可能な世界のなかにあって,かすかな制御感にすがるのである.

クライエントは健康問題に対してどのように前向きな意味づけをするのか,この課題に関する研究が今日増加している.もはや,焦点は病いによる心理社会的後遺症だけに向けられていない.むしろ,病いや人生の衝撃的な出来事が,クライエントにとって肯定的な変容をもたらす可能性があるというエビデンスが指摘されるようになっている(Park, 1998 ; Tedeschi & Calhoun, 1995).Taylor(2000)は乳がん生存患者の病気体験の変容に関する質的研究を行い,クライエントが病気体験に肯定的意味づけをしていることを示唆している.その結果を**表7-2**に示した.

Yalom(1980)は,意味意識を引き出そうとして悩む人々の支えともなる種々の非宗教的活動を明らかにし,次のように分類した.
・利他主義:他者への奉仕,世界をいっそう良いところにする.
・主義・主張への献身:政治,家族,国家,あるいは宗教上の主義・主張への献身
・創造性:芸術でも科学でもよい.何か新しいもの,美しいもの,ユニークなもの,調和を創造する.
・快楽主義:人生を最大限に生きるような活動に従事する.
・自己実現:自己の可能性を最大限に伸ばす.

表7-2　研究課題：乳がん生存女性における悲劇の変容

　目的：乳がん体験の肯定的意味づけに寄与する過程と結果について記述する．
　方法：乳がん生存者 24 名を対象に，詳細な半構成的インタビューを含む記述的・質的研究を行った．
　主な結果：女性たちが病気に対して見いだした肯定的な意味は，以下のようにカテゴリー化された．
　1) 価値観の再評価と再優先化：(例)「お金や物が"おもちゃ"のようにどんなにつまらないものか，そして友人や家族がどんなに大切なものかがよくわかりました．今，それがはっきりとわかるようになりました」
　2) 人生の方向と使命の再考：(例)「自分の生き方を見直すときが来たのだと思います．このがんの病気のおかげです．自分がどこにいたのか，どうやってたどり着いたのかをよく考えてみる必要がありました．自分の人生の目的は何だったのか，そして，人生で自分のしなければならないことは何かをわからせてくれたのも，このがんだったと思います」
　3) 人生の切迫性と緊急性，目的をもって今を生きる必要性：(例)「その日その日を生きることの意味，そして今自分が手にしているものに感謝することが，どういう意味なのかがよくわかりました」「今は，何に対しても，目的をはっきりもっています」
　4) 人生と自然に対する心の底からの感謝：(例)「明るいものの見方ができるようになりました．朝起きて新しい一日が迎えられたと思うとうれしくて……[涙を流す]．家族にももっと感謝しています．自分の周りにこんなにも美しいものがあったのかと，あらためて気づきました．家族と共にいられること，仕事，散歩しながら草花を観賞し，鳥のさえずりに耳を傾けること，どれもこれもみんな喜びでいっぱいです」
　5) スピリチュアルな意識の強化と内なる平安：(例)「私は自分自身の思いに沿って行動をしようと思います．そう思うことで私は変わりました．神はどのような方か，私に対する神のご計画は何かを知って，それと調和する生き方をしたいと思っています．これこそ，スピリチュアルな経験だと思います」
　6) 意識の強化と内なる平安：(例)「自分は以前よりましな人間になったと思います．他人が自分をどう思うかを気にせず，自分自身に満足しています．……自分自身をもっと大事にし，忍耐して，ゆったりしようと思うようになりました」
　7) 他者との関係性における対応：(例)「私の感情や私のエネルギーに，ヒルのように吸い付いていたものを一掃してしまいました．以前は"はい"と言いたくないときでも"はい"と言い，そんな自分を腹立たしく思いました．今は"ノー"と言えます．自分を大切にすることを最優先させたいと思います．そして，私にはたくさんの友人がいて，私を気遣ってくれる人が本当にたくさんいることを知りました．これは，以前にはわからなかったことです」
　8) 考察・結語：クライエントは，自分が変化した理由は十分わからないが，前向きになれたのはがんになったおかげだと意味づけている．ナースは，クライエントが「暗闇に遭遇する」必要性とその重要性を理解できるように助けながら，その意味づけの過程を援助することができる．

Tayler E.J.(2000). Transformation of tragedy among women surviving breast cancer. *Oncology Nursing Fourm, 27*, 781-788. より．

・自己超越:自分以外のものに目を向ける.

フランクル(Frankl, 1986)は,人が意味を見いだすには3つの方法があると言っている.第1は,人には世に与えるものがあること.第2に,人は世から受けるものによって意味を見いだす.第3に,意味探求の究極のあり方とは,苦難のなかで人が選択する態度であると提示した.

またフランクル(1984)は,人間は次のことを通して意味を見いだすと言っている.

・仕事(行動することによって意味を見いだす:例えば,人を助ける,仕事をする)
・創作あるいは一瞬の審美体験による感動(例えば,山頂から夕日を眺める,心に迫る音楽に聴き入る,愛情にあふれる抱擁を感じる)
・意味づけ(すなわち,変えることができない苦しみには,苦しみの意味を付与する態度を養う)

b. 宗教的アプローチ

神を信じる者が苦しみに会うとき,信仰が試されていると感じることがよくある.人は苦しみに意味を見いだすために,自らの葛藤を神との関係において解決しようとする.Mohrmann(Mohrmann et al., 2000)は,それには3つの方法があると述べている.

人は避けることのできない現実の苦しみに意味を見いだすため,また何らかの秩序を新たにつくり出すために,神について信じていることを,あるいは信じるかどうかさえも変えることができる.つまり,人が苦しみについて信じていることを,苦しみの現実さえも,変えることができる.そうすれば,神について今なお信じていることにどうにか適合させることができる.もちろん,そのどちらも少しずつすることもできる(p.60).

例えば,極度の消耗性疾患と診断されたクライエントが,神は存在しないとか,神は介入してくださらない,私の幸せなど省みてくださらないなどと

決めつけるかもしれない．しかし，その同じ人が，自分が何をしたからこの病気になったのだろうと訝る(いぶか)だろうし，この病いは，ある意味では祝福なのかもしれないと思うかもしれない．心理学者は，人が不幸な出来事に会うとき，世界観や出来事，あるいは自分自身についての見方を問い直すことによって認知制御を維持すると述べているが，Mohrrmann の観察もこれと同様である．

　神学者や哲学者にとっては，喪失や病い，苦しみなど不幸な出来事の真の意味を理論化することがライフワークである．神学者は，災いについて神は力と愛のお方であるという仮定を変更するのではなく，むしろその仮定にふさわしいように解釈し直すのが普通である．宗教は苦難についてどのようなとらえ方をしているかを，Vicchio(1989)は次のように類別している．以下は，よく目にする彼の説明を一部書き換えたものである．

- 懲罰：罪とその結果の間には原因と結果の関係が存在する．例えば，もし人が神の健康の法則に従わなければ，その結果として病気になる．したがって，罪を犯したから悪いことが起こったのであって，罰を受けるのは当然のことである．

- 結果：「自由意志による防衛」という視点は，神は人間を，自由意志をもつ者，つまり人は神の愛とその法則に応答しかつ服従する者として創造されたと論じる．なぜなら，服従を強要することは神の愛の性質と調和するものではなく，人間のもつ不服従の傾向の結果として苦しみが生じるのだと述べる．

- 恩恵：不幸や苦しみは優れた道徳的資質をもたらし，人を利するものであるという説明がある．かけがえのないこの資質を得るために，神は不幸な世界を容認しこれを創造されたとする．苦しみに関するこの神学的理解のもう1つの側面は，現世の一時的苦しみには意味があり，また未来には調和があると仮定する（例えば，天国に行けば，人は万事が益となるように共に働いたのだと知るであろう）．

　宗教的信条は，大いなる慰めと積極的な意味を多くのクライエントにもたらし，苦しみに対する癒しの道を備えさせてくれる．苦しみは霊的成長への

扉となる．宗教はこの人生行路で内なる改変を助ける．宗教と健康の間には正の相関があり，また宗教心が困難に立ち向かう有用な役割を果たすことは，研究によって実証されている．

4. 看護実践への示唆

　苦しみを取り除きそれを軽減することは，看護ケアの基本的目標である．しかし，この目標を越えたところに，苦しむ者のスピリチュアルな成長とその変容というさらに意味深い成果があるのではないだろうか．そのような経験はナースの熟練がもたらすものではない．それは，人の心に触れることのできるナースの恵まれた賜物であろう．苦しむ者に健全なスピリチュアルな反応を促すことができるナースは，一般に，スピリチュアルケアの提供に適性のある人である．スピリチュアルケアを効果的に実施するためには，この本で論じられた多くのスピリチュアルケアの方略を身につけ，実践に取り込む能力が求められる．例えば，共感的傾聴，思いやりのあるタッチ，共にいること，支持的な祈り，慰めを与える宗教的慣習の実施などである．以下に，人生の意味探求に特に有用な実践方法をあげておく．

a.「共にいること」

　おそらく，ナースにとって苦しんでいるクライエントを支える最良の方法は，傍らにいて苦悩の物語を受けとめることであると言ってよいだろう．しかし，「共にいる」ということには，ナース自身が自分のスピリチュアルな不安や苦しみを認識しそれに耳を傾けることが求められる．共にいて他者の苦しみを受容する能力は，その人の内なる平静から生まれてくる．苦しむ者が，バラバラな断片のように物語を回顧するとき（例えば，人生についての仮説，喪失，神についての信念，疑念と疑問，希望，惨状など），ナースはその傍らで，思いやりを注ぎながらしっかりと断片を受けとめ支えることができる（Bouchard, 1999）．

b. 活気づける

　苦しむ人を支えるもう1つの方略は，スピリットには回復力があることを教えることである．では，ナースはどうしたらその回復力を助長することができるのだろうか．それは，クライエントがそのことを学べるように助けることである．同じような状況にあった人が，喪失，病気あるいは障害のなかからその意味や恩恵を前向きに学びとっている例を，伝えることである．意味探しをすることはつらいけれども，それは誰もがすることだとクライエントを諭すのも助けになる．その際に，洞察力を助ける場合があっても，押しつけになってはならない．

　例えば，このように言うことができよう．

　「こんなに苦しまなければならないことに，怒りを感じておられるかもしれません．何かのお助けになるのではと思いお話しします．ある人が同じような境遇にあったのですが，やがてその苦しい経験から明るい面を見いだしたと語ってくれました．いつかあなたにも，きっとそのような時が来ると思います」

　過去のつらかった人生の出来事がやがて良い実をもたらした経験をクライエントが思い出せるように，ナースは助けることができよう．病気や災いを乗り越え，その結果どんなに恵まれたかを想起することは，目下直面している不運も何らかの良い結果に向かうに違いないと，勇気を奮い立たせるのである．

　また，弱った人を元気づけた役割モデルを示すことも考えられる．クライエントは，同様の状況のなかで苦しみを乗り越えた人から力を得るかもしれない．がん生還者は，友人や親戚の経験あるいはGilda Radner（真実にユーモアをもってがんと共に生きた著名人）の自叙伝を読んで，内なる回復力を発現させる場合もあるだろう．

c. 自己開示を促す

　思慮深い質問をし，その応答に傾聴することによって，クライエントは悟りを得るかもしれない．例えば，

・喪失・病気・障害を経験してよかったと思えることが何かありましたか．
・この経験から人生についてどんな教訓を得ましたか．
・今直面している危機から，あなた自身についてどんなことを学びましたか．
・この経験は，あなたの人生の目的や使命感にどんな影響を与えましたか．

神学者の Patricia Wismer (1996) は，スピリチュアルケアを提供する人に対し，クライエントが曖昧さを受け入れるように促すことを勧めている．

答えられない事柄にあえて答えようとしないで，私はむしろドイツの詩人，ライナー・マリア・リルケのアドバイスに従うよう提案します．何の衒いもなくただ，「問いを生きるのです」とリルケは言っています．「……未解決などんな事柄に対しても気長に付き合うことです……そして問いそのものを愛するように努めることです……今は問いを生きるのです．そうすればおそらく，知らず知らずのうちに，いつの日か答えとともに生きているのに気づくでしょう」

例えば「私はこれまでずっと人に親切にしてきた．それなのに，なぜこんなことが自分に起こったのだろう」と言うクライエントにどう返答するか考えてみよう．感受性の豊かなナースなら，このように言うことができるであろう．「そのような疑問はとてもつらいものだろうと思います．でも，できる限りその疑問から逃げないでほしいと思うのです．私の体験から申しますと，このような疑問はすばらしい理解につながると思います」ナースは，積極的な意味探しの過程を継続させるためのきっかけとして，上の質問を1つ2つ続けることもできる．

Wismer (1995) は，次のような問いかけが有効だとしている．すなわち，「苦しみを分かち合っているのは誰ですか」という問いかけである．他者や神，あるいは生活共同体さえも苦しみを共有してくれると思えば慰めになる．自分独りが苦しんでいるのではないと気づかせることは大切である．しかし，

「一緒に苦しんでくれる人など誰もいない」という応答が返ってくるような場合は，このような質問が苦しみを増幅させることになりかねない．ただ独り苦しみを味わっているクライエントにとって，共にいるというナースの尊い働き(ミニストリー)は，強力な解毒剤となり得る．

d. 適切な対応

豊かな感受性を備えたスピリチュアルケアでは，確答も見いだせないような質問に浅薄な答えを与えるのを避ける．不適切な応答には次のようなものがある

- 「神は耐えがたい苦しみをお与えにならない」(クライエントは，この苦しみはとても耐えられるものではないと感じている場合がある)
- 「これは信仰の試練です．神があなたを愛しておられることに感謝すべきですよ！」(クライエントは愛なる神の存在に慰められるが，一方，このようなコメントは，心を動揺させる邪悪な神という見方を伝えるかもしれない)
- 「神のみ心に違いありません！」(このような言い方は，複雑な問題を避けようとする試みを意味することが多い)
- 「このことが起こったのには，何か理由があるのです．おそらく，それは……」(スピリチュアルなことをよく理解しないクライエントに個人的な信念を押しつけている)
- 「答えはないのですから，質問しても何の助けにもなりません」(痛みを表出するクライエントの欲求を巧みに回避することは避けなければならない)

e. 意味づけを支えるための方略

Yalom(1980)は，意味づけのための具体的方略を明らかにしている(表7-3)．なぜ苦しみが生じるのかその満足のいく説明が得られたにしても，それだけで苦しみが消え去ることはない(Hauerwas, 1990)．苦しみという難題について，神学や哲学は抽象的で今日通念となっている典型的な考えを提示

表7-3　意味づけの方略

利他主義	・他者への奉仕(例：子どもたちに本を読み聞かせる) ・研究への参加(現在あるいは将来，同じような病気に直面する人々の助けとなる) ・親切の実行(例：囚人に手紙を送る，仲間の患者に花を贈る) ・遺産贈与(例：自分史を遺す．家族，友人，世の人のためになるものを遺す)
主義・主張への専念	・政治的(例：ヘルスケアや保険制度改革のキャンペーン．議会，新聞社への電話，投書など) ・社会的(例：教育・環境プロジェクトを支援する) ・宗教的(例：教会プロジェクトや委員会に参加する)
創造性	・創作(例：病気体験を文章や音楽に遺す．スクラップブックを作る．エイズの乳幼児のための玩具を作る) ・科学(例：呼吸困難のある患者のための椅子を考案する．自分やほかの患者の症状について，新たな文献調査をする)
快楽主義	・友人や家族との関係を大切にする． ・自然や芸術を楽しむ(ブラームスの交響曲を聴く，海辺を散歩する，好きな食べ物を賞味する)．
自己実現	・自分のための精神療法 ・内省し日記をつける．
自己超越	・祈る(特に自分以外の人のために)． ・瞑想する．

Taylor, E.J.(1993). The search for meaning among persons with cancer. *Qyality of Life-A Nursing Challenge, 2*(3), 65-70. Meniscus Health Care Communications. の厚意による．

するにすぎない．クライエントの苦しみについて理論化したとしても，その苦しみを取り除きはしない．Hauerwasは，苦しんでいる人が「沈黙に命名する」ことによって，その苦しみがある程度軽減されることを強く主張した．無言の痛み(語るのもつらい疑いや痛み)に名をつけることは，彼らの抑圧を軽減するのに役立つのである．

f. 苦しみへの心理的適応

クライエントが病気の原因や意味を何に帰するか，ある研究によれば，懸命に意味探しを続けている人や意味探しに行き詰まった人は，病気に対して十分な心理的適応ができていないことを指摘している(Taylor, 1993a；Lowery, Jacobson, & DuCette, 1993).「こうなったのには必ず理由があるはずです．

でも，それがわからないのです！」と言うクライエントは，適応困難を経験していることがある．このように，意味探しには触れたこともなく，心の備えができていないクライエントに対して，直接的であれ間接的であれこの種の質問を投げかけることは有害なことがある．

懸命に意味探しをするクライエントは，大変心理的不適応を経験している．一方，意味再構築の過程を通った人は，1つの人生転換であると感謝しているように見受けられる（Taylor, 2000 ; Tedeschi & Calhoun, 1995）．したがって，ナースはこの意味再構築の道にしっかりついていこうとするクライエントを失望させないようにすべきである．クライエントが苦しみについて疑いを口にするとき，有能なナースは，探し求めることに意味があり，それが大切なのだと答える．クライエントを避けたり，質問を退けるのではなく，隠しだてなく応答すべきである．苦しみの「暗闇」と立ち向かうことは，苦しみのもたらす「光」を経験するために不可欠のように思われる（Taylor, 2000）．

苦しみは肯定的な意味づけを鼓舞し，さらには人をスピリチュアルに変容させ得ると述べている文献が多いなかで，Smolkin（1989）は，つらい経験がもはや「救済」として機能しないときがあると主張した．それは，①クライエントがもはや自らの行動方針を決められない場合，②クライエントがもはやつらい経験から学べない場合，③クライエントがもはや事態を変えることが何もできない場合である．このようなときでも行える効果的スピリチュアルケアとは，共にいること，親しい交わりを感じるような雰囲気を保ち続けること，あるいはお祈りをすることである．

クライエントの苦しみは，その原因や事情にかかわらず，ナースがケアの力量を発揮する機会である．苦しみを経験しているクライエントのためのケア計画を**表7-4**に示したが，これはクライエントが苦しみを緩和し，それを変容させるための看護介入を要約したものである．

表7-4　リー夫人とジョニーのケア計画

　ジョニー・リー(21歳)は鎌状赤血球症の疼痛発作のため4度目の入院となった．彼のベッドサイドで，母親のリーはジョンをどう慰めたらよいのかわからずにいる．息子のペインマネジメント・プロトコルについて話しているとき，彼女はナースに尋ねた．「なぜうちの息子だけ，こんな目にあうの？」

看護診断：身体的苦しみの意味探しに関連した〈霊的苦悩〉

期待される成果と成果の評価	看護介入
・有意義な活動に参加する． ・恩恵であることがわかったと言う．	・クライエントとその母親に，以下のような方法で意味探しを表現することを勧める． 　会話をする，絵を描く，日記をつける． ・状況が許せば，心の内面に気づくような自由回答方式の質問をする(例：「もし創造主に質問することができたとしたら，なんと尋ねますか」)． ・日記をつけるときは，利き手で質問を書き，答えではないかと感じたことを，反対の手で書くよう勧める． ・特に体の痛みをコントロールできないときは，共にいること(あるいは，ボランティア，チャプレン，家族，友人が共にいられるように配慮する)． ・痛みがある程度コントロールできるときは，クライエントが，この病気からどのような恵まれた体験を受けたかを考えてみるように励ます(例：「病気になったことで，何か良い結果があったと思いますか」)． ・クライエント自身の人生の使命や目的をアセスメントする．その使命をどう継続できるか，あるいは見直せるか，クライエントと一緒に探ってみる． ・クライエントがより大切な事柄に心を向けるように励ます(例：手紙を書く，ほかの患者を訪問したり助けたりする，ナースや痛みのある人のために祈る)．

看護診断：不幸を転換させる機会に関連した〈霊的安寧促進準備状態〉

期待される成果と成果の評価	看護介入
・変化しつつあると言う．	・共にいること，能動的傾聴(クライエントはこれを「沈黙の痛み」と名づけているが)によってじっとサポートし，まだ先の見えない，悩ましい意味への問いかけに遭遇する． ・人生の苦しみを回顧させる(苦しかった出来事と，それをいかに乗り越えてきたかを聴き出す)．

(つづく)

表7-4 リー夫人とジョニーのケア計画(つづき)

期待される成果と成果の評価	看護介入
・変化しつつあると言う.	・宗教は苦しみに対してどのように答えるのかという問題については,スピリチュアルケアの専門家と話すように励まし促す. ・鎌状赤血球症やその他の疼痛を伴う状態から,スピリチュアルな変化をとげた人々をクライエントに紹介する(例えば"英雄伝").

● 要点整理

- 痛みや苦しみ,人生の衝撃的な出来事は,クライエントが自らの世界についてもっていた前提を打ち砕き,彼らを意味探しへと導く.
- 意味探しはさまざまなレベルで起こるが,その疑問は種々の形をとる(因果関係,選択的発生,責めと責任,意味についての疑問).
- 苦しんでいるクライエントが発するこの問いは,しばしば弁神論にかかわる.弁神論とは,善にして大能の神の存在が,苦難は存在しないことを保証するものではないことを表す神学の用語である.
- クライエントが,意味についての自分の疑問にどう応答するか,その方法は多様であり,研究によって考証されている.
- クライエントの意味構築を助ける上でナースが取り組むことのできる支援方法には,以下のようなものがある.
  * 魂は弾力性があることを教える(例:過去に経験した否定的な出来事もプラスの成長につながったことを思い起こす).
  * 過去に肯定的な意味づけをした事柄を思い出し,それを強化するのに役立つような質問をする.
  * 疑問をもつというクライエントのニードを尊重し,「疑問に生きる」よう援助する.
  * 表面的な答えを与えるのを控える(特に最終的に答えられない質問に対して).
  * 「苦しみを共にしているのはどなたですか」という質問をし,周りの人,

神，またはつながりのあるコミュニティや「生活共同体」ですかと尋ねてみる．
＊意味を見いだすための，さまざまな認知的・行動的方略を紹介する．
＊クライエントが直接・間接的に具体的な問題に触れない限り，そのトピックを探ろうとしないこと．

●**考察課題**
1) 苦しみや不幸が現実に存在することを，あなたはどう説明しますか．表7-1の信条のうちどれに共鳴しますか．
2) 悲観的な人生の経験が，あなたの世界観や自己認識に影響を与えたことがありますか．同じ経験がどのように有益なものになりましたか．
3) あなたはどれほど確かなスピリチュアルな信念をもっていますか．悲観的な人生の出来事に会うと，あなたの仮定や信念は砕けてしまうでしょうか（車の事故で四肢麻痺になったとしたら，親が突然死んでしまったら，白血病と診断されたとしたらどうでしょうか）．
4) 苦しみや「神のご意思」について異なる考えをもつクライエントにどのようにかかわりますか．なぜ苦しみは起こるのかという問題について，自分の考えを押しつけないように，あなたはどんなことに気をつけますか．
5) この章の初めに出てきた乳がんを患っている女性の言葉を復読してください．このクライエントは，どんな方法で意味探しをしましたか．彼女の見つけた満足のいく答えは何でしたか．あなたはナースとして，この意味構築の過程をどのように支えたらよいでしょうか．

(訳 = Rutsuko Kinjo)

●**文献**
太字の文献は特に推奨する文献である．

Barasch, M. I. (1993). *The healing path: A soul approach to illness*. New York: Putnam.
Bouchard, L. D. (1999). Holding fragments. In M. E. Mohrmann & M. J. Hanson (Eds.), *Pain seeking understanding: Suffering, medicine, and faith*. Cleveland, OH: Pilgrim Press.
Cassel, E. J. (1982). The nature of suffering and the goals of medicine. *New England Journal of Medicine, 306*, **639–645.**

Cassel, E. J. (1991). Recognizing suffering. *Hastings Center Report, 21*(3), 24–31.
Ferrell, B., Taylor, E. J., Sattler, G., Fowler, M., & Chency, B. L. (1993). Searching for the meaning of pain: Cancer patients; caregivers; and nurses' perspectice. *Cancer Practice, 1*(3), 185–194.
Foley, D. P. (1988). Eleven interpretations of personal suffering. *Journal of Religion and Health, 27*, **321–328.**
*1 **Frankl, V. (1984).** *Man's search for meaning.* **New York: Washington Square Press.**
Frankl, V. (1986). *The doctor and the soul.* New York: Vintage Books.
Harper, A. W. J. (1990). *The theodicy of suffering.* San Francisco: Mellen Research University Press.
Hauerwas, S. (1990). *Naming the silences: God, medicine, and the problem of suffering.* Grand Rapids, MI: Eerdmans.
Janoff-Bulman, R. (1992). *Shattered assumptions: Towards a new psychology of trauma.* **New York: Free Press.**
Janoff-Bulman, R., & Wortman, C. (1977). Attributions of blame and coping in the "real world": Severe accident victims react to their lot. *Journal of Personality and Social Psychology, 35*, 351–363.
Lowery, B. J., Jacobsen, B. S., & DuCette, J. (1993). Causal attributions, coping strategies, and adjustment to breast cancer. *Journal of Psychosocial Oncology, 10*(4), 37–53.
Moch, S. D. (1989). Health within illness: Conceptual evolution and practice possibilities. *Advances in Nursing Science, 11*(4), 23–31.
Mohrmann, M. E., Healey, D. E., & Childress, M. D. (2000). Suffering's witness: The problem of evil in medical practice. *Second Opinion, 3*, 55–70.
Oates, W. E. (1974). *Pastoral counseling.* Philadelphia: Westminster Press.
Park, C. L. (1998). Stress-related growth and thriving through coping: The roles of personality and cognitive processes. *Journal of Social Issues, 54*, 267–277.
Reich, W. T. (1989). Speaking of suffering: A moral account of compassion. *Soundings, 72*(1), 83–108.
Smolkin, M. T. (1989). *Understanding pain: Interpretation and philosophy.* Malabar, FL: R. E. Krieger.
Taylor, E. J. (1993a). Factors associated with meaning in life among people with recurrent cancer. *Oncology Nursing Forum, 20*, 1399–1407.
Taylor, E. J. (1993b). The search for meaning among persons with cancer. *Quality of Life—A Nursing Challenge, 2*(3), 65–70.
Taylor, E. J. (1995). Whys and wherefores: Adult perspectives of the meaning of cancer. *Seminars in Oncology Nursing, 11*(1), 32–40.
Taylor, E. J. (2000). Transformation of tragedy among women surviving breast cancer. *Oncology Nursing Forum, 27*, **781–788.**
Tedeschi, R. G., & Calhoun, L. G. (1995). *Trauma and transformation: Growth in the aftermath of suffering.* **Thousand Oaks, CA: Sage.**
Thompson, S. (1985). Finding meaning in a stressful event. *Basic and Applied Social Psychology, 6*, 279–295.
Thompson, S., & Janigian, A. S. (1988). Life schemes: A framework for understanding the search for meaning. *Journal of Social and Clinical Psychology, 7*, **260–280.**
Thompson, S. C. (1991). The search for meaning following a stroke. *Basic and Applied Social Psychology, 12*(1), 81–96.
Vicchio, S. J. (1989). *The voice from the whirlwind: The problem of evil and the modern world.* Westminster, MD: Christian Classics.
Wismer, P. (1995). For women in pain: A feminist theology of suffering. In A. O. Graff (Ed.), *In the embrace of God: Feminist approaches to theological anthropology.* Maryknoll, NY: Orbis Books.
Yalom, I. D. (1980). *Existential psychotherapy.* **New York: Basic Books.**

●邦訳のある文献

　　1）山田邦男監訳：意味への意志，春秋社，2002.

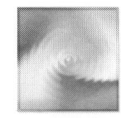

第8章
看護の役割——スピリチュアルケア・スペシャリストとの協働

1. スピリチュアルケアのジェネラリストとしてのナース
2. スピリチュアルケア・スペシャリスト
   a. チャプレン（病院付き牧師）
   b. 聖職者
   c. 教区ナース
   d. スピリチュアルメンター（助言者）
   e. 民間療法師
   f. 友人と家族
3. 看護実践への示唆
   a. スピリチュアルケア・スペシャリストとの協働
   b. 紹介の基準
   c. 協働を促進するためのガイドライン

要点整理
考察課題

　ヘルスケア提供の領域にエキスパートナースがいるように，ヘルスケアのコーディネーターと自負する専門ナースもいる．しかし，スピリチュアルケアの提供について言えば，一般には，ほとんどのナースはスペシャリストというよりもジェネラリストである．そこでこの章では，スピリチュアルケアの領域についてはジェネラリストであるナースが，スペシャリストとどのように協働したらよいかを探っていく．協働とは，多くの専門職種の資源，知識，サポートなどによって看護ケアを補完し，クライエントのケアに資する

ものである.

1. スピリチュアルケアのジェネラリストとしてのナース

ナースのスピリチュアルケアの実践能力は，必ずしも一様ではない．スピリチュアルな事柄に個人的関心をもっているナースのなかには，自然にそれができる人がいる．また，正規・非正規の講習会，さらには学士課程を通してスピリチュアルケアの技能を習得する人もいる．またナースのなかには，パストラルカウンセリングの修士課程，あるいはチャプレン養成課程を通して必要な知識を得ている人もいる．しかし，ほとんどのナースは，このようなプログラムに参加したことがない．

宗教行事やその種の教育プログラムに出席するのはスピリチュアルケアを実践するための良い訓練になると考えるナースも珍しくない(Highfiled, Taylor, & Amenta, 2000). その一方で，宗教背景のあるナースは，スピリチュアルニーズやスピリチュアルケアに対して高い感受性をもっているために，スピリチュアルケアを行う際に，倫理に反して自分自身の宗教観を押しつけたりする可能性も否めない．第3章で述べたように，自分の宗教観を押しつけ，クライエントのスピリチュアルニーズを見過ごしてしまうことは，倫理に反することであり，害を及ぼすおそれもある．

事実，大多数のナースが自分は宗教的な人間だとみなしている(Taylor, Highfield, & Amenta, 1999 ; Scott, Grzybowski, & Webb, 1994 ; McSherry, 1988). 看護専門職団体や，連邦政府のデータセットは宗教背景に関する情報を収集していない．しかし，アメリカのナースの大きな標本を対象とした数件の調査では，人口動態変数の1つに宗教を含めている(Scott, Grzybowski, & Webb, 1994, Taylor & Amenta, 1994 ; Taylor, Highfield, & Amenta, 1994).

この調査によれば，回答者の90％は自分をクリスチャンであると報告し，10％がほかの宗教(ユダヤ教，仏教など)をもっているか，あるいは宗教をもたないと答えている．これらの結果をさらに大きな全米の標本(Gallop,

1996)と比較すると，ナースの信仰心と一般人口のそれとの相違は明白である．既成宗教の信者であると公表する人についても結果は同様で，その割合は69％であった．しかし，ナースは毎週宗教行事に参加しており（一般人口は31％，ナースは40～50％，），その多くがローマ・カトリック信者であった（ナースは35～40％，一般人口は25％）．限られた標本に基づく結果ではあるが，これは，宗教がナース個人に影響を与え，その結果として実践にも影響を及ぼすことを示している．

2. スピリチュアルケア・スペシャリスト

　スピリチュアルケアやパストラルカウンセリング，神学，心理学，チャプレン職，スピリチュアルケアの正式な教育・訓練を受けたスペシャリストは，一般にスピリチュアルケアのエキスパートとみなされる．南米のシャーマン，まじない師，アンデス盆地のインディアンの呪術師や，その他の民間療法師は，西洋文化圏外の人からはスピリチュルケアの専門家と考えられている．ナースは，家族間の問題や経済上の問題があるクライエントをソーシャルワーカーに，日常生活行動の障害をきたしたクライエントを作業療法士に，嚥下障害のあるクライエントを言語聴覚士に紹介する．それと同じようにナースは，深刻なスピリチュアルニーズをかかえているクライエントをスピリチュアルケア・スペシャリストに紹介すべきである．

　スピリチュアルケア・スペシャリストとの相談は通常，無償で受けることができる．チャプレンによるサービス料は，看護ケアと同じように入院費や在宅医療費に含まれる．聖職者の報酬は，教区ナースやスピリチュアルディレクターと同様に，教会の財源から支払われる．スピリチュアルケア・エキスパートには多くの職種の人々がいるので，ナースはスペシャリストの背景や役割を理解した上で，クライエントに最もふさわしい人を選ぶ必要がある．

a. チャプレン（病院付き牧師）

　専門職としてのチャプレンは，クライエントとナースのスピリチュアル

ニーズに対して貴重なサポートをすることができる．チャプレンの領域は，神学と心理学が一体になったものである．訓練を受けたチャプレンは，宗教的信念や慣習をもつ人々が健康問題に直面したとき，どのように援助したらよいかをよく理解している．米国ではおよそ9000人のチャプレンが，4つのチャプレン専門職団体のいずれかに所属している（私信，Larry Vande Creek, Director, Pastoral Research, Health Care Chaplaincy Association, May 30, 2000）．チャプレンを雇用している保健医療施設の数は明らかではない．現状では専属のチャプレンを雇っている施設もあれば，ボランティアのチャプレンや牧師によるサービスを行っている施設もある．JCAHO（医療施設認定合同委員会）は，保健医療施設に対して正式なチャプレンサービスをおくことを要求している．

　専門職としてのチャプレンは，少なくとも3つの専門職団体から専門職としての免許証を受けることができる．そのためには，最低，基礎臨床牧会教育（CPE）1年（4単位計1600時間）またはそれと同等の経験が要求される．その上に，必要に応じて1年間の上級CPE実地研修も受ける．CPEはチャプレン研修生のための講義，個別あるいはグループ指導，実習を含む．CPEの研修生としての大切な目標は，「己れをスピリチュアルな器として，尊い奉仕の働きに捧げる」という理念である（Association of Professional Chaplains, 2000）．免許取得の条件として，このほかチャプレンは神学または牧会学修士の学位が要求される．さらに，その筋の宗教団体から聖職者としての承認を受け，チャプレンの奉仕にふさわしい人物であると承認される必要がある（Association of Professional Chaplains）．

　高度の訓練を受けた専門職のチャプレンは多い．しかし，すべてのチャプレンが正式の訓練を受けているとは限らない．医療機関では，多くの一般信徒や牧師がボランティアのチャプレンとして奉仕している．ほとんどの病院のチャプレン部門では，専属のチャプレン以外に，クライエントの所属する教派からもボランティアのチャプレンを募集している．このような無報酬のチャプレンはCPE研修を受けていない場合が多い．

　ナースは，クライエントの多様なスピリチュアルニーズに応えるために，

チャプレンの助言を求める．Scott ら (1994) は，ナースとチャプレンの間で最も頻回に行われる相談の内容を次のようにあげている．

・死や緊急時の家族へのサポート
・ベッドサイドでの宗教儀式の手配
・クライエントの不安や恐怖
・意思決定に悩む家族へのサポート
・延命治療の中止
・人工蘇生術拒否の意思決定
・スピリチュアルニーズアセスメント

上に述べた機能は，VandeCreek ら (1998) が明らかにしたチャプレンの 4 本柱ともいえる役割をよく示している．すなわち，クライエントに対する，① スピリチュアアセスメントの実施，② 宗教的関心事への対応と宗教的対処方法の支援 (例えば聖書の物語の理解，礼拝体験)，③ 専門職者への支援，④ 同じ宗派に所属する者として共同体との連絡係を務めること，などである．

チャプレンは，一般にナースや病院のスタッフを教区民とみなしている．チャプレンは，ナースの仕事上のことでも，個人的にも力となってくれる存在である．直面する多くの仕事上のストレス要因に対処するために，チャプレンがサポートグループを手助けした例もある．ナースの仕事上の問題や，結婚，家族問題などについても個人的にカウンセリングすることもある．チャプレンはナースの結婚式なども執り行う．Burke と Matsumoto (1999) は，病院のスタッフを支えるチャプレンの具体的な役割について表 8-1 のようにまとめている．

b. 聖職者

ある調査によれば，入院患者の 60％以上が，必要なときに聖職者と連絡をとることができると答えており (VandeCreek & Gibson, VandeCreek, 1997 より引用)，クライエント (あるいはその家族) は多くの場合，自分の健康問題やニーズについて聖職者に知らせるという．しかし，人によっては恥ずかし

表8-1 チャプレンによる支援

意味を造り出す者：ナースが苦難や人生，死の意味を見いだせるよう支援する．また，自分のスピリチュアルニーズについて考え，自分自身の信念とまっすぐ向き合えるよう助ける．
信頼のおける聴き手：ナースの話や心配事に，思いやり深く，中立の立場で耳を傾ける．
他地域の牧師：ナースが仕事上のことで相談できる牧師がいない場合，または地域の牧師に相談したくない場合，代わりにチャプレンが奉仕する．結婚式の司式，結婚や悲嘆のカウンセリングを行うこともある．
安らぐ存在：チャプレンは，ストレスに陥ったナースを慰める．悪い知らせを伝えなければならないときや家族カンファレンスを行うときなど，チャプレンの存在はその場を落ち着いた雰囲気で包んでくれる．
悲嘆の国の道連れ：悲嘆の対処を支えるための資源（素質）をナースが身につけ，それを用いることができるように助ける．
倫理問題の原動力：ナースが倫理や宗教の諸原則に関する知識を用い，問題の所在を明らかにし，理解できるように導く．
教育者：クライエントとのコミュニケーションや，スピリチュアリティの理解についてナースを指導する．

Burke, S.S. & Matsumoto, A.R. (1999). Pastoral care for perinatal and neonatal health care providers. *JOGNN : Journal of Obstetric, Gynecologic, & Neonatal Nursing. 28*(2), 137-141. より．

く感じ，知らせない場合もある．そのため，クライエントのほうから聖職者に会いたい旨をナースに伝える場合と，ナースのほうから聖職者に相談してはどうかと話しかける場合がある．いずれにしても，聖職者と協働してスピリチュアルケアを提供する機会をナースは手にしている．

聖職者に紹介をする方法はさまざまある．医療機関で働くチャプレンは，ナースと聖職者の仲介者になることを望むこともあれば，時には直接クライエントの問題を聖職者に伝えることを望むこともある（VandeCreek, 1997）．さらに，主治医が専門医を紹介するように，チャプレンが聖職者を紹介することを規定している施設もある．ナースはこのような医療機関の規定に従った方法をとるべきである．しかし施設によっては，ナースがまずクライエントの望む聖職者にコンタクトをとることができる場合もある．

聖職者の養成に関しては，神学的にみても牧師の養成面からみても，その教育方法は多様である．聖職者のなかには，牧会学の修士号を取得した人も

いれば，学位をもたない人もいる．牧会領域の専門教育を受けていても，健康問題をかかえる人のケアについては履修していない場合がある．また，一般の牧師を活用するか，あるいは普通の仕事をもちながら会衆に奉仕するボランティアを活用することが慣例となっている施設もある．

病いをもつ人のスピリチュアルな事柄や宗教的な事柄に上手に対応できる専門家の訓練が不足している．この事実は，Spilkaら(1983)が指摘しているとおり，聖職者やチャプレンに対するクライエントの不満の理由をよく説明している．最も共通した不満が，専門家たちが「何もしてくれなかった」ということであった．聖職者やチャプレンについてのもう1つの不満は，感受性が乏しい，嫌い，通じ合えない，などであった．その結果，チャプレンが嫌い，すぐに連絡がとれない，などの理由から，クライエントのスピリチュアルな問題について，自分の親しい聖職者に連絡をとってしまうナースが出てくる．これは，TaylorとAmentaが耳にした興味ある実話を証拠づけるものであった．

c．教区ナース（教会を中心としたコミュニティのなかで）

教区に住む信徒であるクライエントをケアする人は教区ナースと呼ばれる．教区ナースは，スピリチュアルを育む上でも頼りになる．教区ナースとは，特別に訓練を受けた有資格者のことで，この人たちは宗教団体の信徒に対する全人的ケア，つまり信仰と健康を結びつけた実践を重視する．そして牧師や組織のスタッフと協働して，信徒集団の健康増進と疾病予防に貢献している．教区ナースは健康教育者，個人のヘルスカウンセラー，ボランティアコーディネーター，代弁者・促進者，役割モデル，代理紹介人，コミュニティ連絡係などの役割を果たしている(Bay, 1997 ; Schank, Weis, & Mateus, 1996 ; Solari-Twandell & Westberg, 1991)．

今日の教区ナースは1980年代にシカゴで始まり，以後急速に発展した．教区ナースは少なくとも米国の48州と4つの国と地域にみられる(韓国，台湾，カナダ，オーストラリアでは「信仰のコミュニティナース」と呼ばれている)．これまで2500人以上が教区ナースの基礎的なプログラムを修了してい

表8-2 教区ナースの役割

　健康教育者：信徒のために，健康関連の読み物の紹介や講義をする(例：家庭の安全，がん予防)．
　個人のヘルスカウンセラー：教会や寺院で血圧測定をし，血圧の管理についてアドバイスをする．
　ボランティアコーディネーター：飢えた人に食物を与え，病いの人を訪問するボランティアを訓練・管理する．
　コミュニティとの連絡/紹介機関：信徒とコミュニティ資源(例：機関，情報，人材)をつなぐ．
　役割モデル：健康的な食事や生活の手本となり，週ごとの集会などに参加して信徒集団に忠誠の模範を示す．
　代弁者/促進者：サポートグループを立ち上げ，信徒集団から取り残されたメンバーの代弁者となる．

る(Ann Solari-Twandell：国際教区ナースリソース・センター所長との面談，May 23, 2000)．このなかには，ボランティアとして働く人もいれば，信徒集団によって雇用されている人もいる(Bay, 1997)．病院は地域看護サービスのために信徒集団と契約を結んでいる場合も多く，教区ナースが1つ以上の地域の信徒にサービスをする例もある．彼らはフルタイムまたは週10時間程度のパートタイムで働いている(Schank et al., 1996)．

　教区ナースはほかのヘルスケアチームによるケアを補完するものである．したがって，そのサービスは在宅ケアナースや地域の保健師と重複しない．彼らは侵襲的処置や薬の投与は行わない(Schank et al., 1996)．Rydholm (1997)は教区ナースのケアを受けたクライエントを対象に調査を行ったが，その結果，教区ナースがかかわった事柄の半分は身体的なことであり，残りの半分がスピリチュアル・心理社会的側面(処理できない情動,孤独,対人関係緊張,ケア提供者ストレスなど)であることを見いだした．ナースは教区ナースの役割(**表8-2**)を理解し，どのような状況のときに教区ナースに紹介するのが最も有益なのか知っておく必要がある．

　教区ナースの教育背景はさまざまであるが，いずれもスピリチュアルケア提供に関する学習が含まれている．修士号を取得した者あるいは学士課程修了後に取得した証明書をもつ者もいれば，教区ナース継続教育プログラムを受講した者もいる．

教区ナースは教区の信者をよく知っている．また，クライエントの家族のニーズや，どのような医学的治療に不満を覚えるかも理解している．クライエントのケースについて討議をしたり紹介をする際に，ナースは教区事務所とも連絡をとらなければならない場合がある．教区事務所を通して教区ナースと連絡がとれれば，クライエントの現在の健康状態やスピリチュアルな関心事について伝えることができる．

　クライエントが健康問題のために宗教的慣習を守れないといった状況をナースが教区ナースに紹介することは，特に保証されていることである．このほかに紹介が必要な事情とは，クライエントが医療保険に加入していなかったり，治療費が払えない場合である．教区ナースは，経済的に困窮している教区民を助けるために募金活動をすることもある．また，クライエントが社会的支援に恵まれていない場合にも，教区ナースへの紹介が役に立つ．教区ナースは信徒のなかからボランティアを募ることもできるだろう．

　また，クライエントが自分の関係している聖職者以外の人と話し合いたい場合，教区ナースに紹介するのが適切な場合もある（例：女性患者が，自分の牧師が男性なので女性の牧師と相談したい場合や，あるいは，この聖職者に自分の健康問題を相談するのは恥ずかしいと思う場合など）．ある教区ナースとのインタビュー（**表8-3**）は，この種のナースの体験をよく表している．

d. スピリチュアルメンター（助言者）

　スピリチュアルメンター，つまり伝統的なクリスチャンの間で「霊的指導者」と古くから呼ばれ，スピリチュアルな次元の成長を助ける人たちがいる．「霊的指導者」は「聖なる聴き手」であるといわれる（Guenther, 1992）．何世紀にもわたって，一般信徒も聖職者も定期的にスピリチュアルメンターと面接し教えを請うしきたりが続いた．これは種々の宗教に広くまたがる慣習であったと言える．精神修練を希望する人には，定期的に（4〜6週ごとに）スピリチュアルメンターに会うことが奨励されるが，重篤な局面にあるときは，より頻繁な面会を余儀なくされる．

　助言は，スピリチュアルな次元に関して特別な訓練を受けた人が行うのが

表8-3 あるナースのストーリー：教区ナースとのインタビュー

教区ナースとして10年以上のキャリアをもつルー-アン・キース（RN, MSN, NP-C）は，カリフォルニア州アナハイムのアナハイム・メソジスト教会で働いている．

☐ この仕事を選んだ理由は何ですか．
　看護は奉仕だと私は考えています．特に看護実践と自分の信仰を1つに結びつけようと思ったからです．

☐ 教区ナースになるためにどのような教育を受けましたか．
　私は看護学部生として，コミュニティホスピタルでヘルスミニストリーのコーディネーターをしているナースの下でインターンをしました．その間，ヘルスミニストリーの考え方を学ぶため1日コースに参加しました．その後，いくつかのヘルスミニストリー協会のカンファレンスにも参加しました．最近，教区ナースの修士課程を50単位修了しました．この大学課程では3つの神学講義，伝道のクラス，選択科目，そしてCPEを1単位取りました．私はすべての教区ナースはCPEをもつべきだと思います．

☐ 何時間ぐらい働きますか．報酬はどこから支払われますか．
　私は教会から週10時間相当の報酬を得ています．教会はヘルスミニストリーの予算ももっているのです．この手当てのなかから配布用の読み物を買い，健康教育用具や材料の収納棚，車椅子の維持費，講義資料，そして自分の専門職の向上のために使います．

☐ 普段の活動について教えてください．
・週1回聖書のクラスを教えています．信徒たちに，スピリット（霊）が落ち込んでいると体や感情に影響するということを理解してもらうためです．
・牧師と連絡をとり，信徒の健康面の問題についてアセスメントします．
・牧師の健康についても気を配ります．
・入院している信徒や在宅療養の信徒を訪問します．
・情報や助けを求めている人に電話をします．
・教会の健康祭やそのほかのイベントを計画する際に，コミュニティの資源にも援助をお願いします．
・病気の人や悲嘆のうちにある人に手紙を書きます．
・健康問題をもつ信徒と話し合います．例えば，

1) 最近では，両足の手術を受ける予定の女性がいました．この人には2人の小学生の子どもがあり，2階建ての家に住んでいましたが，小さな浴室には車椅子を入れることができません．私は戦略を立てました．彼女がこの問題にどう対処したらよいか考えられるように指導しました．
2) 信徒が出産したときは，縫いぐるみを作って家に持っていき，新生児のアセスメントをします．子どもが生まれる前には，牧師からの情報とメッセージの入った小さな包みを送ります．
3) いまは教会の青年たちのための講義シリーズを計画しています．彼らの興味のありそうなトピックスについて調査しています．そして，このクラスから健康祭を手伝ってくれる人を募集します．

(つづく)

表8-3 (つづき)

4) 健康問題をもつメンバーと一緒に，またはその人のために祈ります．

□ どんな人々と協力しますか．
　メディカルソーシャルワーカーと退院計画作成者，そして臨床ナースです．時には医師やホスピス専門家と協力することもあります．当然，聖職者とも一緒に働きます．またボランティア機関（全国精神障害者同盟など）ともです．健康祭，インフルエンザ予防接種，指導プログラムなどを計画するときには保健師とも協力します．

□ あなたの仕事のどんなところが気に入っていますか．
　セルフケアについて指導することが大好きです．また健康促進のために，神様と患者とともに働いていると感じることができることです．

　理想的であり，多くの場合，それは宗教の専門家である．そのための訓練を神学校や宗教修養センター主催のプログラムなどで受けているメンターもいる．メンター（またはその雇用者）によっては報酬を求めるが，無償の奉仕とする傾向が強い．メンターとそれを受ける人は必ずしも同じ宗教である必要はないが，受け手が魂の内奥にかかわる事柄について話し合うことに違和感がないこと，またメンターから学びとる気持ちが必要である．そのため，指導者は同性であるか，同じような宗教的慣習をもっているほうがよいであろう（Leech, 1980）．

　スピリチュアルメンターはその受け手を訪問するとき，もっぱらスピリチュアルな次元の経験を支援するために時間をとる．重大な節目を経験しているその人は，健康問題とかかわる自らの内面をメンターと共に深く省みる．そのことを通して，スピリチュアルな問題が見えるようになり，解決へと導かれるのである．メンターは，その人が試練のただなかに神が共におられることを理解できるよう助け，疼痛を感じるときにもどのように祈りや瞑想をしたらよいかを教えることができる．また，苦しみの意味の理解を助け，苦しみを和らげ慰める宗教信条をしっかりと確認できるよう助ける．こうして，慰め励ますだけでなく，その人が自らのスピリチュアルな次元を深く認識し，修養に努めるよう促すのである．

　過去に助けてもらった指導者を特にクライエントが指名する以外に，ナー

スがスピリチュアルの指導者を紹介することはめったにない．しかし，健康問題をもった人はスピリチュアルニーズに目覚めることが多いため，ナースはスピリチュアルの指導者が助けになるかもしれないと言うことはできる．ナースは地域の宗教修養センターやその関係機関を示し（電話帳で探し），スピリチュアルな助けや励ましを与え，クライエントが自分に合った指導者を探せるようにする．

e．民間療法師

世界の文化の至る所で，特に土着の宗教が根づいている所では，身体的・精神的な病気を癒すと信じられている民間療法に人々が癒しを求める．このような民間療法師（ハイチの祭司／女祭司，アメリカ先住民のメディスンマン，メキシコのクランデロス，ロシアのシャーマンなど）は西洋医学とは異なり，健康回復のために儀式，占い，薬草や天然素材などを用いている．民間療法師の養成は一部の地域で制度化されているが，ほとんどは見習いや個人的学習，経験に頼っている．

f．友人と家族

友人や家族は，スピリチュアルケアについて特別訓練を受けているわけではない．しかし，クライエントがスピリチュアルな慰めを受けたいと思うのは友人・家族であることを忘れてはならない．クライエントがスピリチュアルな力を求めるのは多くの場合，友人や家族であることを研究結果は示している（Highfield, 1992 ; Reed, 1991 ; Sodestrom, 1987）．

健康問題をかかえる人にとって，友人や家族は寄り添うことのできる支援者であり，そばにいて共感を示してくれる存在である．慰めに満ちたスピリチュアルの思いを分かち合い，共に祈る．心にしみ入るような言葉を読み，歌うこともできる．また，癒しの儀式に共にあずかることができる．クライエントと共に過ごした日々の熱い思いは，そのスピリチュアルケアに込められる．スピリチュアルな次元の支えとなることができる家族や友人がいる場合，ナースはその人々の提供するケアを援助することを通してクライエント

を支える．一例をあげれば，衰弱し本を読むこともできなくなったクライエントのために，友人に読み物を読んでもらうことで，スピリチュアルな慰めを与える．あるいはまた，痛みに苦しむ愛しい人にどのように寄り添うことができるか，具体的な役割モデルを示すことができる．また，スピリチュアルな事柄については自由な会話ができるように促すことである．

3. 看護実践への示唆

a. スピリチュアルケア・スペシャリストとの協働

スピリチュアルケアの実践にあたり，ナースが専門職とうまく協働することはクライエントに有益な結果をもたらす．また，専門職間の人間関係を築くことになる．しかし，ナースはチャプレンや聖職者の奉仕の意義を認めているものの，実際に紹介する割合にはばらつきがみられ，全体的に低いという研究結果がある (Taylor & Amenta, 1994 ; Kristeller, Sheedy Zumbrun, & Schilling, 1999 ; Scott et al., 1994)．そこで，スピリチュアルケアのスペシャリストを有効に活用するためのいくつかの提案をしたい．その前に，どのような場合に専門家に紹介すれば最もよいのかを検討する．

b. 紹介の基準

すべてのクライエントが援助の必要なスピリチュアルニーズをかかえているとは限らない．また，そのニーズがことごとく紹介を必要とするとは限らない．しかし，スピリチュアルケアの専門家の関与が必ず必要なのは以下の状況である．
・クライエントが専門家のサービスを求める場合
・クライエントのスピリチュアルニーズが複雑で，一般ナースの知識やスキルでは対応できない場合
・クライエントのスピリチュアルニーズが満たされなければ，命を脅かす恐れのある場合（例：自殺に追いやるほどのスピリチュアルな苦悩，死を早めかねない絶望）

紹介が認められるその他の状況とは，第1にその人のスピリチュアルニーズが，ナースのもてる力量を越えた感情，エネルギー，時間を必要とする場合である．そのためには，対応できる能力をもっている人がクライエントのケアにかかわるべきである．次は，クライエントが同じ宗教観をもっている人と話し合いたいと願う場合である．ナースがスピリチュアルな事柄について異なった考え方をもっている場合は，クライエントと同じ宗教背景の専門家を招くべきである．

チャプレンや聖職者が毎日24時間体制をとっている場合でも，患者訪問を要請する際には時間帯を配慮すべきである．例えば，クライエントがすでに死亡してしまった場合や，親族が去った後には，専門家を呼び起こす必要はないだろう．死が迫っているローマ・カトリックの信者がすでにサクラメント（秘蹟）を受けている場合は，再度それを繰り返す必要はない．通常の勤務時間帯にできることのために，わざわざチャプレンや聖職者を呼び起こすことがないように配慮する．勤務時間内に行えるその他の定例のパストラルケアには，聖餐式や一般的なカウンセリング，宗教的な読み物の配布などがある．

ナースは，クライエントを援助するためにどのスピリチュアルケアの専門家に相談したらよいか悩むことがある．通常はクライエントの希望を優先させるが，専門家の背景や役割をよく知っている場合は適切な人に紹介することもある．それは例えば，クライエントがスピリチュアルニーズを自覚しケアを希望していても，ある聖職者には会いたがらないことがある．そのようなときは，別の専門家の名をあげ，希望を尋ねてみるのもよい．クライエントが無教派の聖職者に会いたいとか，あるいは以前にかかわりがあった聖職者を避けたいと言う場合もある．その場合，チャプレンはクライエントをアセスメントし，その人の信仰に最も合った宗教はどれか，クライエントのケアに適していると思われる聖職者は誰かを判断する．チャプレンが聖職者であれば（ほとんどの場合そうであるが），このようなクライエントの問題に適切に対応してくれるだろう．

c. 協働を促進するためのガイドライン

　スペシャリストがクライエントを訪問する前と後に，その人の状況についてスピリチュアルケア・スペシャリストと話し合うことは，理想的な協働ケアには欠かせない（これは，ほとんどのチャプレンと聖職者のクライエント訪問にあてはまる）．ナースは訪問の前に適切な情報を提供し，専門家の質問に答えられるようにする．訪問後，専門家はスピリチュアルケアの計画をさらに充実させるための，貴重なアセスメント情報やアイデアを手にしているかもしれない．したがってアセスメントやケア計画に専門家の意見を取り入れるならば，スピリチュアルケアの質が高まり，余分なアセスメントを避けることができる．

　チャプレンや聖職者がクライエントを訪問しているときは，何の妨害も入らないようにしなければならない．ナースはできるだけケア計画を調整し，病室のドアに「牧師面談中—入室をお控えください」などと表示して，この厳粛な時間のために配慮する．

　このほかにも，スピリチュアルケア・スペシャリストを支援する方法がある．彼らがクライエントを訪問している際に，ショックを受け気分が悪くなったりした場合，ナースは機転と配慮をもって助ける．多くの専門家は重い病いや痛み，苦しみ，そしていくつものカテーテルや静脈内点滴チューブ，医療器具に対して一応の心構えができているが，そうではない人もいる．経験豊かな専門家であっても，クライエントが重篤な状態に陥ったときに落ち着きを失うことがある．クライエントと親しい交わりをしてきた専門家は，その変わり果てた姿にショックを受けるであろう．そのようなとき，ナースは情報を提供し精神的にサポートする．

　クライエントと面談をする際に，専門家は情緒的な問題に直面することがある．それに備えるため，ナースは患者の病気，治療，環境などについて事前にオリエンテーションを行う．目に入るもの（変わり果てた外観），におい（壊死組織），音（人工呼吸器）など，見るに耐えられないような病室内環境について，前もって専門家に説明しておく．例えばナースは，思いやりをもって「顔が変わり果ててしまった患者様の目を見るのは，私もとてもつらいの

です．先生もきっと忍びないでしょうね」などと言うこともある．

　クライエントに奉仕しているスピリチュアルケア専門家が戸惑う様子を見てとった場合，ナースはその人の世話の仕方を提案することもある．例えば，昏睡状態の患者と一度も接したことのない専門家には，どのようにしたらクライエントと上手に通じ合えるか，どうしたらそばに寄り添うことができるかなど，ナースの助言は歓迎されるに違いない．あるいは専門家がICUの患者を初めて訪問する場合には，クライエントの状況や医療機器一式について説明すれば喜ばれるだろう．

　ナースが専門家と協働する場合，専門家が難解な医学用語を十分に学んでいないことを考慮して，わかりやすい言葉を使わなければならない．例えば，結腸切除術を受けた患者を訪問しようとしている専門家に，ナースは次のように言うことができる．「この方は3日前に腸の一部を切除しました．そのため腹部のプラスチックの袋に便がたまって，におったりします．この袋はコロストミーバッグといいますが，患者様にとって最初はとてもつらいものです．自分がこんな変わった姿になってしまったと，どんなにつらい思いをしておられるか，話し合われるとよいと思います」．同様に，もし専門家がナースに馴染みのない言葉や神学的な言葉を使った場合は，ナースもためらわずに説明を求めるべきである．

　スピリチュアルケア・スペシャリストの訪問を初めて受けた後，クライエントは心の痛みを覚えることがある．全く個人的なスピリチュアルな問題を語り合って涙がこみ上げてきたり，心を閉ざして何も話せなくなるなどの感情の動揺が顕わになることがある．このような反応は悪いものではなく，実際，最高の癒しとなる．スピリチュアルケア・スペシャリストの訪問を受けたときにそのような様子が見られた場合，クライエントはナースのサポートを望んでいるかもしれない．あるいは，そっとしておいてほしいのかもしれない．いずれにせよ，専門家がクライエントを動揺させてしまったと結論づけるのは，正しいこととはいえない．ナースは，このつらさをどうサポートできるかアセスメントをし，フォローアップすることこそ大切である．また，病室への出入りをできるだけ控え，クライエントが静かに心の内を省み祈れ

るようにすることが最善のケアであることを知るだろう．クライエントが，自分に投げかけられた問題についてもっと話し合いたいという思いに駆られていることを，ナースは知ることになるかもしれない．

スピリチュアルケア・スペシャリストに会ってみてはどうかという提案をクライエントが拒んだとしても，ナースはその考えを捨ててしまわないほうがよい．そして，クライエントが抵抗するわけを優しく問いかけてみるとよい(例：「この提案に渋っておられるようですが，何かわけがあるのでしたら，話していただけないでしょうか」)．クライエントが抵抗する理由を語るということ自体が，抵抗感の克服につながる場合がある．抵抗する理由には，以下のようなものがある．

- スピリチュアルニーズがあること自体を否定する．
- きわめて個人的な経験(例：犯した恥ずかしい「罪」，疑っていることの罪悪感)を開示することへのためらい
- 過去にスピリチュアルケア・スペシャリストとの出会いにうんざりした経験がある．

過去にスピリチュアルケア・スペシャリストや宗教団体との好ましくない出会いを経験したクライエントは，聖職者やチャプレンにそのいやな思いを重ねてしまうことがある．しかし，思いやりをもって対処すれば，クライエントは心を開くだろう．

時間が限られている場合もあろうが，紹介をする前にクライエントの許可を得ることが望ましい．許可を得るのに適しているのは，スピリチュアルアセスメントを終えたときである．ナースは，例えば「なぜ苦しみが存在するのかと，疑問をおもちのようですね．悩みを相談できる専門家がおられれば，お呼びしましょうか」というように尋ねることもできる．医師が本人には知らせずに専門家に相談することがあるように，ナースもクライエントの気持ちを確認せずにチャプレンを呼ぶ場合がある．しかし，クライエントが紹介を容認している場合のほうが受け入れは容易である．

クライエントがスピリチュアルケア・スペシャリストに会うことを拒む場合は，クライエントの思いを尊重しなければならない．それでもナースは専

表8-4 ケーススタディ：スピリチュアルケア・スペシャリストとの協働

　リー氏は47歳．中国系アメリカ人の生物学者で，5年前に肺がんと診断された．リー氏と25年間連れ添った妻との間には，2人の大学生の子どもがいる．余命が長くても6か月だろうと言われたとき，リー氏は在宅ホスピスケアを受けることに同意した．ナース（RN）のスーザン・アダムソンがリー氏のプライマリナースとなった．

　初回のアセスメントで，ナースのアダムソンがスピリチュアルニーズに関する質問をしたとき，リー氏は，自分は宗教的な人間だとは思わないと答えた．しかし，リー氏は子どものころ両親と一緒に毎週，仏教寺院に通っていたことがわかった．そして，寺院に通って母親が祈るのを聴いていたという思い出を懐かしんでいるようだった．また，彼にとってスピリチュアルなものとして最も大切にしているものは家族，そして自然との調和であることもわかった．それは，子どもは年配の人を尊敬すべきだと信じており，自然の神秘と美に対して，生物学者として深い崇敬の念を抱いていることから明らかであった．しかし今，彼は，体内にがんが大きくなっていくのを見ると，自然に対して幻滅を感じると言った．また，子どもたちの親に対する尊敬の念が薄れていくのは問題だと言った．

　ナースは，リー氏のスピリチュアルニーズは愛し愛されること（例えば子どたちとの間で）と，希望や意味を再構築することであることがわかった．また，リー氏が，母親の宗教観を考え直してみたいと願っていることを直感した．

　ナースがホスピスの規定に従ってホスピスのチャプレンに紹介する旨を告げたところ，「とんでもない！　私はクリスチャンではないし，宗教心もない．チャプレンには会いたくない！」と言い，チャプレンの紹介を断った．ナースが，チャプレンは宗教の

（つづく）

門家に相談する場合もあろう．しかし，クライエントのいかなる個人情報をも開示してはならないことは倫理上当然のことである．このほかにもクライエントの秘密情報を漏らしてはならない場合がある．それは，ヘルスケアチーム外のスピリチュアルケア・スペシャリストに，治療に関する情報を知らせてほしくないと思うクライエントがいる場合である．ナースはこのことを覚え，クライエントのプライバシー保護に関してきわめて慎重でなければならない．

　ナースがスピリチュアルケア・スペシャリストと協働することは，スピリチュアルケアを効果的に提供する上で重要である．ナースはチャプレンに紹介することが多い．しかし，ほかのスピリチュアルケア・スペシャリストとも協働することを考えて，クライエントを積極的に支える役割を果たすならば，患者ケアの質はさらに高まる．

　表8-4は，スピリチュアルケア・スペシャリストとの協働の例である．

表 8-4 （つづき）

違いにかかわらず，クライエントを精神的に支えるためにいることを伝えても，リー氏は固く拒んだ．

　ナースのアダムソンは，スピリチュアルニーズの存在を明らかにしたものの，チャプレンの関与を拒まれたため，スピリチュアルケア計画をすべて自分で立てなければならなかった．初めに，彼女はホスピスのチャプレンに相談した．スピリチュアセスメントから得た情報を説明すると（彼の個人情報を開示せずに），チャプレンははっきりと，リー氏の最も深刻なスピリチュアルニーズは何か，また，それにふさわしいスピリチュアルケア・スペシャリストは誰かを指摘してくれた．

　それは，近くの病院で中国人仏教徒のためにボランティアをしているチャプレンと，4 km 離れたところにある仏教寺院でスピリチュアルメンターとして働いている僧侶であった．またチャプレンは，リー氏の愛，希望，意味のニーズにどのようにかかわったらよいかナースに助言してくれた．

　リー氏は毎週僧侶に会えることを喜んだ．しかし，彼の健康状態は 4 回の訪問しかかなえることができなかった．モルヒネのためにもうろうとなるまで，彼はインターネットを通じて会話を継続することができた．このスピリチュアルケアだけでなく，妻や隣人，かつての同僚やナースからの思いやりに支えられた．彼は息を引き取るまで多くの愛を受け，愛を体験することができた．また，ありのままの自分の姿を受け入れ，自然界のなかでの自分の位置を取り戻した．

　リー氏の死にゆく過程で，スピリチュアルな安らぎが彼の内にともったのを見て，子どもたちの心に父に対する尊敬の念が生まれた．それは，次のような言葉に表れた．ある夜，息子が「お父さん，すごいね！　もうすぐお父さんはいなくなるっていうのに．どうして，そんなに穏やかで，安らかなの」と尋ねた．するとリー氏は笑顔をほころばせた．2 日後，リー氏は平安のうちに息を引き取った．

●要点整理

- 大学院レベルでのスピリチュアルカウンセリングの教育を受けた専門ナースはスペシャリストと呼ばれるが，スピリチュアルケアを行う一般のナースは，その専門的訓練を受けていない．
- スピリチュアルケア・スペシャリストには，チャプレン，聖職者，スピリチュアルメンター，教区ナース，民間療法師などがいる．しかし，クライエントはスピリチュアルニーズに対する助けをしばしば家族や友人に求める．
- ナースは，以下のような種々の方法でスピリチュアルケア・スペシャリストと協働する．
  - ＊スペシャリストがクライエントとかかわるその前と後に，クライエン

トのケアについてスペシャリストと話し合う．
* スピリチュアルな事柄に関係のある，クライエントのプライバシー保護を尊重する．
* ヘルスケア環境や，病人に仕えることに不慣れなスペシャリストを援助する．
* クライエントが拒む場合でも，紹介や相談を要するスピリチュアルニーズがあるときは，それを避けない．
* 紹介の段取りにクライエントもかかわってもらう．
* スペシャリストの個人的都合を考慮して相談の予約をとる．

●考察課題
1) あなたは，スピリチュアルケア・スペシャリストとの間でどんな経験をしたことがありますか．それは良い印象でしたか，それとも良くない印象をもちましたか．その経験は，誰に，どのように紹介するかに影響しますか．
2) あなたがスピリチュアルニーズを経験している患者だったとしたら，誰に助けを求めますか．それはなぜですか．
3) あなたがスピリチュアルニーズをかかえている患者だったとしたら，スピリチュアルケア・スペシャリストに紹介したいと考えているナースから，あなたはどのような言葉をかけてもらいたいですか．
4) スピリチュアルケア・スペシャリストに紹介する場合，どのようなクライエント情報を提供することが最も適切で有用だと思いますか．

（訳 = Rutsuko Kinjo）

● 文献

太字の文献は特に推奨する文献である.

Association of Professional Chaplains. (May, 2000). Available on-line: *http://www.professionalchaplains.org.*
Bay, M. J. (1997). Healing partners: The oncology nurse and the parish nurse. *Seminars in Oncology Nursing, 13,* 275–278.
Burke, S. S., & Matsumoto, A. R. (1999). Pastoral care for perinatal and neonatal health care providers. *JOGNN: Journal of Obstetric, Gynecologic, & Neonatal Nursing, 28*(2), 137–141.
Gallup, G. H., Jr. (1996). *Religion in America.* Princeton, NJ: Princeton Religion Research Center.
Guenther, M. (1992). ***Holy listening: The art of spiritual direction.*** **Boston: Cowley.**
Highfield, M. F. (1992). Spiritual health of oncology patients: Nurse and patient perspectives. *Cancer Nursing, 15,* 1–8.
Highfield, M. E. F., Taylor, E. J., & Amenta, M. (2000). Preparation to care: The spiritual care education of oncology and hospice nurses. *Journal of Hospice and Palliative Care, 2*(2), 53–63.
Kristeller, J. L., Sheedy Zumbrun, C., & Schilling, R. F. (1999). "I would if I could": How oncology nurses address spiritual distress in cancer patients. *Psycho-Oncology, 8,* 451–458.
Leech, K. (1980). *Soul friend: The practice of Christian spirituality.* San Francisco: Harper & Row.
McSherry, W. (1998). Nurses' perceptions of spirituality and spiritual care. *Nursing Standard, 13*(4), 36–40.
Reed, P. G. (1991). Preferences for spiritually related nursing interventions among terminally ill and nonterminally ill hospitalized adults and well adults. ***Applied Nursing Research, 4,*** **122–128.**
Rydholm, L. (1997). Patient-focused care in parish nursing. *Holistic Nursing Practice, 11*(3), 47–60.
Schank, M. J., Weis, D., & Matheus, R. (1996). Parish nursing: Ministry of healing. *Geriatric Nursing, 17*(1), 11–13.
Scott, M. S., Grzybowski, M., & Webb, S. (1994). Perceptions and practices of registered nurses regarding pastoral care and the spiritual need of hospital patients. *Journal of Pastoral Care, 48,* 171–179.
Sodestrom, K. E., & Martinson, I. M. (1987). Patients' spiritual coping strategies: A study of nurse and patient perspectives. *Oncology Nursing Forum, 14,* 41–45.
Solari-Twadell, A., & Westberg, G. (1991). Body, mind, and soul: The parish nurse offers physical, emotional, and spiritual care. ***Health Progress,*** **24–28.**
Spilka, B., Spangler, J. D., & Nelson, C. B. (1983). Spiritual support in life threatening illness. *Jouronal of Religion and Health, 22*(2), 98–104.
Taylor, E. J., Highfield, M. F., & Amenta, M. O. (1999). Predictors of oncology and hospice nurses spiritual care perspectives and practices. *Applied Nursing Research, 12*(1), 30–37.
Taylor, E. J., Highfield, M., & Amenta, M. (1994). Attitudes and beliefs regarding spiritual care: A survey of cancer nurses. *Cancer Nursing, 17*(6), 479–487.
Taylor, E. J., & Amenta, M. O. (1994). Cancer Nurses' Perspectives on Spiritual Care: Implications for Pastoral Care. ***Journal of Pastoral Care, 48*(3), 259–265.**
VandeCreek, L. (1997). Collaboration between nurses and chaplains for spiritual caregiving. *Seminars in Oncology Nursing, 13,* 279–280.
VandeCreek, L., Carl, D., & Parker, D. (1998). The role of nonparish clergy in the mental health system. In H. Koenig (Ed.), *Handbook of religion and mental health* (pp. 337–348). San Diego, CA: Academic Press.

Spiritual Care

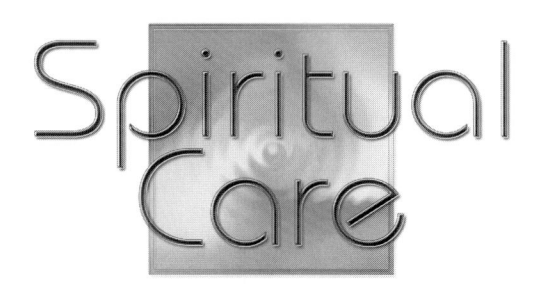

第Ⅲ部
スピリチュアルヘルスを助長する

第9章
スピリチュアルヘルスをサポートする儀式

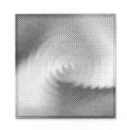

1. 儀式の構成要素
2. 儀式の機能
3. 祈りの儀式
   a. 祈りの型
   b. 祈りの効果
4. 瞑想
5. 看護実践への示唆
   a. クライエントの儀式をサポートする
   b. 儀式を編み出す
   c. クライエントと共に祈る
   d. 瞑想を容易にする
   e. イメージ(心像)を用い意味深い儀式とする

要点整理
考察課題

　結婚式や葬式，ナースのピンの授与式，洗礼式などは，一定の形式に従って執り行われる儀式または式典の例である．儀式(リチュアル)には，日曜日の朝は必ずホットケーキを焼く，愛する人の命日には墓参りをする，特別の記念日には贈り物をして祝うなど，決まって繰り返される習慣あるいは定例の行為という意味がある．どのような形式であれ，儀式は人生経験に意味をもたせる．人は，こうしてスピリチュアルなものとのつながりをとり戻し，スピリチュアルヘルスが支えられる．例えば，祈りや瞑想もスピリチュアリ

ティを高める儀式であると言える．この章では，ナースがスピリチュアルヘルスの促進に役立つ儀式的行為をクライエントにどのように促すことができるかを探っていく．

儀式について Imber-Black と Roberts(1993)は，「隠喩を通して示された一連の象徴的行為である」(p.8)と広義の定義を述べている．広義の意味で言えば，集団に限らず個人でも儀式を編み出すことができる．クライエントが独り静かに信仰の読み物を読み，祈りを通して神と交わることを日ごとの勤めとするのも，1つの儀式である．

Hammerschlag と Silverman(1997)は，儀式(リチュアル)と式典(セレモニー)を区別している．儀式は，それが時に，確かな意味や理由なしに繰り返し行われる行為であるのに対し，式典は特別な出来事を記念するために催される儀式の一形態である．

ナースは，ヘルスケアの現場でいわゆる儀式や式典に関与する．頻繁なバイタルサイン測定，毎日の入浴介助，総回診など，決まって繰り返し実施される行為は儀式(リチュアル)とみなすことができる．ヘルスケアにおいては，このような医学的，身体的，あるいは社会的ニーズのためのリチュアルと呼べるものが数多くある．そのうちのあるものは，今日ではもはや意味のないものもある(例：新生児の毎日の沐浴)．ナースは時に，亡くなったクライエントの追悼式に参加することがあるが，それはセレモニー(式典)である．

1. 儀式の構成要素

Imber-Black と Roberts(1993)は，儀式にはさまざまな側面があると指摘している．そのなかには反復，特有のパターン化された行動，順序性，感動的演出，社会的側面などがある．このような多様な側面は，看護学生の卒業式における校章授与式にもみられる．ある看護学校では，学生が看護の専門職に入る印としてこの式典が毎年繰り返されている．卒業生は「私は，もう立派な看護専門職なのだ」と言葉で表現するだけでなく，看護学生から専門職に入った証として振る舞うのである．プログラムは式次第に従って進行し，

バッジが特別な人物から授与される．式は歓迎のあいさつに始まり特別な音楽，式辞，ピンの授与，看護誓詞と進み，退場で締めくくられる．ユニフォームや改まった服装，生花，装飾，音楽などは儀式の雰囲気を盛り上げる．この儀式の社会的側面と言えば，それは家族や友人の参加であろう．

2. 儀式の機能

儀式の機能は，「日常と非日常とを区別する」ことである(Hammerschlag & Silverman, 1997)．儀式は，ある望ましい結果をもたらすため，あるいはそれを特別なものとするために創り出される．儀式は人々の深い思いや感情を映し出すので，それはまさしくスピリチュアルそのものであり，スピリチュアルな実在について言及する場合が多い．また儀式は，人が直面する人生の問題に立ち向かうのを支える象徴的な方法である(Froggatt, 1997 ; Acterberg, Dossey, & Kolkmeier, 1994)．儀式は，関係形成，変化，癒し，信仰，賛美の体験などを通して，人々を霊的に(spiritually)サポートする(Imber-Black & Roberts, 1993)．

- 人間関係の形成・表現・維持に有益な儀式：例えば，愛する人を失った家族は，葬儀を通して友人たちに支えられていることを実感するだろう．また，食前のお決まりの習慣(例：宗教的家長が食前の感謝の祈りを捧げる人を指名する)は，家族や友人のきずなを保つのに有益であり，同時にお互いのかかわりを表している．
- 人生の節目を記念する儀式：人生の節目を記念しその移り変わりを助ける．また，それを無事に通り過ごせるという安心感を与える．「成人式」は子どもから大人への移り変わりを記念するものである．それは，「自分はもう一人前の大人だ」と口に出すだけでは決して起こり得ない変化を演じさせる．また，閉経期，治療の完了，健康状態の変化などに1つの区切りをつけるのを助ける．
- 癒しの儀式：これは裏切りやトラウマ，喪失などからの癒しのためにも行われる．レイプや虐待からの生還者は，その無情な苦しみ，無力，絶

望を認め，それを意図的に葬り去る儀式を行うことによって癒されることがある．身体障害や社会的無力に苦しむクライエントは，自分の不遇に対する怒りを他者への援助というエネルギーに変換する儀式のなかに，癒しを見いだす．
- 信仰の表明と確認の儀式：これは宗教礼拝に固有のもので，信仰の表明が良い例である．
- 祝祭（例：感謝祭の食事会，献児式，命名式，家族の再会）：祝いの儀式を通して深い喜びと生命の尊さを確認する．このような儀式は，生きることの真の意味，喜び，他者とのつながりを重んじている．

儀式は，しばしば癒しと結びついている（Achterberg, Dossey, & Kolkmeier, 1994 ; Hammerschlag & Silverman, 1997）．Achterbergらは，儀式とその健康への影響について調査し，測定可能な儀式の効用を特定した．儀式によるプラスの効果は，不安レベル，抑うつ，無力感の減少，ソーシャルサポート，自己受容，自己価値の増加などであった．

3. 祈りの儀式

宗教百科事典によれば，"祈り（prayer）"は「神および霊的存在との人間のコミュニケーション」である（Gill, 1987, p.489）と簡潔に定義されている．あらゆる文化や宗教において，すべての人が祈るわけではないと言う人がいる．一方，祈りは万人にみられる現象であると言う人もいる（Wierzbicka, 1994）．例えば，Ulanovら（1982）は，祈りはすべての人が行うとしている．

人がそれを祈りと呼んでも呼ばなくても，人は祈る．人の助けや理解を，あるいは強さを求めるときには，それが宗教のなかであれ外であれ，私たちはいつでも祈っている．自分は一体誰なのか，何者なのかという問いが口をついて出てくる．祈ることは，語っている自分自身に耳を傾けること，そして自分自身の声を聴くことである（p.1）．

宗教を信じない人も，しばしば宗教という文脈の外で祈っている．したがってここでは，祈りを宗教的慣習ではなくスピリチュアルな儀式として述べることにする．

　Dosseyは，祈りとは「意図プラス愛」であるという．つまり，自分自身や他者に対する愛から出た思いや願いであると説明する．祈りについてはほかの多くの定義と同様に，Dosseyも，祈りは「絶対者」とのコミュニケーションであるという．「絶対者」とは，信仰の祈りを捧げる対象，すなわち究極の力を意味する用語である．祈りは肯定的もしくは否定的な形態をとる魔術の祈願でもなければ，愛の伴わない意図でもないとしている（"Conversations," 1999）．

　クライエントの宗教的行為に対して拒否的な態度をとるナースもいると，Dosseyは言う．祈りは，決して助けを求める人のために魔力を呼び出すことではない．それは聖なる実在者とのつながりを希求することである．それを心にとめれば，祈りに対して適切な態度がとれるようになるだろう．「私の望みがかないますように」ではなく，「神のみ心がなされますように」と誰もが口にするこの祈りの言葉は，適切な祈りの姿勢をよく表している．

　過去数10年間に実施された調査研究によれば，約90％のアメリカ人は祈りを信じているとの報告がある（Poloma & Gallup, 1991）．さらに，祈りを実行する人のうち95％が祈りは聴き届けられたと信じ，86％が祈りは自分を「良い方向に変えた」と答えている（Gallup, 1996）．この研究によれば，身体的・精神的な問題をかかえている人は，さらに祈りを用いている可能性もあることが考えられる（「祈りの効果」の項を参照）．このような結果から考えれば，多数のクライエント〔OyamaとKoenig（1998）では調査対象者の67％，KingとBushwick（1994）では調査対象者の48％〕が主治医に共に祈ってほしいと望んでいる事実は驚くにあたらない．

　ナースに一緒に祈ってほしいと希望するクライエントがどの程度いるのかの研究は，まだ報告されていない．しかし，クライエントのスピリチュアリティ，あるいはスピリチュアルな対処方法にナースが関心をもっていることをクライエントが高く評価しているというエビデンスがある（第2章を参

照).ナースとクライエントの間には個人的で親しみやすい人間関係や心のこもったケアという特徴がある.このことを考えれば,医師よりもナースと祈るほうが気持ちが落ち着くかもしれない.クライエントに親密に接触できることは,看護実践に固有の特質である.したがって,クライエントが共に祈ってほしいと思うとき,ナースはきっとクライエントの助けになるだろう.

ナースのなかには,人のいるところでクライエントと一緒に祈るのをためらう人もいるが,クライエントのために個人的に祈っているという報告がある.例をあげれば,181人のがん看護ナーススペシャリストの66%(Taylor, Amenta, & Highfield, 1995),また571人のクリティカルケア・ナーススペシャリストの53%(Rozanski, 1997)が,クライエントのために「度々祈る」または「頻繁に祈る」と報告している.しかし彼らは,クライエントのために頻繁に個人的に祈るものの,クライエントと共に祈ることはめったにないと報告している(Taylor, Amenta, & Highfield, 1995 ; Rozanski, 1997 ; McRoberts, Sato, & Southwick, 2000).

また,ナースが用いる補完療法(祈りを含む)について調査した2つの研究がある.Taylorら(1998)は,救急部門の職員(うちナースは78%)について調査し,その47%が,祈りまたはスピリチュアルな慣習をクライエントに奨励していることを見いだした.回答者の2/3は,このような介入はきわめて効果があると信じていた.Kingら(King, Pettigrew, & Reed, 2000)がオハイオ州のナース467名について行った調査によると,その81%が個人的に祈りを実施し,祈りを効果的な補完療法の2番目に位置づけていた.しかし,患者と共に祈るのはわずか30%であることがわかった.

a. 祈りの型

PolomaとGallup(1991)は,アメリカ人の祈りには4つの型があることを観察した.つまり,瞑想の祈り,話し言葉による祈り,嘆願の祈り,そして儀式の祈りである.瞑想の祈りとは,思いや言葉を声に出さず,神に向かって完全に心を開いた状態をもち続けることである.話し言葉による祈りとは,神と対話するように,普通の言葉で思いのまま話しかけることである.嘆願

の祈りとは，神に特別な助けを願い求める祈りである．儀式の祈りは，他者によって編みだされ，繰り返し唱えられてきた聖者の祈祷文である．それは宗教的文献によくみられる．興味深いことに，健康な成人を対象にした大きな標本で実施された調査によれば，瞑想の祈りと話し言葉の祈りは，嘆願および儀式の祈りよりも，総合的にみてスピリチュアルウェルビーイングと有意に関係があることがわかっている．また，祈りの型を目的別に次のように分類する研究者もいる(Dossey, 1993)．すなわち，哀悼，懺悔（ざんげ），執り成し，賛美と崇拝，感謝，そして神への呼びかけである．

　Dossey(1993)は，伝統的な西洋モデルの祈りと，"近代的"モデルの祈りとの相違を浮き彫りにした．伝統的モデルでは，意識を外界にある祈りの対象（一般に崇高なる権能者）に向ける．そして，現在のなかで将来を変えようとする意図をもって祈りを唱える．それとは対照的に近代モデルでは，いつどこで祈りが体験されるかは問わない．祈りは，その人の心の内に起こり，内在する聖なる者を意識する内的経験である．祈りはまた，意識しないときでも起こり得るが，これは前意識とか祈りの夢といわれる．Dosseyは，この2つのモデルを区別しているが，多くの人はこの両方からある部分を受け入れている．

b. 祈りの効果

　祈りが体と心の健康に寄与することを示す研究がある．多くのクライエントが，祈りをコーピング(対処法)の1つとして用いており，ヘルスケア専門家に共に祈ってほしいと思っている．

　Levin(1996)は研究により，祈りが癒しの効果をもたらすことを見いだした．そして，なぜ祈りが癒しの効果をもたらすのかを示唆する4つのメカニズムを，次の理論モデルによって示した．すなわち，① 自然主義的(自然現象のなかで)，または ② 超自然主義的(自然現象を越えて，人間の検証が及ばない)，③ 局所性(空間と時間に制約された)，そして ④ 非局所性(空間と時間に制約されない)との組み合わせが存在するとした．例えば，祈りによる局所性／自然主義的癒しは，祈っている人々によるソーシャルサポート効

果,あるいは信仰に対する精神・神経・免疫反応であると説明できるという.それとは対照的に,非局所性/超自然主義的癒しのメカニズムは,神の介在によるものと説明することができよう.しかし,これはきわめて神秘的で,われわれの検証が到底及ばない.

　祈りや意識を常に特定の対象に向けるなどの遠隔ヒーリング効果に関するこれまでの調査研究結果を比較検討した研究がいくつかある(Astin, Harkness, & Ernst, 2000 ; Dossey, 1993 ; Roberts, Ahmed, Hall, & Sargent, 2000 ; Targ, 1997).

　Dossey は,祈りが病人や,例えば生物システムの1つである真菌類の病気をも癒すと信じるに値する十分なエビデンスがあると結論づけている.しかし,これまでのところ,このエビデンスは有望ではあるが決定的ではないと結論づける文献もある.Roberts と Astin は,執り成しの祈り(ほかの遠隔ヒーリングの様式とは対照的で,通常の祈りとは異なる,もっと幅の広い祈り)に関する実験的研究の結果を検討し,臨床実践の指針となるようなエビデンスは十分ではないと結論づけた.Astin らは,執り成しの祈りについて行われた実験はわずか5例に過ぎず,そのうち有意に明らかな効果を示したのは2例のみであることを指摘している.

　この2つの画期的調査は,執り成しの祈りが入院患者の体の健康に顕著な効果をもたらす可能性を示唆している.Byrd(1988)は二重盲検法による実験を行い,"ボーン・アゲイン"クリスチャングループ(悔い改めて信仰に目覚めたキリスト教徒たち)が祈ったCCU患者には,医学的な結果に明らかな相違がみられた.執り成しの祈りをしてもらった192人の実験群では,201人のコントロール群の患者よりも,統計学的に抗生物質と利尿薬の使用,および挿管/人工呼吸器の使用頻度が少ないことがわかった.Harris ら(1999)は,Byrd の実験に対して方法論的批判を試み,同じ調査方法を反復実施したが,同様の結果を得ただけであった.全体的にCCU患者の合併症は有意に低かった($n = 1,019$).

　祈りによる癒しの効果に関する実証的エビデンスは,決定的なものではない.しかし,祈りと心の健康との間に関連性が示された相関的研究がいくつ

表9-1　研究の概要：教会員の祈りと健康の成果

研究目的：祈りの頻度と身体的・精神的健康の成果との関連性を測定する.

研究方法：医療成果質問紙の簡約版(Medical Outcomes Study Short-form)と，祈りの頻度をアセスメントするリッカート・スケールの1項目が含まれた質問紙を，米国内の長老教会教会員に郵送し，1025人から回答を得た.

主な研究結果：祈りの頻度は，身体機能の低下($r=0.52$)，役割機能($r=0.21$)，身体的疼痛($r=0.18$)，良好な精神衛生(メンタルヘルス)($r=0.28$)の間に有意に正の相関がみられた．したがって，頻回に祈ったのは，健康の衰えている人や高齢者であった．祈りは，精神衛生を良好な状態に保ち，弱い立場にある人々を支えていると思われる．

考察・結論：研究者らは，臨床的意義について詳述していない．しかし，身体疾患や老化に直面するとき，祈りは信仰的な人たちの心の健康を促進する1つの防衛機制となり得ることを研究結果は示唆している．祈りを支持する看護活動は心の健康を支えることが考えられる．

Meisenhelder, J.B., & Chandler, E.N.(2000). Prayer and health outcomes in church members. *Alternative Therapies in Health and Medicine, 6*(4), 56-60. より．

かある．その1つとして，看護研究者ら(Meisenhelder & Chandler, 2000)が行った研究を**表9-1**に示す．祈りと健康との関連性についての別の研究によれば，① 健康成人において，祈りは目的意識と直接的関係があり(Richards, 1991)，② 冠状動脈バイパス術(CABG)を受けた患者の間では，祈らなかった人に比べ祈った人には"その時点での[心理的]苦悩"の減少(Ai, Dunkle, Peterson, & Bolling, 1998)，自己尊重の向上，不安やうつの減少がみられた(O'Laoire, 1997)．また，本人も家族介護者も，祈りは良い対処方法であることを認めていた(例：Stolley, Buckwalter, & Koenig, 1999)．

健康問題に対処するために，人はしばしば祈りを用いていることを複数の研究が指摘している．調査対象となった健康問題は，慢性疼痛(例：Ashby & Lenhart, 1994)，がん(例：Taylor, Outlaw, Bernardo, & Roy, 1999)，AIDS (Carson, 1993)，鎌状赤血球貧血(例：Ohaeri, Shokunbi, Akinlade, & Dare, 1995)，慢性腎疾患(例：Sutton & Murphy, 1989)，妊娠(Levin, Lyons, & Larson, 1993)，関節炎(Boisset & Fitzcharles, 1994)，急性膀胱炎(Webster & Brennan, 1995)であった．高齢者は，加齢による症状や死に直面したときに祈りを用いていた(例：Bearon & Koenig, 1990)．また，CTスキャン(Peteet et al., 1991)やCABG(Saudia, Kinney, Brown, & Young-Ward, 1991)などの診

断・治療処置の際にも，祈りは効果的な対処方法であることが明らかにされている．

これらの研究結果により，信仰と祈りは頻繁に利用される対処方法であり，高く評価されているといえるであろう．ある研究では，"信仰"と"祈り"が第1番目または第2番目に重要な対処法として位置づけられていた(例：Sutton & Murphy, 1989)．また，大多数のクライエントが信仰と祈りによって対処することを示した研究もある．例えばSaudiaら(1991)の研究は，CABG患者100名のうち96名が祈りを用い，そのうち70名が，祈りは「非常に役立った」と回答していた．このように多くの研究は，少なくとも半数以上の回答者が祈りによって対処していることを明らかにしている．しかし，その割合は，研究者間で大きく異なる．

度々引用されるEisenbergらの電話質問調査によれば，過去1年間に「病気の治療」として祈りを用いたか，という質問に対し，1539名(成人)中25%が「はい」と回答している(Eisenberg et al., 1993)．このEisenbergらの調査結果と，祈りを対処法として頻繁に用いたという研究の間に著しい相違がみられる．これは傷病の重症度や入院治療に伴って，祈るという対処法の重要度が増すことを説明するものであろう．

4. 瞑想

瞑想とは，「ある対象に働きかけようとはせず，受け身の態度で自分の注意と意識をひたすら集中させる行為……[そして]スピリチュアルな変容への道である」(Anselmo & Kolkmeier, 2000)．精神科医でもありさまざまな伝統的信仰を熟知しているMay(1982)は，瞑想とはその純粋な意味で一種の祈りの体験であると論じている．しかし，今日一般にみられる瞑想は聖なる存在に心を向けることがなく，祈りとは全く別のものであるとMayは言う．多くの人は，決まったやり方で規則正しく瞑想を行う．この意味で，これもまた1つの儀式と考えることができよう．

多くの異文化と宗教における瞑想を研究した結果，Benson(1997)は，逆ら

わずあるがままに心の内を深く見つめることが，"リラクセーション反応"に到達するために必須であると結論づけた．Bensonは，以下のような瞑想の方法をあげている．この瞑想の段階については，ナースも直接あるいは説明書を通して簡単にクライエントに教えることができる．

- 瞑想中繰り返し唱えるための，短く意味深い言葉や句を選ぶ．聖典，詩，儀式の祈り，または宗教的格言など(例：マントラ)から．
- 安楽な姿勢をとる(背筋を伸ばして座ることを奨励する)．
- 目を閉じる(気を散らさず集中する)．
- 筋肉をリラックスさせる(瞑想に入る前に，簡単な漸進的筋弛緩運動を行う)．
- 呼吸を意識する(ゆっくりと規則的な深呼吸をすると，瞑想に入りやすい)．
- 受動的な態度を保つ(マントラのじゃまをするような思いが自分の内に起こったとき，それは一応受け流してマントラに戻る)．

ある瞑想法では，マントラを一定時間繰り返し唱える．一方，マントラに没入しそれを生活に適用する瞑想法もある．マントラ，つまり瞑想の中心である祈りは，例えば「主よ，私を憐れんでください」よりも，「主は私を憐れんでくださっている」のように，肯定的な言葉で唱えるほうが効果的である．じっと座って瞑想することを好む人がいる一方で，体の動きもとり入れたほうがよいという人もいる．ナースはいくつかの選択肢を提案するか，あるいは，選択されたマントラの言葉を肯定的なものに置き換える手助けをすることもできる．しかし，大事なことは，クライエント自身がマントラを選ぶことである．

5. 看護実践への示唆

a. クライエントの儀式をサポートする

多くのクライエントにとって，意味深い儀式はすでにその人のなかで生きている．それをクライエントが継続できるように援助するのが，ナースの役

割である．そのためナースは，毎日の儀式が与薬時間と重ならないようにケア計画を立てたり，祈りの時間には静寂とプライバシーを守るなどの配慮が必要である．また，儀式の前にクライエントの手を清め，着替えを手伝うとか，大切な儀式用具(例：ロザリオ，祈祷書，数珠，ろうそく)を手に持たせるなどの準備を助ける必要もあろう．施設内での使用が禁止されている儀式用具(例：香を焚く，火を燃やすなど)もあるので，このような場合，ナースはクライエントの擁護者あるいは交渉者となる．そして，クライエントの霊的指導者(チャプレン)と連絡をとり，その儀式の代わりになる隠喩または方法を見つける(第4章を参照)．

　儀式の核心は，その儀式を導く隠喩または象徴にある．例えば，聖なる油をクライエントの額に塗る隠喩的行為は，神聖な香油または聖なる祝福を象徴し，多くの癒しの儀式の中心である．一連の癒しの儀式のなかで聖歌，聖典朗読，祈祷などはこの聖なる体験に入る備えをさせるためのものである．もし，その隠喩がクライエントにとってふさわしいものでなく意味がない場合は，儀式そのものの意味はない．Armstrong(1998)は，隠喩がその人にうまく働いているかどうかは，その人の体が知らせるということを観察した．「背筋がうずうずする」，「鳥肌が立つ」，あるいは，呼吸が深まり心臓の鼓動が強くなると感じた場合は効果があったということである．

　このようなことは，多くの儀式体験で確かに認められることがあるかもしれない．しかし，常にあてはまるとは限らない．長年スピリチュアルな生活をしてきた人は，スピリチュアルな歩みにも"時機"があることを知っている．情緒的にも感覚的にも絶頂の時があるように，スピリチュアルな倦怠期，乾期，または「魂の暗黒の夜」(初期のキリスト教神秘論者の説明のように)もある．強い感情が起こる場合も起こらない場合もあるが，それはよくあることを知らせてクライエントを安心させるようにする．クライエントがその儀式を無意味に感じる場合は，それは，隠喩が不適切だったためか，それとも現在スピリチュアルな乾期を体験しているためなのか，クライエントが納得できるように援助するとよい．

　儀式に感動しない人は，その儀式の意味とは異なる信念をもっているのか

もしれない．Imber-BlackとRoberts（1993）は，儀式に心からの喜びを感じないのであれば，それは何らかの情緒的働きかけを必要とする徴候であると主張した．儀式に何ら喜びを感じないのは，人間関係の疲弊や大きな喪失体験をかかえているか，あるいは解決済みなのか，癒されているためと考えられる．祈りの効果がない，不満足だ，退屈だと思うのは，聖なる存在との苦悩の関係，陳腐な祈りや現状にそぐわない祈りなどによるのかもしれない．儀式は無益だとクライエントが言う場合，どうしたら儀式を効果的なものにすることができるか，その人の考えもとり入れるとよいだろう．

b. 儀式を編み出す

　クライエントは，変化を記念する，喪失を悼む，変化を容認する，あるいは長寿を祝うなどの経験をしなければならない場合がある．そのような大きな出来事を心に深く刻むために，その人自身が儀式を編み出すことを奨励すべきである．なぜなら，儀式を通して対処が容易になるからである．儀式をサポートするにあたり，ナースが覚えておかなければならない重要なポイントがいくつかある．

　儀式を行うことが，適切なスピリチュアルの介入であると考えられる場合，ナースは儀式を行ってはどうかとアイデアを紹介する．その際に，儀式の意味をクライエントと話し合う．例えば，次のように言うことができよう．

　「あなたは"ただ，普通の人のように当たり前のことがしたい．でも，はた目にもわかる身体障害者ですもの，自分には無理だ"とおっしゃっていますね．では1つ，あなたしかできない儀式をしてみませんか．自分が変わることを記念する儀式をするのです．とっても役に立つことがおわかりになると思います．というのは，儀式をすると，"自分は変わる"ということが，いつも目の前の目標になるからです．ものの考え方や感じ方，人とのつきあい方も変わるのです」

　自分の癒しの儀式を編み出す体験は，クライエントにとっては初めてのことであろう．ほかのクライエントが実際に癒しの儀式からどんな恩恵を受けたかがわかれば，その人も自分らしい儀式を考えようと思うだろう．全部と

はいかなくても，大部分をクライエント自身が計画することが重要である．クライエントに必要なメッセージは何か，どんな隠喩や儀式を使えばその意味が心に刻まれるのか，それを最もよく知っているのはクライエント自身だからである．しかも，儀式による癒しの大部分は，その計画と準備段階ですでに始まっている．したがって，クライエントが自分しかできない儀式を編み出し重要な役割を自演することが望ましい．

セレモニーとしての儀式を計画する際に，考慮しなければならないことがいくつかある(Achterberg, Dossey, & Kolkmeier, 1994 ; Hammerschlag & Silverman, 1997 ; Imber-Black & Roberts, 1993)．

・儀式の計画は，まずその目的を明確に理解することが基本である．結果的に，クライエントはどうなりたいと願っているのか．儀式のなかで公にしなければならない秘めごとがあるのか．

・儀式の様式は，クライエントのニーズを満たすと同時に，参加者のニーズにも応えるようなデザインにすることもある．例えば，亡くなった妻の一周忌を記念したいと願う夫は，子どもたちや地域の人たちの気持ちにも配慮する．

・儀式の準備には，買い物，招待状，料理，服装や飾り付けの準備，詩または式文の準備などがある．クライエントが1人ですべての準備をすることができない場合には責任者を決め，クライエントは儀式の参加者あるいは招待者を決める．

・儀式の招待者も決めなければならない．友人や家族はもちろんであるが，ヘルスケア専門家にも参加してもらいたい場合があろう．自分の聖職者に癒しの儀式を司ってもらったクライエントの多くは，ナースが付き添ってくれたので安心だったと述べている．

・儀式をどこで行うかは象徴的な意味をもつので，よく考慮すべきである．そこが，本質的に聖なる空間となるからである．聖地あるいは癒しの源として知られる場所(訳注：例えばルルドの泉)を，クライエントが選択する場合がある．しかし，病室であれどんな場所であろうと，クライエントがそこを聖なる場所と選定するのである．

- 儀式のなかでどのようなことを経験するのかは考慮に値する．参加者の役割は何か．じっとサポートするのか，それとも積極的にかかわるのか．HammerschlagとSilverman(1997)は，ファシリテーター(世話係)をおくほうがよいと提案している．そのためにクライエントは所属するスピリチュアルコミュニティの代表者，または家長を選ぶこともある．
- 祭具あるいは"サクラメント"は，儀式の雰囲気をかもし出すために用いられる．香を嗅ぐ，生花を眺める，ひざまずく，太鼓や音楽を聴く，ワインを飲む，手をつなぎ合うなどの行為を通して，参加者は感覚的に儀式の意味を体験する．火，水，空気，大地などの四大元素を象徴する隠喩として，ロウソクをともす，水を注ぐ，ハーブや香をたいて香気を満たす，砂をアレンジして大地の果物を食すなどの行為もある．Hammerschlag と Silverman(1997)は，"車座"つまり輪になって，隠喩的な象徴を手にして順番に話をすることを勧めている．そのほか，儀式の服装も隠喩である(例えば，明るい祭りの服は喜びと祝いを表す)．メッセージの書かれたTシャツはそのメッセージを伝える．
- 儀式の贈り物について，クライエントは小さなもの(例えば，アドバイスや慰めになる言葉/引用句が記された小さなカード，または花)ならば喜んでいただくことを参加者に伝えたいだろうか．あるいは，クライエントが参加者にギフトを贈りたいと思っているだろうか．

表9-2のケーススタディは，セレモニー風の儀式を編み出すための原則と実例を示している．

c. クライエントと共に祈る

他者と一緒に祈るということは，心の奥に秘めた感情を言葉に出すことである．このような個人的な行為について語るときは，注意深くしかも相手を尊重する気持ちで接しなければならない．祈りを介入として取り入れたいと思うナースは，クライエントに不快を与えないように，力まずに，例えば，次のような前置きをすることができよう．「このようなつらいときに，お祈りをして対処する人もいます．もし差し支えなければ，ご一緒にお祈りをさ

表9-2 あるクライエントのストーリー：癒しの儀式

　21歳のシャロン・ブラウンは，定期健診のためファミリークリニックを訪れたとき，次のようにナースに打ち明けた．ある男性とのデートの際に受けたレイプ体験を，1年前に話したことがあるが，今でも「自分は不潔で，汚れた身だと思い悩んでいます」と．温かく親身になって聴いてくれるナースに，シャロンは，自分の意思に反して強姦され，心も傷つき怒りが心に深く残っていると話し始めた．
　ナースが熱心に傾聴していると，シャロンは，被害者である自分の反応はスピリチュアルなものなのだと気づき始めた．犯人に対する怒りだけでなく，「そのようなことが起こるままにした」神にも，人々にも（「なぜ社会はこのような人をとがめず見逃しているのか」），そして（「そこまで信用したのがいけなかった」と），自分にも怒りをぶつけていたことがわかった．シャロンは，神は自分を愛しておられる，大抵の人は信頼できる，自分は自己尊重の感覚と価値を取り戻せる，と実感したいとしきりに思っていた．スピリチュアルな苦悩を吐露した後，「この怒りとずっと付き合うのは，もう疲れました．汚れたという気持ちをきれいさっぱり洗い落としたい．そして，人生をとり戻したい」と彼女は言った．
　ナースは，これに区切りをつけるために，彼女しかできない儀式をしてはどうかと提案した．すると，シャロンは熱っぽく反応した．ナースは，儀式の目的をはっきりさせること（例えば，汚れと怒りからの洗い清めと自己尊重），そして，洗い清めの象徴として何ができるかブレーンストーミングするようシャロンに勧めた．ナースは，儀式の要点について話し，儀式はシャロン自身が計画するものだとはっきり言った．
　2週間後シャロンから，ナースのアドバイスと励まし，スピリチュアルなケアリングに対する感謝の電話がかかってきた．ナースは，シャロンの快活な声に安堵した．シャロンは，汚れた被害者から清い生還者へと移り変わった印として，何をしたのかを報告した．
　シャロンは，彼女しかできない儀式を編み出したのである．まず，思いつく限り「洗い流してしまいたいこと」を紙に書き出した．純白のネグリジェ，ロウソク，芳香入りのバスオイル，そしてお気に入りのデザートを買った．そしてある夕暮れ，浴槽に湯を満たして香油を入れ，ロウソクをともすと，彼女はそのリストを燃やし風呂につかった．湯につかっている間じゅう，彼女は心も魂も水で浄められていることをイメージした．浴槽から出ると，清められた生還者としてこの世に再起した印に，真新しい純白のネグリジェをまとった．それから，このレイプ体験を通してもっと良い人間になるには何ができるかをじっくりと書き記した．彼女は陶磁器の皿でデザートを食べ，この変身を祝った．

せていただいてもよろしいでしょうか」と．または，「お祈りは苦しいときの助けになるという研究が，次第に増えています．できれば，ご一緒にお祈りをしたいと思いますが，そのときはご遠慮なくおっしゃってください」
　クライエントが安心して一緒に祈れるように，その人の祈りの習慣について簡単にアセスメントするとよい．クライエントは，誰に祈っているのだろうか（内なる光，アラーの神，イエス・キリストだろうか）．今の状況ではど

んなタイプの祈りが受け入れてもらえるだろうか（話し言葉による祈りか，儀式的な祈りを唱えることか，それとも，一緒に黙祷することか）．クライエントの性格から考えると，どのような祈りの体験が最も慰めになるかわかってくるかもしれない．例えば，外向型の人は話し言葉による祈りを喜ぶかもしれないし，内向型の人は瞑想的祈りを好むかもしれない．

そのほかにアセスメントが必要なのは，クライエントは何のために祈りたいのかということであるが，これについてはそれ以前の会話から情報を収集できる場合もあろう．「どんなことを祈ってほしいですか」と直接尋ねると，場合によっては，クライエントが自分の心配事を話してくれることがある．

伝統的な祈祷や話し言葉でクライエントと共に祈る際には，いくつかのテクニックを覚えておくとよい．その人の思いや感情を代弁するように名前を声に出して祈ると，クライエントは心からケアしてもらっている，傾聴してもらっていると感じるだろう．こうしてクライエントは，ケアリングに対するお返しの気持ちからナースのために声を出して祈り始めるかもしれない．これは，クライエントがまれにできるお返しの1つであって，これをありがたく受けるべきである．2人の祈りが終わったときに，涙があふれたり，抱擁したり，握手するなどのことが起こるのも珍しいことではない．この親しい祈りの体験を通して，双方の心のきずなが深まる．

一方，ふさわしくない祈りもある．例えば，激痛や耐え難い悲嘆のなかにある人は，話し言葉による祈りや瞑想の祈りを好まないこともある．この場合は儀式の祈りが最も役に立つ．クライエントの感情や願いを込めた短い祈りやマントラを唱えること，あるいは宗教的な儀式の祈りなどは，その人にとって慰めとなるであろう．また，大きな危機に直面している人には，慣れ親しんだ祈りや瞑想が最も適しているかもしれない．

ナースは，クライエントに対する思いやりから祈りたいと思った場合でも，クライエントの気持ちを察し不快感を与えないようにすることが大切である．人生には，祈ることすらできないときや祈りが聴いてもらえないと感じるときもある．クライエントは「どうしても祈ることができない」と感じるときや，「正しいお祈りをしているのだろうか」と自問することもある．あるい

は「お祈りしても役に立つのだろうか」と疑ったり,「自分のような人間の祈りは聴いてもらえない」などの思いを抱くことがある．これはスピリチュアルな疑いの体験であると考えられる(Taylor et al., 1999)．このような内面の葛藤がある人に，もっと熱心に頻回に祈るように助言すると，スピリチュアルな苦悩をひき起こしかねない．このような祈りの葛藤があるクライエントには，スピリチュアルケアの専門家がケアをするのが最も望ましい．

　クライエントとの自由なコミュニケーションを閉じる1つの関所として，特に伝統的な形式の祈りを専門家が用いることがある．例えば，クライエントが病床訪問を早く終わらせてほしいために祈りを要求することがあると，チャプレンの多くは認めている．また，誠実で思いやりのある人は，クライエントのつらい状態を見るに耐えられず，その場所から身も心も逃げ出したい気持ちになって一緒にお祈りしようと言い出すことがある．しかしナースは，気詰まりな状況に終止符を打つのではなく，適切だと思われるときはいつでも祈りを話し合いの出発点としてみることである．

　祈りは決して，布教活動や個人的信念の押しつけにならないようにすべきである．スミス夫人が「病気と闘うつもりです」と意思表示しているのに,「神様，どうぞスミス夫人が自分の病気を受け入れることができますようにお助けください」と祈ったとしよう．それは，クライエント自身から出た祈りではなく，ナース自身の思いを反映していると言える．祈りは，クライエントの心の奥底の体験を映しだすような言葉で唱えなければならない．

　ある執り成しの祈りに関する実験的研究のなかで，看護介入の1つとして祈りを用いることについて，以下のような倫理上の疑問がとりあげられた．クライエントの同意を得ずにその人のために祈ってもよいのだろうか．本人が祈りを求めてもいないのに心のなかでクライエントのために祈ることは，自らのスピリチュアルな高潔さを保ち，しかもクライエントの信仰を尊重することになるのだろうか．あるいはクライエントが願ってもいない結末のために祈るべきなのだろうか．

　DeLashmuttとSilva(1998)は，神(または絶対者)のみ旨に委ねるという広い心をもって特別に祈るのであれば，個人的にクライエントのために祈るこ

表9-3 祈りの例

□ 話し言葉による祈り
　「神様、○○さんは、長い患いのために疲れを感じています。おなかの痛み、これからのこと、家族と離れている寂しさ……[心配事のリスト]……のために不安を感じています。あなたの知恵と力によって、心配や重荷を乗り越えられますように。神様、あなたの温かな慰めが、今私たちの上に特別に示されますように。創造主であり私たちすべての命を支えておられるあなた様は、すべてを良いようにしてくださることを信じ、すべてをお委ねしてお祈りいたします。アーメン」

□ 嘆願の祈り
　「神様、病いと闘っておられる○○さんと、どうぞ今、共にいてください。胃の痛みを和らげ、これから先の心配を取り去ってください。ご家族から離れておられますが、○○さんのそば近くにいてください。あなたは何が最善かをご存じです。いちばん良い方法で癒されますように、心から願っています。神様、どうぞ○○さんをお守りください。アーメン」

□ 瞑想の祈り
　患者が神との交わりに入りたいとき、まず、次のような短い聖句(例えば、「我が救いの主をたたえます」、「主なる我らの神は唯一の神です」、「神は私を愛したもう」)を選び、それから Benson の瞑想のステップを続けるとよい。
　患者の枕元にある聖書から短い一節をゆっくりと繰り返し読む。そのとき患者は、その聖句から今の自分に必要な神の姿は何だろうと深く思い巡らす。そして患者は、瞑想の結果を日誌に書きとめる。そのあと、患者が無言の祈りを捧げ、ナースは数分間患者とともに黙祷をする。

□ 儀式の祈り
　『聖書』の「詩篇」第23篇の暗誦、または朗読の例。
　第23篇第1節「主は私の牧者であって、私には乏しいことがない」の"私"の部分に、患者の名前を入れてみよう。例えば「主はスーザンの牧者であって、スーザンには乏しいことがない」と。
　「神の子、主イエス・キリストよ、罪びとである私を憐れんでください」。これは、古くから、クリスチャンが危機に直面したとき唱えてきた典型的な祈りである。「憐れむ」という言葉は「癒し」、「完全なもの」、「慈しみ」を意味する(「憐れむ」をこれらの言葉に置き換えることができる)。

とに倫理上の問題はないと言う。その論拠として、ナースは祈りを1つのケアリングとして用いており、祈りは健康に有益であることを示すエビデンスがあること、そして多くの人がナースの祈りに共に参加していることなどをあげている。
　表9-3は、ナースがクライエントと共に行える祈りの型である。

d. 瞑想を容易にする

　祈りについても同様であるが，ナースはクライエントが静かに瞑想に入れるように配慮しなければならないことがある．それは，不意のじゃまが入らないようにするとか，鎮痛薬の投与時間を調整する，マンダラや聖楽を用意する，などのことである．例えばBensonの瞑想法などを手ほどきすることもある．呼吸法と雑念を払うこと，この2つは瞑想に特に重要である．

　どのような瞑想法にも，呼吸を整えることは特に大切である．呼吸つまり吸気と呼気は生命そのものであり，その人のスピリット全体を反映し，またそれに影響を与える．深い，ゆっくりとした，リズミカルな呼吸は，訓練によって身につけることができる．もちろん，瞑想法を始める前に，クライエントの呼吸の状態を考慮する．そして，呼吸に集中する方法を次のように説明するとよい．「鼻から息を吸いながらゆっくり1…2…3…と数え，そのまましばらく息を止めます．それからゆっくり1…2…3…と数えながら，口から息を吐きます」．

　瞑想法には多くの方法があるが，瞑想中，心のなかに雑念が生じたら，ただそれを受け流すほうがよい．Gill（1997）は，雑念はつまずきの石ではなくむしろ踏み石となり得ることを次のように述べている．瞑想中に雑念が生じるのは，ごく自然のことである．瞑想とは，当たり前のごく自然に生じる雑念が明かりをともし，警鐘を鳴らす空間であるという．それは，心の奥で立ち向かうのを恐れている"もの"，しかし，探し求めよと神が招いておられる"そのこと"に，注意を向けさせるためである（p.13）．瞑想中，いろいろな雑念（怒りや性的イメージなど）が生じ集中できないと訴えるクライエントがいれば，それは心のなかで何かを探し求めている印ではないかと，それとなく気づかせる．

e. イメージ（心像）を用い意味深い儀式とする

　イメージとは，直接の知覚にはよらず，ある対象の具体像が心のなかに浮かぶ働きをいう．それには種々の感覚が使われる（Achterberg, Dossey, & Kolkmeier, 1994）．実際にイメージは視覚化と同一視される場合が多いが，

視覚によるイメージ形成の体験は，実は心像の1つの型に過ぎない．また，イメージとは，「内なる自己に触れる」ための精神作用の1つである（Hoffart & Keene, 1998）とか，「内なるコミュニケーション」の達成であると説明されてきた（Tusek & Cwynar, 2000）．

　イメージのテクニックを用いると儀式の効果を高めることができる．クライエントにある特定のイメージを提案する前に，まずクライエントの信仰や信念について簡単なアセスメントを行い，必要な情報を得る．優性な感覚や人生経験は人によってそれぞれ異なっている．そのため，想像力やイメージの解釈の仕方は人によって全く異なる．そこで，参考になる質問の例を次にあげる．

・あなたにとっていちばん安らぐ場所はどんなところですか．
・その場所をじっとイメージし続けるのに，いちばん役に立つのは何ですか．音ですか，においですか，それともその映像/写真/絵ですか．

　また，心に平安を与えるようなスピリチュアルなイメージをクライエントに提案するのもよい．祈りのなかに，神や天使，聖マリア，あるいはお気に入りの聖人など，スピリチュアルな存在者のイメージを結合させてみる．あるいは聖なる場所にいるというイメージをもたせるのも有意義かもしれない．どんなイメージであっても，その光景を身体的感覚で（例えば，神が何と語りかけておられるか，天使の抱擁をどのように感じるか，聖なる場所はどんな感じに見えるか，どんな音が聴こえるか）イメージするように勧める．また，ある場合には，聖書に登場する癒された人物〔例えば，12年間も長血（長期の性器出血を伴う病気）をわずらっていた女性がイエスのみ衣の房に触れて癒されたという奇跡〕に自分を重ねてイメージすることで，スピリチュアルな悟りと慰めを見いだすであろう．

　イメージを描くにあたって大切なことは，クライエント自身で隠喩やイメージを決めることである．というのは，そのイメージがクライエントにとって具体的な意味をもつだけでなく，場合によっては否定的な結果を避けることになるからである（例えば両親から虐待を受けた子どもは，神を信頼できるお父様とは到底イメージすることはできない）．

瞑想中にイメージと呼吸法をうまく組み合わせると，いっそう効果がある．例えば，息を吸うときには，許し，愛，慈しみ，平和を吸い込んでいる姿をイメージし，息を吐くときには，恥辱，劣等感，苦悩が解き放たれていくのをイメージするとよい．また，呼吸のリズムに合わせて儀式の祈りを心のなかで唱える方法もある．例えば，クリスチャンが声を出して唱える「イエスの祈り」を次のように行う．吸気の間に主の愛が入っていくのを意識し「主，イエス・キリスト，神の子よ……」と唱え，呼気の間に癒しの家にいると意識しながら「罪びとの私を憐れんでください」と心のなかで祈る．

以上の方法は，心の苦悩を軽減する良い例である．祈りながらスピリチュアルなイメージを描くことは，心の苦悩ばかりでなく病める人の身体的苦痛に対してもきわめて効果のある対処法である．病んでいるところに神の息が浸透し，痛みが和らいでいくとイメージすることは，効果のある対処法である．また入院の孤独を味わっているクリスチャンが，イエス・キリストを道連れとしてイメージすることで，その孤独が和らぐ場合もある．

表9-4は，ナーススペシャリストとのインタビューである．彼女はクライエントと祈るとき，常にイメージと瞑想法を紹介している．

クライエントが瞑想を初めて試みる際にはこのようなテクニックを教え，できれば実際に指導するのもナースの役割である．この章で述べた方法は，比較的単純なものなので，マイナスの副作用を誘発する可能性は低い．しかし，どんなスピリチュアルケアの介入方法についても言えることであるが，深刻なスピリチュアルな，情緒的問題がはっきりと意識されたときは専門家に紹介する必要があることを理解しておかなければならない．

表9-4　あるナースのストーリー：クライエントケアに瞑想の祈りを用いて

　キャサリン・ブラウン＝ソールツマン（RN，MA）は，UCLAメディカルセンターの緩和ケア・ナーススペシャリストである．彼女は，ヘルスケア専門職から紹介されたクライエントに対し，瞑想とイメージと祈りの3つを合わせた癒しを実施している．この方法は彼女が「瞑想的祈り」と呼んでいるもので，彼女は業務の大部分をこれにあてている．

☐ 質問：あなたは，どのように瞑想の祈りを学ばれたのですか．
　この瞑想の祈りは，私の25年間の看護経験のなかで築かれてきたものです．これは神からの贈り物です．神がずっと私に与え続けてくださったのだと信じて，その贈り物に応えているのです．私は，洞察，イメージなどの専門的な技術を大学院で習得し，修士の学位をもっています．ですから，私が実施していることのなかには，初心者の方が試すには不適切なものもあります．
　祈りは私の家族と私個人の伝統的宗教習慣でした．ナースになったばかりのころ，私は言葉で祈りました．クライエントから求められれば詩篇を読んで儀式の祈りや執り成しの祈りを唱えました．しかしある時点で，言葉での祈りがどんな場合にも効果があるとは限らないという考えに至りました．クライエントの背景が自分と違うときや，宗教的ではない人，無神論者の場合には，特にそう感じました．それから，苦悩や激しい痛みのなかにいるクライエントの前で，言葉を失ってしまうことが幾度となくありました．神は人の必要をすでにご存じのはずではないだろうか．それなのにどうして，人の思いをはっきりと言葉に表さなければいけないのか，と自問していたのです．
　このような苦悩のなかにいる多くのクライエントとの経験が私の考えを変えました．もし，私がクライエントの上に両手を置いて，その人のために祝福になり助けとなるようなことをいろいろと考えると，どんなことが起こるだろうかと思いめぐらしてみました．そのころ，すでに看護の仕事として，リラクセーション法やイメージ法，ビジュアリゼーション法などをクライエントに教えていたのです．そこで私はこの方法を祈りにとり入れてみました．死に直面しているクライエントにとってスピリチュアルケアはとても重要だと思いました．このようなホスピス・がん病棟ナースとしての仕事が，今の道へと私を導いたのです．

☐ 質問：あなたは，どうしてクライエントと一緒にお祈りするようになったのですか．
　それまでも，私はタッチをいつも使ってきました．タッチがとても癒しになるとわかっていましたから．クライエントにできることはこれ以上何もないと感じたときは，手を握ったり肩に手を置きました．私にとって，タッチとお祈りはいつも1つなのです．自分が癒された個人的な体験から，クライエントに祝福があるようにお祈りするとき，その人の胸骨の辺りをタッチして悪いはずがないという印象をもっています．でも，それにはとても勇気が必要でした！　いくら強い印象をもっていても，実行するにはしばらく時間がかかりました．これを始めてからというもの，私は自分の手に振動を感じ始めました．

（つづく）

表9-4 （つづき）

□ **質問：あなたはクライエントとお祈りするとき，何をなさいますか．どのように祈られるのですか．**

　まず，その人のスピリチュアリティについて尋ねることにしています．普通，「あなたは心のなかに信じておられるもの，あるいは信念といったものをおもちですか」と尋ねます．ほとんどの方は何かの信仰をもっていると言いますが，ある方たちは，自分は何も宗教をもっていないと言います．それから私は，スピリチュアリティと宗教の違いについて説明します．また，これから私がお教えしたいと思っている一般的リラクセーション法と瞑想の祈りは，それとまた違うということを話します．その方法を説明し，いつでも「もう終わらせてください」と言っても構わないと伝えます．

　もし，その人が祈りを求めれば私の手をその人の胸（胸骨部）の上に置いて，目を閉じます．そして聖なる方（私の理解では，神）に自分を導いてくださるように黙祷します．イメージを紹介する場合は，そのイメージについてクライエントと相談します．癒しが必要な部位を感じたときには，私の手をそこへ動かすこともあります．

□ **質問：お祈りはしたくないと言うクライエントがいたら，あなたはどのようにケアなさいますか．**

　そのようなクライエントに出会うことはめったにありませんが，そうなった場合，私は宗教とは関係のない方法，例えば，誘導イメージ法（guided imagery）を選択肢としてあげてみます．時には，その人がとても祈りを必要としていると感じることがあるのです．その場合，その人と積極的にかかわりながら，意識的にその人のために瞑想の状態に入ることもあります．私にとって倫理的なジレンマは，「その人の同意なしにその人のために祈ってよいのか」ということです．

　初回の面接で，クライエントが宗教的なことに強い抵抗を示した場合は，私は祈りましょうかとは言いません．ところが，そのクライエントが後になって祈りを求めることもあります．ある信仰心をもたない人が，「何か，あなたを通して私に与えてくださる，特別のエネルギーの存在を感じます」と私に言ったことがあります．

□ **質問：クライエントと共に祈れるようになりたいというナースに，あなたはどのようなアドバイスをなさいますか．**

　まずクライエントのスピリチュアリティアセスメントの質問をしてみることです．最初は，いちばん気楽に話せるクライエント（例えば，同じような信仰の背景がある人）から始めます．それから，気楽に話せると感じる人の範囲を広げていきます．クライエントと共にお祈りをするほかのヘルスケア専門職者と話すのもよいでしょう．

□ **質問：クライエントと一緒にお祈りをなさったときの典型的な体験を話していただけますか．**

　それは，とてもたくさんあります！　縦隔腫瘍を患っている男性がいました．この方は信仰から離れていたのですが，病気をしてスピリチュアルなものに再び目覚めたのです．私が瞑想の祈りを提案したところ，彼はとても喜んだので，祈りとイメージ法を組み合わせることにしました．

（つづく）

表9-4 あるナースのストーリー：クライエントケアに瞑想の祈りを用いて(つづき)

□質問：クライエントと一緒にお祈りをなさったときの典型的な体験を話していただけますか．(つづき)
　彼に，「目をつぶって頭のなかで宝箱をじっと眺めましょう．それから箱を開けてください」と言いました．彼の胸骨部の上に私の手を当てていると，今，人間をはるかに越えた崇高な方と1つにつながったような気がします」と彼は言いました．
　実はそのとき，私は，この男性が宝箱のなかの本を見ているというイメージをもったのでした．それを読むようにと言うべきだと感じました．でも，もしそうでなかったらという疑いから，踏みとどまってしまいました．私は，強いイメージを無視して，何も言わなかったのです．そのあと，あの宝箱に何がありましたかと尋ねますと，彼は本があったと言いました．その本を開いたかどうか尋ねると，彼は「いいえ」と答えました．そのことがあってから，私は，自分の印象をもっと信頼してもよいことに気づき始めました．

●要点整理

- 儀式には，反復，様式化された独特の行動，順序，感情的なプレゼンテーション，集合的な側面が含まれている．儀式は交わり，変化，癒し，信仰，祝典を通して人々をスピリチュアルに支える．

- 祈りには，瞑想の祈り，話し言葉による祈り，嘆願の祈り，儀式の祈りがある．祈りは，その目的によっても分類される(感謝，哀悼，祈願などの表現)．

- 執り成しの祈りが，人の健康面に効果があると指摘する研究は限られている．しかし，コーピング方略の1つとしてクライエントが祈りをよく用いることを示す十分なエビデンスがある．

- クライエントはヘルスケア専門職者に共に祈ってくれることを求めており，多くのナースが個人的にクライエントのために祈っていることを示唆する研究がある．

- スピリチュアルヘルスを高めるような儀式には，以下のような特徴がみられる．
    - ＊クライエントが自分のニードをどのように認識しているか，あるいは儀式の計画にナースがかかわるのは適切か，などをアセスメンしている．

＊儀式はできるだけ単純なものとし，日常的な物事と結びつけている．
　　＊儀式の計画にあたり，目的，外部からの圧力，準備，人々，場所，秘蹟/聖礼典，参加者，贈り物などに配慮している．
・クライエントと共に祈る場合に提案したいことは以下のことである．
　　＊親しい人と会話するような話し言葉による祈りをすること
　　＊クライエントが体験している問題に触れ，その人の個性，好み，状況にふさわしいタイプの祈りが体験できるように配慮すること
・クライエントと共にする祈りが効果的な看護介入となり得るのは，以下の場合である．
　　ナースが，
　　＊クライエントのニーズに合ったふさわしい祈りの経験が必要であることを認識している．
　　＊気まずい会話を閉じるためではなく，話し合いをさらに深めるバネとして祈りを用いる．
　　＊魔術のような癒しを求めるのではなく，「み心が成りますように」のような，心の広い愛情のこもった祈りをする．
　　＊説教にとってかわるような祈りをしない．
・瞑想は1つの儀式であるが，聖なる存在者の臨在をいつも意識するとは限らない．Benson（1997）は，瞑想をしている間は，心を開いて意味深い思想に向かうことが，リラックスした心の状態をひき出すのに必要不可欠なのだと結論づけた．
・イメージとは，直接経験してはいないことを心に描く過程であり，それは瞑想と祈りを助ける．

●**考察課題**

1) あなたは，どんな儀式を何回ぐらい（毎日，週1回，年1回，たまに）行っていますか．それは，スピリチュアルな面でどのような助けになりますか．
2) あなたにとって，もはや意味をなさなくなった儀式にはどう対応してい

ますか．避けていますか，修正していますか，それともただ「機械的に済まして」いますか．

3）あなたにとって祈りは何だと思いますか．あなたの祈りは，スピリチュアリティを養っていますか．このほかに，どのような助けになる祈りがあると思いますか．

4）どのような瞑想とイメージの方法が，あなたの役に立つと思いますか．

5）あなたはどのように，苦しい体験を通して祈りや儀式に加わるようになったのですか．意気消沈していたとき，危機に瀕したとき，どのような儀式や祈りが助けになりましたか（もしくは，儀式や祈りを行ったなら力を受けたはずだと思いますか）．

(訳＝今野　玲子)

●文献

太字の文献は特に推奨する文献である．

Achterberg, J., Dossey, B., & Kolkmeier, L. (1994). Rituals of healing: Using imagery for health and wellness. New York: Bantam Books.

Ai, A. L., Dunkle, R. E., Peterson, C., & Bolling, S. F. (1998). The role of private prayer in psychological recovery among midlife and aged patients following cardiac surgery. *Gerontologist, 38*(5), 591–601.

Anselmo, J., & Kolkmeier, L. G. (2000). Relaxation: The first step to restore, renew, and self-heal. In B. M. Dossey, L. Keegan, & C. E. Guzzetta (Eds.), *Holistic Nursing: A handbook for practice* (3rd ed., pp. 497–535). Gaithersburg, MD: Aspen.

Armstrong, R. D. (1998, August/September). First the body, then the mind: Effective rituals spring from the depths. *The Park Ridge Center Bulletin*, 5.

Ashby, L. S., & Lenhart, R. S. (1994). Prayer as a coping strategy for chronic pain patients. *Rehabilitation Psychology, 39*, 205–209.

Astin, J. A., Harkness, E., & Ernst, E. (2000). The efficacy of "distant healing": A systematic review of randomized trials. *Annals of Internal Medicine, 132*, 903–910.

Bearon, L. B., & Koenig, H. G. (1990). Religious cognitions and use of prayer in health and illness. *Gerontologist, 30*(2), 249–253.

[*1] **Benson, H. (1997). *Timeless healing: The power and biology of belief.* New York: Scribners.**

Boisset, M., & Fitzcharles, M. (1994). Alternative medicine use by rheumatology patients in a universal health care setting. *Journal of Rheumatology, 21*, 148–152.

Byrd, R. C. (1988). Positive therapeutic effects of intercessory prayer in a coronary care unit population. *Southern Medical Journal, 81*(7), 826–829.

Carson, V. B. (1993). Prayer, meditation, exercise, and special diets: Behaviors of the hardy person with HIV/AIDS. *Journal of the Association of Nurses in AIDS Care, 4*(3), 18–28.

Conversations: Larry Dossey, MD: Healing and the nonlocal mind: Interview by Bonnie Horrigan (1999). *Alternative Therapies in Health and Medicine, 5*(6), 85–93.

DeLashmutt, M., & Silva, M. C. (1998). Ethical issues: The ethics of long-distance intercessory prayer. *Nursing Connections, 11*(4): 37–40.

*² **Dossey, L. (1993).** *Healing words: The power of prayer and the practice of medicine.* **San Francisco: HarperSanFrancisco.**

Eisenberg, D. M., Kessler, R. C., Foster, C., Norlock, F. E., Calkins, D. R., & Delbanco, T. L. (1993). Unconventional medicine in the United States: Prevalence, costs, and patterns of use. *New England Journal of Medicine, 328*, 246–252.

Froggatt, K. (1997). Signposts on the journey: The place of ritual in spiritual care. *International Journal of Palliative Nursing, 3*(1), 42–46.

Gallup, G. H., Jr. (1996). *Religion in America.* Princeton, NJ: Princeton Religion Research Center.

*³ Gill, S. D. (1987). Prayer. In M. Eliade (Ed.), *The encyclopedia of religion.* (pp. 489–492). New York: Macmillan.

Gill, J. (1997). Distraction in prayer: Stumbling blocks or stepping stones? *Presence: The Journal of Spiritual Directors International, 3*(1), 6–18.

Hammerschlag, C. A., & Silverman, H. D. (1997). Healing ceremonies: Creating personal rituals for spiritual, emotional, physical, and mental healing. New York: Perigee.

Harris, W. S., Gowda, M., Kolb, J. W., Strychacz, C. P., Vacek, J. L., Jones, P. G., et al. (1999). A randomized, controlled trial of the effects of remote, intercessory prayer on outcomes in patients admitted to the coronary care unit. *Archives of Internal Medicine, 159*, **2273–2278.**

Hoffart, M. B., & Keene, E. P. (1998). Body–mind–spirit: The benefits of visualization. *American Journal of Nursing, 98*(12), 44–47.

Imber-Black, E., & Roberts, J. (1993). *Rituals for our times: Celebrating, healing, and changing our lives and our relationships.* **New York: HarperPerennial.**

King, D. E., & Bushwick, B. (1994). Beliefs and attitudes of hospital inpatients about faith healing and prayer. *Journal of Family Practice, 39*, 349–352.

King, M. O., Pettigrew, A., & Reed, F. C. (2000). Complementary, alternative, integrative: Have nurses kept pace with their clients? *Dermatology Nursing, 12*(1), 41–44, 47–50.

Levin, J. S. (1996). How prayer heals: A theoretical model. *Alternative Therapies in Health and Medicine, 2*(1), **66–73.**

Levin, J. S., Lyons, J. S., & Larson, D. B. (1993). Prayer and health during pregnancy: Findings from the Galveston low birthweight survey. *Southern Medical Journal, 86*(9), 1022–1027.

May, G. G. (1982). *Care of mind: Care of spirit: Psychiatric dimensions of spiritual direction.* San Francisco: Harper & Row.

McRoberts, J. M., Sato, A., & Southwick, W. E. (2000). Spiritual care: A study on the views and practices of psychiatric nurses. *Research for Nursing Practice.* Available on-line at http://www.graduateresearch.com/mcroberts.htm.

Meisenhelder, J. B., & Chandler, E. N. (2000). Prayer and health outcomes in church members. *Alternatives Therapies in Health and Medicine, 6*(4), 56–60.

Ohaeri, J., Shokunbi, W., Akinlade, K., & Dare, L. (1995). The psychosocial problems of sickle cell disease sufferers and their methods of coping. *Social Science and Medicine, 40*, 955–960.

O'Laoire, S. (1997). An experimental study of the effects of distant, intercessory prayer on self-esteem, anxiety, and depression. *Alternative Therapies in Health and Medicine, 3*(6), 38–42, 44–53.

Oyama, O., & Koenig, H. G. (1998). Religious beliefs and practices in family medicine. *Archives of Family Medicine, 7*, 431–435.

Peteet, J. R., Stomper, P. C., Ross, D. M., Cotton, V., Turesdell, P., & Moczynski, W. (1992). Emotional support for patients with cancer who are undergoing CT: Semistructured interviews of patients at a cancer institute. *Radiology, 182*(1), 99–102.

Poloma, M. M., & Gallup, G. H., Jr. (1991). *Varieties of prayer: A survey report.* Philadelphia: Trinity Press.

Richards, D. G. (1991). The phenomenology and psychological correlates of verbal prayer. *Journal of Psychology and Theology, 19*, 354–363.

Roberts, L., Ahmed, I., Hall, S., & Sargent, C. (2000). Intercessory prayer for the alleviation of ill health. *The Cochrane Library (Oxford)*, issue 1. (Update software, online or CD-ROM).

Rozanski, J. K. (1997). *Prayer and critical care nursing.* Unpublished master's thesis. Miami: Florida International University.

Saudia, T. L., Kinney, M. R., Brown, K. C., & Young-Ward, L. (1991). Health locus of control and helpfulness of prayer. *Heart & Lung, 20*(1), 60–65.

Stolley, J. M., Buckwalter, K. C., & Koenig, H. G. (1999). Prayer and religious coping for caregivers of persons with Alzheimer's disease and related disorders. *American Journal of Alzheimer's Disease, 14*(3), 181–191.

Sutton, T. D., & Murphy, S. P. (1989). Stressors and patterns of coping in renal transplant patients. *Nursing Research, 38*(1), 46–49.

Targ, E. (1997). Evaluating distant healing: A research review. *Alternative Therapies in Health & Medicine, 3*(6), 74–78.

Taylor, A. G., Lin, Y., Snyder, A., & Eggleston, K. (1998). ED staff members' personal use of complementary therapies and their recommendations to ED patients. A southeastern US regional survey. *Journal of Emergency Nursing, 24*(pp. 495–499).

Taylor, E. J., Amenta, M., & Highfield, M. F. (1995). Spiritual care practices of oncology nurses. *Oncology Nursing Forum, 22*(1), 31–39.

Taylor, E. J., Outlaw, F. H., Bernardo, T. R., & Roy, A. (1999). Spiritual conflicts associated with praying about cancer. *Psycho-Oncology, 8*, 386–394.

Tusek, D. L., & Cwynar, R. E. (2000). Strategies for implementing a guided imagery program to enhance patient experience. *AACN Clinical Issues: Advanced Practice in Acute & Critical Care, 11*(1), 68–76.

Ulanov, A., & Ulanov, B. (1982). *Primary speech: A psychology of prayer.* Atlanta, GA: John Knox Press.

Webster, D. C., & Brennan, T. (1995). Self-care strategies used for acute attack of interstitial cystitis. *Urologic Nursing, 15*(3), 86–93.

Wierzbicka, A. (1994). What is prayer? In search of a definition. In L. B. Brown (Ed.). *The human side of prayer.* (Chapter 2, pp. 25–46). Birmingham, AL: Religious Education Press.

● 邦訳のある文献

1) 上野圭一監訳：リメンバー・ウェルネス―医学がとらえた癒しの法則，翔泳社，1997．
2) 森内　薫訳：癒しのことば―よみがえる〈祈り〉の力，春秋社，1995．
3) 奥山倫明訳：祈り，奥山倫明訳『エリアーデ 世界宗教事典』所収，せりか書房，1994．

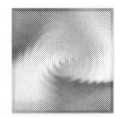

第10章
スピリチュアリティを育む

1. 自然界：心をひきつけるスピリット
   a. 自然界に備わる癒しの効果
   b. 看護実践への示唆
2. ストーリーテリング：スピリットに耳を傾ける
   a. ストーリーテリングのもたらす癒しの効果
   b. 看護実践への示唆
3. 日記：スピリットを映し出す
   a. 日記を綴ることの癒しの効果
   b. 看護実践への示唆
4. 芸術：スピリットを表現する
   a. 芸術がスピリットを育む
   b. 看護実践への示唆
5. 夢の働き：スピリットへの窓
   a. 夢とは何か
   b. 看護実践への示唆

総括
要点整理
考察課題

　スピリチュアルケアには，それを提供する人の生き方と，クライエントと共にいるそのありようとが互いに融合している．この本では「ただ何かを行うのではなく，そこにいること！」を説いてきたが，クライエントのスピリチュアルヘルスを高めるためにナースができることは実に多い．そこでこの

章では，クライエントへの看護介入として，スピリットを育むさまざまな活動を紹介する．このような活動は，ナースが自分自身のスピリチュアリティを探求する上でも役立つものである．

1. 自然界：心をひきつけるスピリット

　多くの伝統的宗教は，自然界つまり生命に満ちた世界を神のみ手の業によるもの，あるいは字義どおり神を証しするものであると考える．自然界にはスピリチュアルな存在が宿っており，それはすなわち神の化身であるとする世界観もある．人影もなく延々と続く砂浜，麦畑に揺らめく光，雄大な山々，青々と生い茂る森林，あるいは清流，このような大自然のなかにあるとき，どのような世界観であれ，人は誰しもスピリチュアルな体験をしたような感動を覚えるであろう．

a. 自然界に備わる癒しの効果

　看護研究者らによる2つの質的研究がある．それぞれのサンプルは少ないものの，自然観賞に関しては入院患者がその価値を認めており，同時に，それはスピリチュアルヘルスと精神集中の助けになる行為であるとする最初のエビデンスとなった（Narayanasamy, 1995；Travis & McAuley, 1998）．このエビデンスは，自然観賞が健康の増進に良い成果をもたらすことを示唆している．

　TravisとMcAuleyは，窓からの眺めが入院患者や施設入所者に与える影響について調査した．豊かな自然に囲まれた景色と都市部のそれとを比較した結果，外科手術患者では，術後入院日数の短縮と鎮痛薬使用量の減少が明らかにされた．受刑者では，医療サービス要請頻度の減少，不快感や頭痛の減少，事務職員の仕事の満足感の増加がみられた．

　自然環境は，「より高い自己に至る道」を開く瞑想様の効果があると信じられている（Cumes, 1998, p.79）．Cumesは自己認識やスピリチュアルな意識をひき出すこの過程を理解するために，自然から1つの類推法を編み出した．

それによると，「この過程は長い間ずっと荒野にさらされどおしだったときに起こるが，タマネギの皮を1枚1枚はいで，ついにその芯を見つける行為，中心に存在する自己そのものを見いだすことに似ている．この皮をはいでいくプロセスは，自己認識，至高の体験，超越の一瞬一瞬（荒野の歓喜"wilderness rapture"）に通じるものがある」（p.85）という．Cumes はこの研究結果を要約し，荒野の自然環境が次のような反応をもたらすと述べている．

- 自己認識の向上，つまり「もっと自分らしい生き様でありたい」との思い
- 畏敬の念，驚異の念，一体感
- 謙虚さ，自然を制御することは幻想にすぎないとの認識
- 他者に対する思いやりと受容の高まり
- 今を質素に生きる卓越した悟り
- 注意力と集中力の高まり
- 精神力と再挑戦
- 習慣的衝動からの解放
- 孤独の真価を知る

Ruffing(1997)は，24人のクリスチャンを対象に綿密な面接調査を行い，その結果，好ましい自然環境のなかで生活することがスピリチュアルな面に良い効果をもたらすことを裏づけた．Ruffing は，被面接者があげた神秘的な自然体験の特徴に注目した．すなわち自然環境は，

- 身体的・情緒的・精神的に，自己の再結合を促した．被面接者は全体的に自己結合性を感じ，その内奥にある真の自己に波長を合わせた．
- 問題を全体的に見るようになった．何か大きなものの一部分であるという気づきが深まった．
- 関係性が強化された．人間の業によるとは思われない自然界との交流と，地域の共同体意識との間に相関があることがわかった．
- 神により近づく経験を与えてくれた．創造主なる神の霊は，秩序を保ち，身近な，優しい思いやり深い存在であることを理解した．

b. 看護実践への示唆

　このような研究結果は，自然を体験できるようにクライエントを手助けすることが，スピリチュアルな面だけでなくあらゆる面で健康増進に役立つことを示唆している．クライエントが家庭や病院，地域に閉じ込もっているようなケースの場合，彼らが身近に自然を体験できるようなアイデアを工夫するべきである．**表10-1**は，死に瀕したクライエントのために独創力を働かせ，まさに自然と一体化する経験を手助けしたナースのストーリーである．

　自然を1つの資源として看護にとり入れるアプローチには際限がないが，以下にその例をあげる．

- 患者の病室が選べる場合，あるいは病院の設計や改修時には，できるだけ自然に囲まれた環境が窓越しに見えるようにすることを提唱する．
- 病室や病棟にフラワーボックスを備える．
- 野生の草花をクライエントの部屋に置く．
- 魚の水槽を置く．
- ペット療法を計画する．
- 視聴覚教材を使って自然を観賞する．
- 家族や友人に，クライエントを自然の美しい場所へ案内してもらう．
- 美しい自然界の写真，イラスト，壁画などを掲げる．

　クライエントは，自然観賞をするとき何かしら神聖な体験をすることがあることを覚えていなければならない(Ruffing, 1997)．それは，造り主が存在するのかもしれないという，おぼろげな瞑想に似た経験である．人が自然にどう向き合うかは，その人が神とどのようにかかわっているかを映し出す．祈りや至高な存在との体験は，必ずしも「神の言語」で表現されるとは限らない．スピリチュアルな経験とは，単純に自然界との遭遇を通して得られる崇敬の念や神秘性であると定義する人もいる．

　Ruffing(1997)は，自然界のさまざまな構成要素は，その人にとっての個人的な神の姿を表しており，それはストレスのなかにいる人に安らぎを与えると述べている．例えば，虹を見ると勇気が出るとか，フラワーボックスでヒヤシンスを育て，その香りと美を楽しむとともにスピリチュアルな成長の

表10-1　あるナースのストーリー：聖別の儀式

　ウェンディ・スティバー（RN，BSN，MA）は当時，市民病院のがん病棟に勤務していた．

　患者にスピリチュアルケアを実施しようとする際には，まず祈りや聖餐式，手を置くこと，賛美歌を歌うことなどが頭に浮かびます．でも，スピリチュアリティはそもそもその人にとってほかに類を見ないかけがえのないものですから，私たちの介入も，その人に合ったものでなければなりません．院外に出て冷たい雨にうたれることが，その人のスピリチュアルケアとなる場合もあるのです．

　私は，腹膜がん末期の女性，メアリーさんを受け持っていました．彼女は長いこと果敢にがんと闘ってきましたが，ついにその最期の日が近づいていました．私たちはいつものようにシーツを交換して清拭し，モルヒネの点滴を始めました．そして，浮腫のある体をできるだけ安楽な状態にしながら，窓から近くの山が見えるように体位を換えました．私たちは家族の方々にコーヒーとお茶を入れ，室内に簡易ベッドを用意し，幾度となく彼らを抱きしめ，涙を拭くティッシュペーパーを差し出しました．面会時間も，子どもがベッドに乗ってはいけないという規則も無視しました．

　ある日，とうとう長い冬の嵐がやってきました．その病棟には大きな窓があり，メアリーさんは壮観な嵐を見ることができました．メアリーさんの最後の願いは，昏睡に入る前にもう一度，外に出て雨に浸りたいということでした．

　午後にさしかかり，すでに彼女の死は差し迫っていました．そのとき，あるナースとリハビリテーションのスタッフが，雨の降る庭にメアリーさんを連れ出そうと決めました．私たちは，一体どうやったらよいのか，まるで見当がつきませんでした．なぜなら，彼女は体が大きくて，除圧マットレスのベッドに横になり，身動きもままならず酸素吸入と薬剤の入った持続点滴を受けていたからです．それでも，私たちは4階にいるという事実を無視しました．「手段」が重要なのではない．メアリーさんが雨のなかに行きたいと言っているのだと考えました．

　ああでもないこうでもないと，いろいろ方法を考え，私たち4人はメアリーさんの部屋に行きました．そこには，彼女の姪が夜を徹して付き添っていました．メアリーさんの反応はありませんでした．それでも，彼女には私たちがしようとしていることがきっとわかる，喜んでくれると確信していました．姪の承諾を得て，電動ベッドと酸素，輸液ポンプと輸液スタンド，ナースコールのコードを抜いて，彼女のベッドを廊下に出して移動を始めました．

　私たちの間に大合唱が始まりました．それは，こんなふうでした．

　「私たちどこに行くの？」，「火災時の緊急ヘリコプター着陸場までよ」，「そんなことできるはずがない！」，「いいや，できるわ」，「ベッドは，あのドアを通過できないわよ！」

　「柵がじゃまなら，取りましょう」，「ドアの警報器が鳴り出すわよ！」，「私が下の受付に行って止めるわ」，「ドアの下枠を乗り越えられないわよ．車椅子でも越えられないわ」

　「もっと強く押して！　女性パワーなら何でもできるわよ！」，「あなたはちょっとおかしいわ！」，「そうよ」，「雨が降っているわ！」，「それが大切なのよ」

　奮闘すればするほど，私たちは心を強く決めました．ひとしきり大声をあげた後，やっとメアリーさんをベッドごと外の緊急ヘリコプター着陸場に運び出すことができました．新鮮な，冷たい12月の雨が降っていました．

（つづく）

表10-1　あるナースのストーリー：聖別の儀式(つづき)

　「メアリーさん，今，外の雨のなかにいるのよ！」と姪が叫びました．メアリーさんの目は大きく見開き，顔が明るくなりました．そのとき，姪がメアリーさんに雨水を振りかけました．それから私たちも一緒に，メアリーさんに天然の聖なる水を振りかけました．私たちは自分たちのやり方で彼女を祝福しました．そして，彼女の反応が穏やかになくなっていくのを見つめていました．
　私たちは信仰も違えば技術レベルも異なっていました．看護職とそれ以外のスタッフが同じ場所に立っていました．冷たい雨のなか，火災時の緊急ヘリコプター着陸場に一緒に立っていました．ある者は泣き，ある者は微笑んでいました．そして，ある者は泣き笑いをしていました．全員がびしょ濡れになり，勤務時間中もそのままでいなければならないことはわかっていました．しかし，そんなことはどうでもよかったのです．私たちは，もう一度外の雨に浸りたいという願いをかなえてあげることで，メアリーさんに大切な贈りものをしたのだと思いました．
　このようなスピリチュアルケアの行為は真に癒しの秘跡です．それは，去り行く人にも遺される人にとっても癒しとなります．私たちは神学的見地からは何も考えることはできませんが，ナースとして神の憐れみの手と足となって仕えることはできます．
　ユニフォームのおかげで，社会通念という境界線を越えることができます．見ず知らずだった人と人生の最も大事な瞬間を共有することもできます．その一瞬一瞬に，私たちは神聖な空間のなかを通り，しかも神聖な行為にあずかることになります．時にはそれが，雨のなかに飛び出してびしょ濡れになることであっても，です．

学びを得るなどのことである．

　Cumes(1998)は，「荒野の歓喜」を経験した人に「抑うつへの再突入」が起こり得ると警告した．長い間荒野にさらされた人がスピリチュアルな幸福感を経験したあと，そこを離れると，きまってある種のスランプを感じる．クライエントは，純粋な意味で荒野の経験をするわけではないだろうが，豊かな自然に囲まれた環境から離れると，ある種の悲哀を味わうこともある．例えば，病室から外を眺めることができない入院患者が，中庭やテラスでちょっと散歩した後，自分の部屋に戻ったときに寂しさを感じることがある．

　「その風景の思い出に小さな記念品を持ち帰ってはいかがですか」と，思いやりのある言葉をかけるとよい．それによって少しでも憂うつを晴らすことができるだろう．クライエントが車椅子で庭に出た際は，思い出に小石や落ち葉，花びらなどを持ち帰るのもよい．

2. ストーリーテリング：スピリットに耳を傾ける

　クライエントにストーリー（人生の振り返り，回想，経歴）を語るよう奨励することは，いろいろな意味でスピリットを育むスピリチュアルケアの介入であるということができる（Banks-Wallace, 1998 ; Kelly, 1995 ; Taylor, 1997）．ストーリーテリング（語り）は断片的に見える出来事にまとまった意味を与え，全体像を得させる．ChurchillとChurchill（1982）は，語りとは「行ったことや出来事を述べる前向きの活動であり，それは，己れを知るという後ろ向きの活動を可能にする」と述べている（p.73）．また語りは他者とのつながり，つまり，愛を与え，愛を受けとる確かな方法でもある．語りは同時に価値観を伝え，また語り継ぐべき遺産を共有する手段でもある．

　人はストーリーを語るとき，自分の人生の意味を伝えようとする．したがって，それを支えるためには，意味作り，自己理解，人とのつながりといった過程を大切にしてあげることである．このようなすべてのことがスピリチュアルニーズに応えるものとなる．

a. ストーリーテリングのもたらす癒しの効果

　RybarczykとBellg（1997）は，ストーリーテリングの効果について研究し，被験者の間の不安レベルが明らかに減少したことを認めた．彼らはストーリーテリングの機能には次のような5つの回想パターンがあることを明らかにした．

1) **単純な回想**とは，過去の出来事を思い起こす行為であり，それは前向きな感情を引き出し，聴き手との共通点を見いださせる．同時に，語り手はどんな人であるかを聴き手に伝える．
2) **熟達した回想**とは，人生の諸問題を乗り越えた過去の経験を再検討することであり，それは現在と将来の問題対処を容易にする．
3) **統合的回想**とは，人生の終焉に近づいている人にとって特に重要である．回想は「現在の自分を過去の自分と重ねて見る」ことで，コーピングに益

する(p.17).それは,語り手の人生の物語を統合,編集し,より大きな文脈のなかに位置づける.

4) **伝達的回想**とは,すでに起こった人生の出来事を詳しく述べ,次世代に教訓を遺すことである.しかし,RybarczykとBellgは,ヘルスケアの環境では伝達的回想を強調すべきではないと考えている.というのは,これはほかの回想のような真の意味づけにはならないからである.

5) **否定的回想**とは,強迫性反芻のように過去の不幸な出来事を繰り返し回想することであるが,これは治療的ではない.過去の否定的な経験を語ることが効果的なこともある.しかし,クライエントに固着観念がみられる場合は専門家に紹介すべきである.

b. 看護実践への示唆

なかでもPickrel(1989)とBrady(1999)は,死に直面した人々から自らの人生の回顧物語をひき出す方法について提言している.本来,これは終末期患者を想定したものであるが,ケアを必要とする現場で幅広く活用することができる.人生の回顧を促す方法には次のようなものがある.例えば,① 特定の話題に絞った一連の質問をあらかじめ用意し,口述で回顧してもらう,② 自叙伝を書いてもらう,あるいはテープに録音する,③ 家系図をつくり家族のつながりを書きとめる,④ 山あり谷ありの忘れ得ない人生の出来事を年代順に描写する.このほか,手工芸,芸術的作品(スクラップブック,コラージュ,詩歌,自分の記念碑や盾のデザインをする)なども,自分史を語るために用いることができる.

自分の人生を余すところなく顧みるために,家族との交流を深めるのもよい.その方法はいくつかある.例えば,家族が大切にしている宝物や記念品を見ながら追憶する.家族にとって特別の意味のある物語を聴かせてもらう,あるいは手紙で知らせてもらう.家族が再会する行事に参加する.家族にとって過ぎし日の思い出の場所へ巡礼の旅をするなどである.

クライエントが内に秘めた逸話を語り,もっと自分を表現できるように励ますために以下のような質問をするとよい.

・あなたのライフワークとはどのようなものでしたか．
・あなたにとって重要な出来事が起こったとき，あなたはどこにいましたか．
・子どものころ，あなたはどんなおもちゃ/ゲーム/活動でよく遊びましたか．
・3つの願いがあるとして，今すぐにかなえたい願いは何ですか．

　RybarczykとBellg(1997)はボランティア傾聴訓練プログラムを開発し，効果的な語りと傾聴の手法を明らかにした．心理学者である彼らは，聴き手は語り手と出会う前に，あらかじめ半構成的な質問をいくつか用意するよう勧めている．しかし，この手引書に基づいてインタビューをする際は，用意された質問だけに限らず無理のない自然発生的な質問をバランスよくとり入れるよう勧めている．時間が許せば，語り手を上手に導きさまざまな感覚を呼び覚ますことで，ある部分をさらに詳しく描写してもらう．聴き手は，その人が語る肯定的な側面に焦点を合わせ，語り手が自らの体験を強調しよく考えることができるように導く．昔のストーリーをいたずらに蒸し返すのは，それほど助けにはならない．むしろ創造的な質問を行うことによって，語り手は自分の語りに夢中になり，そこからなんらかの悟りを得ることができるだろう．

　Taylor(1997)は，ナースが語り手のストーリーを聴く際の，以下のようなガイドラインを開発した．

・聴き手がいなければ語りは起こり得ず，癒しにつながらないことを知っておくべきである．Brody(1987)は，精神科診療は「私の話に誰も耳を貸してくれない」という「主訴」に終始しているといってもよいと指摘した．ナースはストーリー(病気の話，家族のこと，日常生活の出来事など)攻めにあっている．ストーリーにスピリチュアルな癒しの効果があることに気づいたとき，クライエントのストーリーはもっと受け入れられるだろう．

・クライエントがストーリーを何度も繰り返すときは，忍耐強く待つこと．繰り返しは，語り手が人生の出来事にまだ意味を見いだせないでいるか，

もしくはその視点が変わったことを意味している．しかしその人が1つの不幸なストーリーに異常に固執する場合は，専門家への紹介が必要になるだろう．

・クライエントが自分のストーリーを現在に結びつけて考えられるように手助けする（「あなたの小さいころのお話は，今と関係があるように感じます．なぜなら……」とか「お話を聴いて，あなたが……のことを大切に思っていらっしゃることがわかりました．それは今のあなたにとって，どのような助けになっていますか」など）．

・ストーリーをチェックしつつ，語り手の自己理解を深めていく（「そのお話は，今のあなたにはどのような意味や教訓となっていますか」，「先ほどからのお話には，……（聴き手が見いだしたテーマ）……のテーマがあるように思えるのですが，もう少しこのことについてお話ししてくださいますか」）．

・クライエントが，はっきりとした目的と，まだ人生を挽回できるという視点で自分のストーリーをとらえ直すことができるように助ける．ナースはクライエントのストーリーを変えることはできない．しかし，自分が背負ってしまったつけは，意識して意味のあるものに再構築し得ることを理解できるように助けることはできる．ナースは次のように質問を返すことができるだろう．「これまでのあなたの人生についていろいろ伺いました．これからの人生はどうあってほしいですか」とか「あなたの人生には厳しい試練がたくさんあったのですね．それを乗り越える経験をしたために，何か良い結果もあったのではないでしょうか．それは何でしたか」，または「これまで起こった出来事は，今日あるあなた自身にとってどのような助けになったと思いますか」．

・クライエントの語りは，多くの経験のなかからその人がひき出した思い出である．と同時に，それは聴き手に何をわかってもらいたいかを表していることを忘れてはならない．ナースは語り手を理解するために，心のなかで次のように自問する．「この人は自分自身をどのように見ているのだろうか」，「この人は自分をどのように見てほしいと望んでいるの

表10-2　簡略なストーリー分析のための質問

・このストーリーのなかに，どんな価値観や信念が表れているでしょうか．
・この人は，自分の人生をどのようにとらえていますか(恋愛，喜劇，悲劇)．
・どんな人生テーマが見てとれますか．
・このストーリーのなかでもっとも時間をかけ，強調しているのはどの部分ですか．
・過去のことが現在にどんな影響を与えていますか．
・どんな未解決な葛藤が表面化していますか．
・このストーリーはどんな口調で語られていますか．
・このストーリーにはどんな隠喩が用いられていますか．
・このストーリーは抽象的(現実離れ)ですか．それとも具体的(現実に近い)ですか．
・なぜこのストーリーは今語られたのですか．
・この主人公(クライエント)はどのように描かれていますか(殉教者，戦士，犠牲者，英雄)．

Taylor, E.J. (1995). The story behind the story : The use of storytelling in spiritual caregiving. *Seminars in Oncology Nursing, 13*(4), 252-254. W.B. Saunders Co. の厚意による．

だろうか」，あるいは「この語り手は，あるがままの自分を受容しているのだろうか．それとも，自分自身を欺いているのだろうか」．
・往々にして事実とは逆のストーリーもある．しかし，クライエントにとっても治療的関係にとっても助けにならない場合は，あえて触れる必要はないことを理解する．
・ナースはストーリーに秘められた意味を理解するため分析的推論法を使うこともできる．ストーリーの分析ガイドを**表10-2**に示す．

クライエントの誰もが筋の通った話ができるわけではない．重度の認知症の人は，ナースが理解できるような話し方をすることは難しいであろう．これについて，Killick (2000)は，自分が誰でどこにいたのかを認知する能力に支障をきたし，実感としての自己感が脅かされている人にも，語る機会を失わせてはならないと述べている．自己感が脅かされている人だからこそ，ストーリーテリングによって同一性の感覚を保てるように手助けすることがきわめて重要である．相手の話が混乱してくると，苛立ちを覚える人もいるであろう．ある認知症の高齢の女性の話に耳を傾けたKillickは，とるべき態度について次のように説明している．すなわち「私たちは少しの間，彼女の心のなかに入り，彼女が見るようにものを見る特権を与えられたのです．こ

のような他者の世界を見る窓は,たくさんの正確な年代記に値するものです」(p.10).

3. 日記：スピリットを映し出す

　人が人生経験を記録する日誌や日記は，おそらく著述と同じくらい古い歴史をもつ．日記を綴ることは内なる思いを表現する手段であり，スピリットを育むもう1つの方法であるといえる．この自己表現の方法は，自らの内面を深く探り自己認識を深め，内面への気づきやそれを発達させるための中核となることが多い（第3章を参照）．そのように，日記を綴ることによって人生のテーマを再確認し，過去の試練をいかに乗り越えてきたかを思い出し，勇気を得ることができる．

a. 日記を綴ることの癒しの効果

　日記を綴ることによる効果を調査した実証研究はまだほとんどないが，これは有益な習慣として以前から広く受け入れられている．日記をつけることは，人生のトラウマ的な出来事に対する適応を容易にすることを示唆したエビデンスがある．Pennebakerら（1988）による実験研究では，大学の学部生に対して，あるグループには架空の話題を，もう一方のグループには個人的に経験したトラウマ（例えば，家を離れ大学に入学したこと，家族の問題，愛する人の死など）について4日間書き続けるよう求めた．実験から3か月後，個人的に経験したトラウマについて書いた学生たちは，そうでない対照群の学生に比べ免疫機能は著しく向上し，保健室の世話になる回数が減少し，より幸福感を味わっていた．

　日記のつけ方にはいろいろな形式がある．伝統的な日記帳やノートにつけることに慣れている人もいる．一方，自分の経験をコンピュータのワード文書に記録したい人もいるだろう．書くことに抵抗がある人は，特別な意味のある引用文，物語，写真などをクリップでとめたり，思想をカードに書きとめて特別な入れ物に保存したりする．

なかには，色鉛筆やカラーペン，色紙を好む人もいる．内容と同じように形式は種々さまざまであるが，次のような種類をあげておく．

ストーリー：個人的な経験，夢，またはスピリチュアルな願望を表現した小説風の物語である．ストーリー形式の表現法は，思索を文書にする，解釈を記録する，あるいは自分のスピリチュアリティについて現状を書きとめるときなどに用いられる．日記を書き始める方法は，まず探求したい話題を選ぶことである(例えば，神とは一体誰なのか．自分にとって許しとは何か)．

対話：社会，自然，他者，自分自身について，あるいは自分の体について，心のなかで繰り返している神との対話，自問自答，議論などがある．内面での対話を記す1つのテクニックとして，両方の手を用いる方法がある．自分の利き手で質問を書き，答え(例：神の応答，不明瞭な内なる声)はもう一方の手で書く．こうすると，編集されていない，そのままの真実なメッセージが浮かび上がる．

スケッチやシンボル：スピリチュアルな応答を文書に作成するとき，あるいは，夢のなかの人物や対象物を描くときに用いることができる．

マインド・マッピングあるいはクラスタリング：思いつきや概念をすばやくとらえ，それを結びつける方法である．まず思いついたことをそれぞれ小さな円で囲う．次に，ちょうど車輪を支える多くの輻がその軸に集まっているように，円で囲ったすべての関連する概念を線で1つに結びつける．この方法はブレーン・ストーミングや創造力の開発によく使われる．

詩は昔ながらの自己表現法である．スピリチュアルな日記は，書き手が読み返すためのものなので，詩の表現は規則に縛られることはない．

祈りは，悲しみ，喜び，願い，苦しみなどの感情を表現するために記入する．ある意味で日記の形態は多くが祈りである．

b. 看護実践への示唆

クライエントに日記のつけ方を紹介する際に，特に強調しなければならない点がある．日記は本人が望まない限り他人の目に触れることはない．したがって文法や文体に気遣う必要はなく，文章の良し悪しにこだわる必要もない．

表10-3　日記事始めのアイデア

- スピリチュアルな自分の履歴書を年表にしてみる.
- スピリチュアリティを表すシンボルを描いてみる.
- 神,内なる叡智,または自分自身と対面する.
- 何か神聖なものを表現する抒情詩を書いてみる.
- 最近見た夢を文章に書き記し,その意味を解釈する.
- 心のなかで無言を保ってきたスピリチュアルペインを1つあげ,それを7種類の形容詞かあるいはスケッチで表現してみる.
- 人生で,自分のスピリチュアリティに影響を与えた人物や出来事を書いてみる.
- 以下の質問に答えてみる.
    - ＊神との関係はどうだっただろうか. 今の生活のなかで,今年1年を通して,これまでの人生では.
    - ＊苦しかったとき,楽しかったとき,究極他者はどこにおられたのだろうか.
    - ＊世を去るとき,私はどのような良いものを遺して逝くだろうか.
    - ＊私にとって神聖なものとは何だろうか. その神聖なものとどうかかわったらよいのだろうか.
    - ＊内なる気づきに対して,私はどんな抵抗をしているだろうか.
    - ＊私がくつろげる(平和,安全,喜びを感じる)のはいつ,どこだろうか.
    - ＊体で受けとめる感覚は,私のスピリチュアルな状態にどのような影響を及ぼすだろうか.
    - ＊感覚は,スピリチュアルの健康に対してどんな役割を演じるだろうか.
    - ＊私とは一体誰なのか. 私はどこから来て,どこへ向かっているのか.

　日記を書くに当たり,出来栄えよりもそのプロセスが大切であり,祈りと同じように無味乾燥なときもあることを予期すべきである. そのときは,スピリチュアルな渇きの経験について書いてみよう. それこそが,スピリチュアルを育む経験となる. 日記を書くことに(または祈りにも)抵抗を感じる場合は,それをよく振り返ってみることで人は成長する. 自分に「私は何を避けているのだろうか. なぜ？」と問うてみるとよい. そして最後に自分の日記を読み返し,「私の人生はどこに向かっていくのだろうか」とか「次は何が来るのだろう」と問いかけることが大切である.

　日記の手始めとして**表10-3**の手順を提案する.

4. 芸術：スピリットを表現する

　芸術は魂の表現である(Samuels, 1995). その表現様式は無数である. すな

わち，ダンス，視覚芸術(例えば，映画，写真，図画，彫刻，絵画)，音楽，工芸(例えば，織物，裁縫，陶芸，工作，華道)，料理法(例えば，オーブン料理，食品装飾，料理の盛付け)，詩や文学などがある．芸術は商業的価値が認められますます商品化されているが，その起源は宗教とスピリチュアリティにある．

Steinhauser(1999)は，あるタイプの芸術を祈り(芸術の祈り)ととらえ，「祈りは神の働きかけに対し，人の最も深いところから応答するコミュニケーション」(p.13)であると説明した．芸術の祈りは，その人の全人格(心と体と霊)をもって神に応答させる．この祈りは伝統的祈りとは著しく異なり，具体的に自己表現をする意識的認知過程である．芸術の祈りの中心は芸術にあるのではない．祈りそのものにおくべきであると Steinhauser は警告している．芸術作品を通して自己表現することが精神性を啓発するとしても，それは，芸術の祈りと区別されなければならない．

a. 芸術がスピリットを育む

芸術はスピリチュアルヒーリング/霊の癒しをさまざまな方法で手助けする(Bailey, 1997 ; Samuels, 1995)．芸術創作活動はその人の内にあるイメージを導き出し，自己への気づきを高める．芸術を媒体として混沌(カオス)から秩序をひき出すことで，クライエントは自らの体験の意味，基本的スピリチュアルニードそのものを深く理解するという体験を得る．

芸術を創作してそれを他の人々に遺産として遺すこともできる．また，創作の過程でグループが力を出し合う(歌ったり踊ったりする)ことで，共同体意識が生まれる．芸術作品は，それを見る人が心に癒しのイメージを描く糸口となり霊的な癒しにつながる．芸術作品，マンダラ，イコン，抽象的彫刻，また風景画などは，精神を統一し瞑想に入るのを助ける．

アート・セラピストのCassouとCubley(1995)は，絵を描くということは，「思わず発する表現の魔力をとり戻す方法」あるいは感情が浸透していく過程であるとみなしている．「感じたものを絵に描くことは，感情を深く骨にまで浸透させ，それについて考えることなく感情のままに描き始める」ことで

ある(p.70)としている．今のものを屑にし，もう一度描き直したいとの欲求が起こったならば，それは新しい感情が湧き上がってきた印である．CassouとCubleyは，意味を解釈せず感じたままに芸術を創作することは直感を発達させ，洞察力を深めるために必須であると強調している．

視覚芸術と同様に，音楽もまた心を慰め，内面の認識に集中させる手段となる．そこで，音楽は文化や宗派を越えてほとんどの宗教的礼拝に欠かせないものとなっている．音楽は不安やうつ，激しい興奮，攻撃的行動などを和らげ，さらに体の痛みを軽減し，くつろぎと前向きな気分を促すことが研究により証明されている．これはスピリットに対する音楽の効果を間接的に裏づけているといえよう(Cabrero & Lee, 2000 ; Snyder & Chlan, 1999)．音楽がもたらす人の行動への強力な影響は，ヘルスケア以外の多くの分野でも知られている．商店街や小売業界は宣伝用の音楽を注意深く選択して売上を増やそうとし，映画製作者は映像と共に流される音楽が聴衆の感情的反応を揺さぶるようにと技巧をこらし，市政の管理者は地下鉄や公共の場の群衆を落ち着かせようと音楽を選んでいる．

b．看護実践への示唆

媒体の好みに関係なく，クライエントは良質の画材がいつでも手元にあれば，もっとたやすく作品に取りかかることができる．芸術的インスピレーションが湧いてきたときすぐ使えるように，画材はいつでも用意しておくとよい．スケッチは経済的な方法なので，臨床の場でよく用いられる．一揃えの画材(いろいろな色彩の紙，チョーク，鉛筆，絵具，クレヨンなど)を用意しておくとよい．

クライエントが自分自身を芸術的に表現できるように，過去にどんな芸術表現に感動したかを振り返ってもらうとよい．クライエントはなじみのある手法を繰り返したいであろうが，すでに身につけた技は損なわずに，新しい表現方法を伸ばすように励ます．作品を展示する場所を準備してあげれば，臨床の場に意味と美を加えることになろう．ある人にとっては，芸術作品，特に芸術を通しての祈りは，まさにその人自身の表現である．Steinhauser

(1999)は，芸術を通しての祈りを神聖に見える荒野にどのようにおいてきたのかと比喩的に述べている．

　ナースはアート・セラピストでも心理療法士でもないので，専門家からのアドバイスが助けになる．芸術に対するクライエントの態度や批評の仕方，主題を臨床専門家は記録するようにと，Horovitz-Darby(1994)は助言している．Horovitz-Darbyは，神の姿を描くように求めるのは無礼なことだと感じる人がいると注意を促している．"いかなる像も造ってはならない"という聖書の戒めを文字どおりに解釈する人は，神を絵に描くことに反対するからである．

　また，ナースは慰めとなる音楽を紹介し，以下のようないろいろな方法でクライエントのスピリットに注意を向けることができる．

- 小さなミュージックライブラリーを病棟/部署に設置し，個々に聴くことのできるポータブル器具，テープやCDの貸し出しができるようにする．
- 音楽家(プロ，アマチュア，子どもたち)を組織し，医療施設のロビーなどでミニコンサートを開催し，音楽家が自由に演奏して回れるような仕組みをつくる．
- 適当な時間帯にインスピレーションを感じる音楽を放送で流すシステムをつくる．
- クライエントと一緒に歌い，楽器を演奏する．歌いやすくなじみのあるメロディ(適当であれば宗教的な音楽も)は，感動的な効果をかもし出す．

　多くの人々は，霊感に満ちた音楽とはゆっくり流れる宗教的でクラシックなメロディか，「ニューエイジ」のジャンルと考えがちである．しかし，インスピレーションやスピリチュアルな経験は単調な聖歌(Chants)やアップビートの歌，楽しい歌を聴くことからも起こり得る．霊感に満ちた音楽を選ぶときは，クライエントの好みをひき出し，スピリチュアルニーズに合わせることが大切である．

　ナースはまた，クライエントに芸術の創作プロジェクトに参加するよう奨励することもできる．その計画を知らせ，創作活動に加わることは，内面の

表10-4　芸術による自己表現を促す

□ 表現を促すために
・あなたのスピリチュアルなホームを描いてください．
・あなたのスピリチュアルな旅路を描いてください．
・神または超越者とどのようにかかわっているかを描いてください．
・あなたの内奥の欲求について描いてください．
・あなたのスピリチュアルなものの受け止め方やありさまを（または，あなたの魂がいま何を訴えたいのかを）描いてください．
・出来栄えを気にしなくてもいいのならば，何を造りたいですか．

□ 表現したものについて考察する（Horovitz-Darby；1994）
・あなたが創作したものについて説明してください．それはあなたにとってどんな意味がありますか．
・この作品に取り組んでいたとき，神についてどのような体験をしましたか．
・あなたの作品についてどのように感じますか．
・制作していたとき，うれしかったこと，怖くなったことが何かありましたか．
・もし，あなたがセラピストだったら，この作品についてどのような解釈をしますか．

気づきを深くする機会になることを話すとよい．**表10-4**は，芸術による自己表現の奨励と，評価のためのヒントである．

5．夢の働き：スピリットへの窓

　幻や夢，超常体験は多くの宗教的伝統のなかに顕著にみられる．聖書には，夢や幻（ビジョン），天使の訪れを経験した人々の物語に事欠かない（例えば，アブラハム，ヨセフ，ダニエル，旧約の預言者たち，ヨハネ，ペトロやその他の新約の使徒たち）．いくつかの宗教は，このような経験をしたと主張するカリスマ的な指導者によって起こされた．例えばムハンマドの天使の訪問はコーランを書かせ，イスラム教の起源となった．同様にジョセフ・スミスのモロニからの天使の訪問，エレン・ホワイトの啓示的な幻，バハオラ，そして文鮮明は，それぞれ，モルモン教会，セブンスデー・アドベンチスト教会，バハイ教，統一教会などの創始者である．

　初期ユダヤ・キリスト教においては，神との出会いまた自己理解の賜物として夢が歓迎された（Savary, Berne & Williams, 1984）．5世紀初頭のキリスト

教時代に，聖書の誤訳に加えアリストテレス学派や迷信的文化の影響により，夢の賜物に関してはキリスト教会と西洋思想において不評を買ってしまった．夢についての皮肉な迷信的見解は20世紀にまで及んだ．とはいえ，夢への新たな関心が過去四半世紀に起こってきている．キリスト教の神学者や心理学者も夢が神の賜物であることを再認識してきている．

a. 夢とは何か

　夜間に見る夢は"睡眠中に内なる世界で起きた自発的・象徴的経験"と定義されてきた(Savary, Berne & Williams, 1984, p.4)．O'Conner(1986)は，夢は魂に通じる道，すなわち「夢を見るとは夜ごとに魂を造ること」と定義した(p.63)．Delaney(1993)は，夢についていくつかの基本的仮定を確認し，臨床に応用するための基本概念を次のように示した．

- 夢は通常，その人が覚醒しているときには意識しない感情，思い，考えが表れたものであり，それが意識にのぼるとき，その人の人生を豊かにする．
- 思い出した夢のほとんどは，覚醒時に，その人が人生の文脈のなかで理解しようと努力することによって，その効果が高まる．
- 夢には大事な意味，つまり，覚醒時に把握されその人を利するように意図されたメッセージがある．
- 夢を見た人は，覚醒したとき，その夢の理解に必要なすべての情報が与えられている．
- 夢の果たす役割は多い．夢は新しい情報を整理し，過去の経験とその情報とを関連づけ納得がいくようにし，それを通して人は学んでいく．夢は本能的衝動，願望，そしてこれらに対する防衛を表している……[そして]，その人が葛藤とそれを解決する方策を査定できるようにする(p.198-200)．
- 夢の出所や原因はいまだにわかっていない．

　夢には数知れないほどの種類がある．夢と癒しを関係づけた論説のなかでDossey(1999)は，癒し，知恵，危険，死，災害，幸運などをほのかに暗示す

る夢を例示している．Sanford(1968)は，偶発的で個人的な夢(フロイトの言う「その日の残余」)を，個人的・教訓的意味を知らせる隠喩的な夢と，ユングの言う「集合的無意識」を反映する「元型的心像」を含む元型的な夢に区別した．

b．看護実践への示唆

ナースは精神分析学者でも夢分析の専門家でもないため，その作業を助ける役割はおのずと限られている．しかし，夢を大切にして理解するようにクライエントを励ますことはできる．したがって，ナースの役割は，クライエントが自分の見た夢について話すときにはそれに傾聴し，夢の価値や夢の理解の仕方を教えることである．夢の専門家が提案している以下の手法が，きっと助けになるに違いない(例：Delaney, 1993 ; Guiley, 1995 ; Savary, Berne, & Williams, 1984)．

- 夢をほとんど，または全く見ないと信じている人もいる．しかし研究者によると，だれでも一晩に5回くらいは夢を見ていると例証している．夢を見ていないと主張する人は，実は夢を思い出せないでいるのである．夢の想起を助ける方法には，次のようなものがある．
    - ＊ベッドの近くに鉛筆と紙を用意しておき，忘れないうちに，夢を速記のように書き記す(ペンライトがあると夜中には便利である)．
    - ＊寝る前に"今夜は夢を思い出そう"と何度か自分に言いきかせる．
    - ＊目覚めたとき，睡眠中の体位になって，夢を思い起こしてみる．
- 夢のなかのあらゆる場面をできるかぎり思い起こし，言葉または文書で表すことが大切である．順を追って夢を話すときに，個々のイメージについて，その風景，音，におい，動作などを詳しく描写する．
- 最初に出会った人に，夢の物語を現在形で話してみる(例えば，「誰かが私のほうに近づいてきます」)．順を追って話していながら説明が過去形に戻るところは，その人がそこから距離をおこうとしているのかもしれない．
- クライエントが夢を話しているあいだ，ナースは好奇心をもって聴き続

けること．気づいたことや夢とは正反対なことを不意に差し挟むようなことは，決して助けにならない．質問することによって，夢やその意味をはっきり自覚させることになる．夢を思い出させることがクライエントのためになる場合は，以下のような質問をするとよい（Delaney,1993）．

＊夢のなかのどんな感情が最も気になりますか．現在の生活に思い当たるものがありますか．

＊その夢の初めの部分を説明してください．それはどんな場所で，どんな雰囲気でしたか．このことが，何かを気づかせてくれますか．

＊夢のなかの人（その人を特定できれば）は誰ですか．それはどんな人物ですか．それは誰のようでしたか（いつもの生活のなかで）．その人は普段あなたに何を助言・注意していますか．夢のなかの対象物や行動を思い出すために，これと同じような質問を工夫してみる．

・TTAQ法は，夢を理解するために最初にとる手法として広く用いられている．このアプローチは夢に題名（Title）をつけ，夢のなかで経験した主題（Theme）と感情（Affect）を明らかにし，夢はその人に何を問いかけて（Question）いるかを模索する（表10-5参照）．

・夢を完全に語り終えるまでは，夢解釈のプロセスを始めてはならない．最初にすることは，思いついた意見や考察を簡単にメモすることである．夢を解釈してみたいと思うような質問をしてみる，あるいは夢を見た人が夢について質問したいときは声に出してみるのもよい．夢理解のプロセスでは，いくつかの解釈が考えられる．ほかの夢からのテーマと同様に，人生の出来事も夢解釈の手がかりとなる．どの解釈が最も合っているかは，夢を見たその人だけがわかることである．そのとき,「それだ！」という第六感が響き心の底から納得するであろう．

・夢に出てきた人物やイメージとの対話を通して，何がしかの洞察が得られるかもしれない．夢を見た人は，そのイメージや人物に「なぜあなたはここにいるの」とか「何を私に教えたいの」と問いかけることである．

・究極のところ，スピリチュアルの成長は，その人が夢から学んだ教訓を活かすことにある．夢とその意味について次の週に幾度か再検討するよ

うクライエントに勧める．夢から学んだ教訓を思い起こしたり，演じたりしなければ，"魂へ通じる道"を閉ざしてしまうことになる(人生は，大半のことがそうであるように，「もし，活かさなければそれを失ってしまう」)．

- 夢を見ながら，その意味や教訓をある程度理解することは可能である．このような洞察を通して学んだ行動が，再び夢のなかに現れることがある(Fontaine, 2000)．例えば，脅えた人の姿は，その後に続く夢のなかでは(初めの恐れでなく)勇敢に立ち向かっている．勇気ある行動から得た教訓は，意識的に夢分析をすることでより深く理解され人生に適用される．このような反応によって悪夢は沈静化したり，あるいは消滅する．

- 夢のメカニズムは十分に解明されていないが，ある種の薬物は夢に影響することが知られている．Guiley(1995)は，心臓病，高血圧，パーキンソン病の治療に用いる薬剤が，高熱，外科処置，高たんぱく食品と同様に，悪夢を起こす原因になると報告している．ある種の薬物を服用しているクライエントは不安な夢にさいなまれる危険があることを理解し，クライエントに情緒的な援助を与えることが必要である．

表10-5に，夢の解釈を手助けするための助言をまとめた．

● 総括

人は，スピリチュアルヘルスの増進に役立つと思う行動を考慮しながら，しばしば矛盾を表すことがあるのは興味深い．スピリチュアルな活動への参加を希望し，その必要性を認めつつもその参加を拒む．包容力が豊かで何ごとも熱心なクライエントには，まずこの章で検討してきた活動の1つを紹介し，具体的な資料とガイドラインを示してあげることである．そうすれば，参加をためらっている障害物に勇気をもって立ち向かうようになるかもしれない．ある人は，例えば，「私は時間がありませんので」，「私にはそれは不向きですから」，「他人に結果を知られたくないので」と，取り繕うかもしれない．また，例えば，「自分の心の奥を見るのは怖いのです」，「自分自身のことを深く考えたり，現実を直視したりしたくないのです」と，スピリチュ

表10-5 夢解釈を手助けするために

1. 次のような質問をして，クライエントの夢解釈を手助けする．
   - あなたが見た夢を，第一人称と現在形でできるだけ詳しく話してください．または，書き記してください．
   - TTAQ すなわち，題名(Title)，主題(Theme)，感情(Affect)，問い(Question)の方式を用いてください．
   - 以下の質問に答えてください．
     * この夢のなかで，自分はどのように演じているか．
     * この夢のなかでどんな気持ちがしているか．これまでに同じような感情を味わったのはいつだったか．
     * この夢に現れた敵対者はどんな人/物だったか．
     * この夢のなかで何を意図的に避けたいと思っているか．
     * この夢のなかのどんな象徴が自分にとって大切なのか．
     * この夢は，自分の人生に今起こっていることと何か関係があるか．
     * 自分にはなぜこの夢が必要なのか．
   - 直感的に"そうだ"と"共鳴できる"夢解釈を選んでください．
   - 夢から学んだ教訓を自分の生活にあてはめてください．
2. クライエントが夢について順を追って話しているとき，以下のように気をつける．
   - 夢を語っているときに口を挟まない．また，求められても記憶の空白を埋めてあげない．
   - 夢を語っているときに，あなたがどう感じたかを伝えない．
   - 本題を離れた話し合いを避ける．
   - 答えにくい質問("なぜ"という問いかけや夢のなかの忘れてしまった事柄)について尋ねない．
   - 誘導質問をしない．
   - 夢を描写し終えないうちに，その人に解釈や結論づけをさせない．
   - その人の夢の解釈を比喩的に分析し，拡大解釈をしない．
   - 夢を見た人にその夢の意味を語らない．

Delaney, G.(1993). The dream interview. In G. Delaney(Ed.), *New directions in dream Interpretation*(pp.195-240). Albany, New York : SUNY Press ; Guiley, R.E.(1995). *The encyclopedia of dreams ; Symbols and interpretations*, New York : Barkley Books ; and Savary, L.M., Berne, P.H., & Ramsey, N.Y. ; Paulist. より．

アルな問題を深く考えすぎる人もいる．それが見せかけの障害であることを直感したときナースがとる応答は，それを克服する方法を主張し説明することである．

しかしこのような障壁は，未解決の問題があることを示しているのかもしれない．その場合ナースがとる好ましい応答は，クライエントがさらに奥深い問題や障害となるものを取り除いていく方法を見いだせるように援助することである．

ナースが，スピリットを活性化するような活動を紹介する際に重要なのは，クライエントに接する豊かな感受性である．自分の人生を語る，夢を語る，内的経験を芸術に表すなどは勇気のいることであり，時に傷つくこともある．話を十分に受け止めてくれる真の理解者を歓迎するクライエントもいるだろう．一方，自分の脆弱性を避けようとする人もいるかもしれない．いずれにせよ，ナースはクライエントの選択を尊重すべきである．あるクライエントは，自分のスピリチュアルな経験をナースに話そうとはせず，親しくしている牧師，家族，あるいは信頼のおける人に打ち明けるかもしれない．

クライエントが自分のストーリーや夢，日記，芸術作品などを分かちたいと言ったときに，対話はクライエント中心に進んでいくことをナースは認めなければならない．何を表現するか，作品や経験にどんな意味づけをするかはクライエントの自由である．つまるところ，物語や夢あるいは芸術作品の本当の意味を知っているのはクライエント自身である．ナースは思慮深い質問をし，無言の共鳴盤となってクライエントを助ける．

クライエントのストーリーや夢，芸術作品についての話のなかに，ナースは専門家のケアを要するようなスピリチュアルな，心理的な苦悩を感じとる場合がある．その場合には，第8章で示したガイドラインのように，スピリチュアルケアの専門家と協働して対処する．例えば，繰り返し現れる夢の意味を理解できず，苦しみと挫折感を味わっているとしよう．その場合，精神分析医や夢分析専門の牧会カウンセラーに紹介することが当を得ているといえよう．

スピリットを育成する活動にとって，自己開示は重要な部分である．ナースは，クライエント参加型のスピリチュアルセラピー・グループを立ち上げることもできよう．そこでは，クライエントグループが専門家のアドバイスの下で自分について語り，夢を語り，芸術作品などを手がけている（Banks-Wallace, 1998 ; Cassou & Cubley, 1995 ; Dombeck, 1995）．このような定期的なグループの集まりは，自己を開示し，互いにフィードバックやソーシャルサポートを受ける場となっている．

ナースは訓練を受けたボランティアサービスに登録することができる．奇

特な庭師は病棟のフラワーボックスの手入れをしたり，クライエントに観賞用植物の育て方を教えたりすることによって，満足感を得るかもしれない．厳選されたペット愛好者はペット療法を提供するであろう(Fontaine, 2000)．また聴き上手の人は，何がしかの訓練を受ければ回想療法で貢献できる(Rybarczyk & Bellg, 1997)．あらゆる分野の芸術家(例えば，ダンサー，画家，詩人，音楽家など)がボランティアとして奉仕することが可能である．

「見て覚え，行って覚え，教えて理解せよ」との格言は，スピリットを育む働きにもあてはまる．昔から看護教育者の間では，同僚に看護介入を上手に教える学生はその介入方法をよく覚えるといわれてきた．日記帳やスケッチブックをいつも手放さず，あるいは自己の内面を豊かに育むためのイロハを体験したナースは，そのような活動を別の角度からクライエントに説明することができる．したがって，ナースは，自分自身のスピリットを生き生きとさせることによって，さまざまなレベルの貢献をすることができる．看護という仕事の性質上，ナース自身の内面を豊かに育む必要があることは言うまでもない．

●要点整理
・自然は，その人の自己認識，至高体験，自己超越の一瞬一瞬を促す機会を与えている．人が自然とどうかかわるかは，その人が神とどうかかわっているかを表す．自然は，神について個人的なイメージを映し出し，また，瞑想の媒体と環境を提供してくれる．
・自然の風景が窓越しに見えるようにする，あるいはペットや植物，自然界の絵画を配置することで，クライエントが自然のもつ癒しの力に触れるようにする．
・ストーリーテリングの成果は，意味作り，自己理解，そして相互関係の結合である．
・ストーリーテリングを通してスピリチュアルの成長を促すために，ナースは次のような方法をとることができる．
 ＊クライエントがそのストーリーを現在と結びつけ，欠けた点を補うと

いう視点から再構築するのを助ける．ストーリーを吟味する．また，治療的であると思われる場合のみであるが，そのストーリーとは逆の話をしてみる．
・日記をつけること，芸術作品を創作することなどは，自己を表現し自己認識を高める．創作活動には無数のやり方があってよいこと，間違ってはいけないという不安をもたず，自らの本能に従うようにと奨励しなければならない．
・夢は誰でも見る．夢は魂に続く道である．クライエントが夢を語りたいときに耳を傾け，夢の意義について教え，夢解釈の方法を提示することはナースの役割である．
・ナースは以下の要点に留意し，スピリットを育む活動を奨励する．
　＊言い訳や抵抗には，心の底に潜むスピリチュアルな問題が表れていることを理解する．
　＊プライバシーを尊重し，その人の脆弱性に触れるようなことは避ける．クライエントが望む場合のみ自己開示をさせる．
　＊クライエントはリーダーであり，主人公そして解釈者である．ナースはひたすら治療的聴き手となる．
　＊クライエントのために小グループ体験の場を設け，さまざまなスピリチュアルの活動の専門家にボランティアとしてかかわってもらう．
　＊このような活動を直接体験することでナースの援助能力が高められる．

●考察課題
1) あなたが，病院または長期療養看護施設に3週間入院していて，いつ退院できるかわからないと仮定してみてください．あなたはすっかり落ち込んでいます．元気を取り戻すためにナースに何を望んでいますか．自然に触れたいですか．それは，どのようにしてですか．自分のストーリーを話して，そこから自分を見いだしたいですか．何かの芸術作品に打ち込んで自分を表現してみたいですか．元気になる方法がほかに何かある

と思いますか．ナースに何か助けてもらいたいことがありますか．

2）あなたが，慢性の身体障害をもっていて，外出もままならないと想像してみてください．在宅ケアナースから，心の内にある思いや感情を個人史風に日記に書いてみてはと勧められています．良いアイデアだとは思いますが，どうもなかなか手つかずにいます．日記をつけるのをじゃましているのは何だと思いますか．それは，心を育むほかの活動にも同じように障害となっていますか．ナースからどんな助けが必要だと思いますか．

(訳＝満田　香・永田英子・福嶌知恵子)

● 文献
　太字の文献は特に推奨する文献である．

Bailey, S. S. (1997). The arts in spiritual care. *Seminars in Oncology Nursing, 13*, 242–247.
Banks-Wallace, J. (1998). Emancipatory potential of storytelling in a group. *Image: Journal of Nursing Scholarship, 30*, 17–21.
Brady, E. M. (1999). Stories at the hour of our death. *Home Healthcare Nurse, 17*, 176–180.
Brody, H. (1987). *Stories of sickness*. New Haven, CT: Yale University.
Cabrera, I. N., & Lee, M. H. (2000). Reducing noise pollution in the hospital setting by establishing a department of sound: A survey of recent research on the effects of noise and music in health care. *Preventive Medicine, 30*, 339–349.
Cassou, M., & Cubley, S. (1995). *Life, paint, and passion: Reclaiming the magic of spontaneous expression.* New York: Putnam.
Churchill, L. R., & Churchill, S. W. (1982). Storytelling in medical arenas: The art of self-determination. *Literature and Medicine, 1*, 73–79.
Cumes, D. (1998). Nature as medicine: The healing power of the wilderness. *Alternative Therapies in Health and Medicine, 4*(2), 79–85.
Delaney, G. (1993). The dream interview. In G. Delaney (Ed.), *New directions in dream interpretation* (pp. 195–240). Albany, NY: SUNY Press.
Dombeck, M. B. (1995). Dream telling: A means of spiritual awareness. *Holistic Nursing Practice, 9*(2), 37–47.
Dossey, L. (1999). Dreams and healing: Reclaiming a lost tradition. *Alternative Therapies in Health and Medicine, 5*(6), 12–17, 111–117.
Fontaine, K. L. (2000). *Healing practices: Alternative therapies for nursing.* Upper Saddle River, NJ: Prentice Hall.
Guiley, R. E. (1995). *The encyclopedia of dreams: Symbols and interpretations.* New York: Berkley Books.
Horovitz-Darby, E. G. (1994). *Spiritual art therapy: An alternative path*. Springfield, IL: Charles C Thomas.
Kelly, B. (1995). Storytelling: A way of connecting. *NursingConnections, 8*(4), 5–11.
Killick, J. (2000). Storytelling and dementia. *Elderly Care, 12*(2), 8–10.
Narayanasamy, A. (1995). Spiritual care of chronically ill patients. *Journal of Clinical Nursing, 4*, 397–398.

O'Connor, P. (1986). *Dreams and the search for meaning*. New York: Paulist Press.
Pennebaker, J. W., Kiecolt-Glaser, J. K., & Glaser, R. (1988). Disclosure of traumas and immune function: Health implications for psychotherapy. *Journal of Consulting and Clinical Psychology, 56*, 239–245.
Pickrel, J. (1989). "Tell me your story": Using life review in counseling the terminally ill. *Death Studies, 13,* **127–135.**
Ruffing, J. (1997). "To have been one with the earth . . .": Nature in contemporary Christian mystical experience. *Presence: The Journal of Spiritual Directors International, 3*(1), 40–54.
Rybarczyk, B., & Bellg, A. (1997). *Listening to life stories: A new approach to stress intervention in health care*. New York: Springer.
Samuels, M. (1995). Art as a healing force. *Alternative Therapies in Health and Medicine, 1*(4), **38–40.**
Sanford, J. A. (1968). *Dreams: God's forgotten language*. Philadelphia: Lippincott.
Savary, L. M., Berne, P. H., & Williams, S. K. (1984). Dreams and spiritual growth: A Judeo-Christian way of dreamwork. Ramsey, NJ: Paulist.
Snyder, M., & Chlan, L. (1999). Music therapy. *Annual Review of Nursing Research, 17*, 3–25.
Steinhauser, J. V. (1999). Artprayer: A dance with the holy. *Presence: The Journal of Spiritual Directors International, 5*(3), 8–17.
Taylor, E. J. (1997). The story behind the story: The use of storytelling in spiritual caregiving. *Seminars in Oncology Nursing, 13,* **252–254.**
Travis, S. S., & McAuley, W. J. (1998). Mentally restorative experiences supporting rehabilitation of high functioning elders recovering from hip surgery. *Journal of Advanced Nursing, 27*, 977–985.

索引

●欧文

Benner　101
Benson　227, 228, 237
Carpenito　120, 127, 128
Dickens, Charles　35
Dossey　120, 128, 131, 222, 224
　──のスピリチュアルアセスメント・ツール　120
Fitchett　124, 128
　──のスピリチュアルアセスメント・モデル　124
　──のモデルの適用例　125, 126
Frankl　42, 183
Henderson　39
Highfield　119, 127, 133
　──のスピリチュアルケアとアセスメントのPLANモデル　119, 133
inspiriting　6
JCAHO（Joint Commission on Accreditation for Healthcare Organization）
　　43, 44, 166, 198
Lazarus　43
Levin　224
Maugens　121, 128
　──のSPIRIT　123
Muncy　121, 128
NANDA　152
NANDA-I看護診断　153, 155-160
NANDAインターナショナル　152, 155
NANDA看護診断　152, 154, 159
Neuman　40, 41
Nursing Interventions Classification（NIC）
　　162
Nursing Outcomes Classification（NOC）
　　162
Pruyser　121, 128
　──のスピリチュアリティの特性
　　122
Reich　174
Salisbury　124
　──らのスピリチュアルアセスメントの4つの領域　124, 126

spirit　3
spiritual distress　7, 8
spiritual quality of life　7
spirituality　2-4
spiritualness　3
Stoll　118, 127
　──の包括的スピリチュアルアセスメントに含まれる4つの特性
　　118, 119
Travelbee　39-41
Watson　40, 41
Yalom　181

●あ, い, お

愛し愛されること　137
アッシジの聖フランシスコの「平和の祈り」　34
アッシジの聖フランシス修道会　33
アーミッシュ　13
アメリカの成人の宗教心　49
祈り　221-227
　──と健康との関連　226
　──の型　223, 224
　──の儀式　221-227
　──の効果　224-227
　──の例　236
意味探しの過程　176
意味づけ
　──のアプローチ　179-185
　──（を支えるため）の方略　188, 189
イメージ（心象）　237-239
癒しの儀式　233
癒し人としてのナースの自己評価質問表
　　65
医療施設認定合同委員会（JCAHO）
　　43, 44, 166, 198
　──の基準　44
インスピリティング　6
オテル・デュ病院　33
思いやりのある態度の効果　109
音楽　262, 263

●か, き

改宗行為　76
回想　253-254
　——, 熟達した　253
　——, 単純な　253
　——, 伝達的　254
　——, 統合的　253
　——, 否定的　254
家族・地域のアセスメント　142, 143
活気づける　186
神　4-6, 136, 162, 175, 183, 184
がん看護専門ナースとホスピスナースの
　スピリチュアルケアに対する考え方
　　　　　　　　　　　　　　　　68
看護介入分類　162
看護過程　151
看護職法規制　44, 45
看護成果分類　162
看護とクリスチャンの奉仕との結合　37
看護におけるスピリチュアルな要素
　　　　　　　　　　　　　　39-42
看護モデル　118-121
ガンジー, マハトマ　23
儀式　218, 219
　——, 祈りの　221-227
　——, 癒しの　233
　——, 聖別の　251-252
　——の機能　220, 221
　——の構成要素　219, 220
　——の定義　219
　——を編み出す　230-232
傷ついた癒し人　64, 79
期待される成果　162, 165, 167
希望と力の源泉　137
究極他者　5
共感的傾聴　89
　——の技法　100
　——のためのガイドライン　91, 92
　——の段階　89
教区ナース　201-203
　——とのインタビュー　204
　——の役割　202
キング, マーティン・ルーサー　23
均衡のとれた関係　79
　——を示す話の切り出し方　75

●く, け, こ

クライエント
　——からの招き　104
　——と共に祈る　230-232
　——の儀式のサポート　228-230
　——の脆弱性　74, 103
　——のメッセージへの応答　98, 100
苦しみ
　——の意味　174, 175
　——の解釈　180
　——への心理的適応　189, 190
ケアリング　40, 100, 109, 151
芸術　260-264
　——がスピリットを育む　261, 262
　——による自己表現を促す　264
　——の看護実践への示唆　262-264
傾聴　89
　——, 共感的　89
　——, 全人的　90
　——, 治療的　89
　——, 能動的　89
　——の大切さ　148
言語的コミュニケーション　89-93
高齢者のスピリチュアルアセスメント
　　　　　　　　　　　　　　　144
呼吸法　239
言葉づかい, 適切な　134, 135
子どものスピリチュアルアセスメント
　　　　　　　　　　　　　　　143
コミュニケーション　141
　——における支持的態度と妨害的態度
　　　　　　　　　　　　　　　109
　——の課題　144, 145
　——の形式　89-100

●さ, し

参加観察法　135
．式典　219
至高価値　5, 6
至高なる者　5
自己開示　76
　——のガイドライン　77-80
　——の壁　178
　——の求めを逸らすテクニック　78
　——を促す　186-188
自己認識
　——を促す行為　70, 71

——を深めるためのガイドライン
　　　　　　　　　　　　68-71
自己発見のプロセス　66
自然界　248-252
　——に備わる癒しの効果　248, 249
　自然体験の看護実践への示唆　250-252
実存的擁護　78
質問紙の利用　135-138
シフラとプア　33
宗教　10, 11, 13, 69, 70, 196, 197
　——の定義　10
　——をもたないクライエント　54-56
　——をもつクライエント　54, 56
宗教的アプローチ　183-185, 188
重点的スピリチュアルアセスメント
　　　　　　　　　　　　131, 132
紹介の基準　207, 208
情動　141
神学者　184
信仰　20, 70
　——, 結合的　22
　——, 個別的・内省的　22
　——, 神話的・字義的　21
　——, 総合的・慣習的　21
　——, 直観的・投影的　21
　——, 未分化の　21
　——の普遍化　23
信仰心障害　153, 154
　——の関連因子　153
信仰心障害リスク状態　153, 154
信仰心促進準備状態　153, 154
人生の意味の認識　137
心理的側面　11

●す

ストーリー　253
　——の聴き方のガイドライン
　　　　　　　　　　　　255-257
ストーリーテリング(語り)　253-258
　——の看護実践への示唆　254-258
　——のもたらす癒しの効果　253, 254
ストーリー分析のための質問　257
スピリチュアリティ　2-4, 10
　——, 看護における　4-6, 8
　——とQOL(生命・生活の質)　47-48
　——と健康の関係　138
　——と文化　12, 13
　——に関する看護研究　36, 37

——のアセスメントの記録　166
——の語源　4
——の定義　3, 4
——の定義, 看護における　4-6
——の発達　20-23
——の表出　14-20
——の歴史, 看護における　32-38
スピリチュアルアセスメント
　——, 高齢者の　144
　——, 子どもの　143
　——, 思春期の青年の　143, 144
　——, 重点的　131, 132
　——に関する研究　129, 130
　——に対するナースの戸惑い
　　　　　　　　　　　　146, 147
　——の「ABC」　141
　——のガイドライン　130, 131
　——の時間の不足　145, 146
　——の実施　130, 148
　——の質問リスト　136, 137
　——の障壁の克服　145, 148
　——のタイミング　132, 133
　——の方略　132, 142
スピリチュアルアセスメント・ツール,
　Dosseyの　120
スピリチュアルアセスメント・モデル
　　　　　　　　　　　　117-128
　——, Fitchettの　124
　——の概要　127, 128
スピリチュアルウェルビーイング
　　　　　　　　　7, 8, 47, 162, 165
スピリチュアルウェルビーイング・スケール　7
スピリチュアル・クオリティ・オブ・ライフ　7
スピリチュアルケア　23
　——に関する専門職法規制　43-45
　——に対するクライエントの期待
　　　　　　　　　　　　48-52, 56
　——に対するナースの意識　32
　——の裏づけとなる理論, 看護学以外の学問分野における　42, 43
　——の看護介入　164, 165
　——の看護実践への示唆
　　　　　　　　　　　　23-27, 52-57
　——の記録　166-169
　——の計画　161-164
　——の経験的・実証的裏づけ　45-52

スピリチュアルケア(つづき)
　── の経済的利点　48
　── のジェネラリストとしてのナース
　　　　　　　　　　　　　196, 197
　── の成果　165, 166
　── の代表的仮定と基本方針　25, 26
　── の定義　23, 24
　── の有効性の評価　165, 166
　── の理論的基礎　38-43
　── の倫理的原則　73
スピリチュアルケア・スペシャリスト
　　　　　　　　　　　　　197-207
スピリチュアルケア・スペシャリストと
　の協働　207
　── を促進するためのガイドライン
　　　　　　　　　　　　　209-213
スピリチュアル・セルフアセスメント用
　紙　139-141
スピリチュアルな痛み　93
スピリチュアルな苦悩(霊的苦悩)　7, 8
スピリチュアルなコミュニティへの参加
　　　　　　　　　　　　　136
スピリチュアルな信念の共有　71-74
スピリチュアルな側面の自己認識
　　　　　　　　　　　　　64-70
　── の看護実践への示唆　71-82
スピリチュアルな対処方略　47
スピリチュアルな不均衡　7
スピリチュアルニーズ(ニード)
　　　　　　　　　　　　　7, 16-20
　── に関する看護診断の変遷　154
　── の診断　152-160
　── のための標準看護計画　168-169
　── を示す診断ラベル　153, 154
スピリチュアルの視座　7
スピリチュアルヒーラー　50
スピリチュアルヒーリング　50, 261
スピリチュアルペイン　7
スピリチュアルヘルス　218, 219
スピリチュアルメンター(助言者)
　　　　　　　　　　　　　203, 205, 206
スピリット　3
　── を高める慣習・儀式　136

● せ，そ

聖ヴァンサン・ド・ポール慈善修道女会
　　　　　　　　　　　　　35
成果　162, 165

聖職者　199-201
聖別の儀式　251, 252
聖ヨハネ修道騎士団　33
絶対者　5, 6, 222
全人的ケア　151
　──，看護ケアの真髄としての　38, 39
全人的傾聴　90
全面的存在(full presence)　102
存在(presence)　102

● た，ち，と

ダイアナ元皇太子妃　34
態度　141
タッチ(触れること)　94
　── に対するクライエントの反応を左
　　右する要因　95
　── のガイドライン　95, 96
タッチングの効力　97
チャプレン(病院付き牧師)　197, 198
　── による支援　200
　── のケア　48
　── の役割　199
チュートン騎士団　33
超越者　136
超越的存在(transcendent presence)　102
治療的傾聴　89
沈黙　103
ディケンズ，チャールズ　35
定性的分析法　135
定量的用具　138
テレサ，マザー　23
問いつつ意味を探す　175
道徳と倫理　14
共にいること(presencing)
　　　　　　　　　100-108, 164, 185
　── と時間の制約　110
　── のガイドライン　105-108
　── の看護実践への示唆　108-112
　── の成果　104, 105
　── の特性　103
　── を伝える　108, 109
トラベルビー　39-41

● な，に，ね，の

ナイチンゲール，フローレンス　35
ナース-クライエント間の境界の確立
　　　　　　　　　　　　　77, 78
ナース自身のスピリチュアリティ

　　　　　　　　　　62, 63, 67, 75
ナースとクライエント
　──との関係を強化する応答　79
　──の世界観の違い　80
　──の対等でない関係　74, 75
ナースのストーリー：人間の多面的相互
　関係性　15, 16
内容分析　9, 10
日記　258-260
　──を綴ることの癒しの効果
　　　　　　　　　　　　258, 259
日記事始めのアイデア　260
ニューマン　40, 41
認知行動的アプローチ　179-183
年齢に応じたアセスメント方略
　　　　　　　　　　　　143, 144
能動的傾聴　89, 148

●は，ひ，ふ，へ，ほ

半構成的インタビュー　135
非言語的コミュニケーション
　　　　　　　　　　94-98, 144
非言語的指標　138-142
標準看護計画　167
福音伝道　76
部分的存在（partial presence）　102
フランクル　42, 183
触れること（タッチ）　94
文化　12
　──の定義　12
ベネディクト修道会　33
弁神論　175, 192
ヘンダーソン　39
ボディランゲージ　96-98

●ま，み，め

マーティン・チャズルウィット　35
民間療法師　206

瞑想　227, 228
　──の祈り　240-242
　──を容易にする　237

●ゆ

友人と家族　206, 207
夢
　──とは何か　265, 266
　──の解釈の手助け　269
　──の看護実践への示唆　266-268
　──の働き　264-268
　──の理解：TTAQ法　267, 268

●ら，り，れ

ライヒ　174
ラザルス　43
ラポール（健全な人間関係）と信頼関係の
　確立　133, 134
リベカの乳母　33
リルケ　187
倫理に反するスピリチュアルケアの危険
　因子　74, 75
霊的安寧　7
霊的安寧促進準備状態
　　　　　120, 152-154, 156, 159, 168
霊的苦悩　7, 8, 120, 152-156, 158, 159,
　　　　　161-163, 167, 168
　──の関連因子　153
　──の診断指標　155, 159
　──の妥当性　159
　──を伴うことの多い看護診断　158
霊的苦悩リスク状態
　　　　　　153, 154, 157, 159, 168
　──の危険因子　158

●わ

ワトソン　40, 41, 69
　──のケアリング理論　40, 41